উহাদের ইতিহাস

উহাদের ইতিহাস তেমন কেহ লিখিল না ....উহাদের কথা তেমন কেহ বলার চেষ্টাও করিল না , সমাজবিদ্যা ও ইতিহাসে উহারা তেমন ভাবে আলোচিত হইলো না , উহারাও লিখিলো না নিজেদের ইতিহাস , কিন্তু কেন ? উহারা কারা ?

ইনসান আলি

Kindle Publishing
ISBN: 9798301713330

2024

কৃতজ্ঞতা স্বীকার

গবেষণার কার্যের প্রথমেই আন্তরিকভাবে কৃতজ্ঞতা স্বীকার করি আমার গবেষণার তত্ত্ববধায়ক অধ্যাপিকা সুচেতনা চট্টোপাধ্যায় মহাশয়া কে, নানা কর্মব্যস্ততার মধ্যে তিনি আমাকে সুপরামর্শ ও মূল্যবান উপদেশ প্রদান করে গবেষণার কাজকে সমৃদ্ধ করতে ও যথাসময়ে সম্পূর্ণ করতে সাহায্য করেছেন। এছাড়াও গবেষণা সংক্রান্ত বিষয়ে বিভিন্ন মূল্যবান আকর ও তথ্য প্রদান করে আমাকে সহায়তা করেছেন, সেইজন্য আমি আমার শ্রদ্ধেয় ম্যামের কাছে চিরঋণী। এছাড়াও অভিসন্দর্ভ পরিকল্পনা ও রচনার শুরু থেকে শেষ অবধি যেসব অধ্যাপক মণ্ডলীর উৎসাহ ও নানা পরামর্শে আমি সমৃদ্ধ হয়েছি তারা হলেন, আমার গবেষণা কার্যের উপদেষ্টকমণ্ডলী অধ্যাপক রূপকুমার বর্মণ ও অধ্যাপক রাজেশ্বর সিনহা মহাশয়কে হৃদয়ের অন্তঃস্থল থেকে ধন্যবাদ জ্ঞাপন করি । ধন্যবাদ জানাই ইতিহাস বিভাগের বর্তমান বিভাগীয় প্রধান মেরুনা মুর্মু মহাশয়া কে। এছাড়াও প্রত্যক্ষ ও পরোক্ষ ভাবে যাদের উৎসাহ আমাকে প্রেরনা দিয়েছে তারা হলেন- অধ্যাপিকা সুদেষ্ণা ভট্টাচার্য মহাশয়া , অধ্যাপিকা সুজাতা মুখার্জি, অধ্যাপক সুস্নাত দাস, অধ্যাপক হিতেন্দ্র প্যাটেল ও অধ্যাপক সুভাষচন্দ্র সেন মহাশয় , সকলকেই আমার পক্ষ থেকে আন্তরিক ভাবে ধন্যবাদ জ্ঞাপন করি। তথ্য সংগ্রহের ক্ষেত্রে প্রায় বিগত বছরগুলিতে যে বিভিন্ন গ্রন্থাগার ও লেখ্যাগার ব্যবহার করেছি তাদের কাছে আমি কৃতজ্ঞ। এছাড়াও যাদবপুর বিশ্ববিদ্যালয়ের ও রবীন্দ্র ভারতী বিশ্ববিদ্যালয়ের গ্রন্থাগার আধিকারিক ও অন্যান্য মহাশয়দের

কাছ থেকে যথেষ্ট সাহায্য পেয়েছি । আবার ন্যাশন্যাল লাইব্রেরি থেকে বিভিন্ন তথ্য পেয়ে আমি যথেষ্ট সমৃদ্ধ হয়েছি, সেজন্য উক্ত গ্রন্থাগারের কর্তৃপক্ষ ও আধিকারিককে আন্তরিক ধন্যবাদ জানাই । এছাড়াও সেন্টার ফর স্টাডিস ইন সোসাল সায়েন্স, বঙ্গীয় সাহিত্য পরিষদ , রামকৃষ্ণ মিশন ইন্সটিটিউট অফ কালচার এর গ্রন্থাগার (গোলপার্ক),ওয়েস্ট বেঙ্গল স্টেট লাইব্রেী, গোবড়ডাঙ্গা নিউ এজ পাঠাগার , গোবড়ডাঙ্গা পাবলিক লাইব্রেরী , বড়দাকান্ত পাঠাগার ও ইছাপুর প্রতুল পাঠাগার- প্রভৃতি গ্রন্থাগার থেকে নানা তথ্য পেয়ে আমি খুব উপকৃত হয়েছি । এক্ষেত্রে উক্ত গ্রন্থাগারের কর্তৃপক্ষের কাছে আমি চিরকৃতজ্ঞ। কলকাতা লিটিল ম্যাগাজিন লাইব্রেরি ও গবেষণা কেন্দ্রের অধিকর্তা সন্দীপ দত্ত'র কাছে আমি চিরকৃতজ্ঞ । তিনি বিভিন্ন সময়ে আমাকে অনেক ক্ষুদ্র পত্রিকা দিয়ে সাহায্য করেছেন । ধন্যবাদ জানাই আমার ইতিহাস বিভাগের গ্রন্থাগারিক ও অন্যান্য শিক্ষাবন্ধু কর্মচারীবৃন্দকে । ধন্যবাদ জ্ঞাপন করি গোবরডাঙ্গা গবেষণা পরিষদ- এর অধিকর্তা দীপক কুমার দাঁ মহাশয়কে । মনস্তাত্ত্বিক জ্ঞান অন্বেষনের ক্ষেত্রে আমি বিশেষ ঋণী পাভলভ ইনিস্টিউট- এর কর্ণধার বাসুদেব মুখোপাধ্যায়ের কাছে , উক্ত প্রতিষ্ঠানের মানব মন পত্রিকার বিভিন্ন সংখ্যা আমার মনোবিদ্যা- সংক্রান্ত জ্ঞান আহরণের ক্ষেত্রে যথেষ্ট সমৃদ্ধ করেছেন । ধন্যবাদ জ্ঞাপন করি অমিতরঞ্জন বসু যিনি এই বিষয় নিয়ে বর্তমানে কাজ করছেন। তিনিও আমাকে বৈদ্যুতিন ডাক যোগের মাধ্যমে নানারকম পরামর্শ ও তথ্য প্রদান করে আমাকে সাহায্য করেছেন । সর্বোপরি ধন্যবাদ জ্ঞাপন করি অক্ষর বিন্যাস শিল্পী পীযূষ দত্ত

মহাশয়কে তিনি যথা সময়ে অক্লান্ত পরিশ্রম করে আমার গবেষণা প্রকল্পের কাজটি সম্পূর্ণ করেছেন ।

বিনীত-

ড. মহ. ইনসান আলি

সূচীপত্র

ভূমিকা

প্রথম অধ্যায় - উহাদের ইতিহাস : ঔপনিবেশিক যুগে বাংলার পাগল

কে পাগল ? কারা পাগল ? কেন পাগল ? সামাজিক,ধর্মীয় ও সাংস্কৃতিক দৃষ্টিভঙ্গী, পাগলদের উপর ক্ষমতা বিস্তার, ঔপনিবেশিক আমল ও পাগল ,

দ্বিতীয় অধ্যায় - পাগল ও পাগলামী : প্রসঙ্গ সামাজিক সংঘাত ও বিবিধ প্রসঙ্গ

সামাজিক সংঘাত ও পাগল, যুক্তি ও পাগলামি, পাগলদের বৈচিত্র্য, পাগলের চাহিদা, আধ্যাত্ম জগতে পাগল, রাস্তার পাগল বা ভবঘুরে পাগল, অপরিচ্ছন্ন ভবঘুরে,জড়বস্তুর মানুষ, শব্দতাত্ত্বিক ব্যাখ্যায় পাগল, পাগলামীর বিবিধ প্রসঙ্গ, পাগলি, প্রেম ও পাগলামি, পাগলামী ও ফৌজদারী দণ্ডাদেশ, পাগলামীর অজুহাতে নির্দোষ দাবী, ভয়ংঙ্কর পাগল, রণোন্মত্ততা ও উগ্রজাতীয়তাবাদের পাগলামী, ডাইনি প্রথা ও উন্মত্ততা।

তৃতীয় অধ্যায় - ঔপনিবেশিক বাংলার উন্মাদ আশ্রম (১৮০০ – ১৯00 খ্রীঃ)

কেন উন্মাদ আশ্রম ? ঔপনিবেশিক শাসনের যৌক্তিকতা - জনগণের প্রতি ব্রিটিশ উৎকর্ষতা প্রদর্শন, ব্রিটিশদের নৈতিক কর্তব্য, ভিক্টোরীয় যুগে নৈতিক দায়িত্ববোধ। উন্মাদ আশ্রমের ঐতিহাসিক পটভূমি , ঔপনিবেশিক বাংলার উন্মাদ আশ্রম-ঔপৌনিবেশিক বাংলার উন্মাদ আশ্রম

চতুর্থ অধ্যায় - উন্মাদ আইনের ইতিহাস ও সরূপ : ঔপনিবেশিক বাংলায় প্রভাব (১৮৫৮ খ্রীঃ- ১৯১২ খ্রীঃ) পাগল আইনের ইতিহাস- পাগলদের জন্য আইন, উন্মাদ আইনের ইতিহাস - ব্রিটিশ পটভূমি , উন্মাদ আইন তৈরির উদ্দেশ্য , পাগল

সম্পর্কিত বিল উত্থাপন ও নির্বাচিত কমিটি, অন্যান্য আইনে পাগল সংক্রান্ত বিষয় । লুনাটিক অ্যাসাইলাম আইন- ১৮৫৮,

উপসংহার

পরিশিষ্ট

শব্দকোষ,পরিভাষা ও টীকা-টিপ্পনি

- উপরি দোষ – ভৌতিক বিষয়
- ওঝার বাড়ি - দেশীয় চিকিৎসক
- কবিরাজ - আয়ুর্বেদিক চিকিৎসক
- কুফরি কালাম – কালা যাদু
- ক্ষ্যাপা – পাগল
- ঝাড় ফুঁক – মন্ত্র তন্ত্র
- ফিট লাগা - অজ্ঞান হওয়া
- মাতন – মত্ত হওয়া / পাগল হওয়া
- মাথার ছিট- স্বল্প মানসিক রোগী
- মৌলানা - মুসলিম সমাজে ধর্মবিদ
- জ্বিনে পাওয়া – মুসলিম সমাজে প্রচলিত লোকবিশ্বাস অনুযায়ী পাগল হওয়া
- পানি পরা – ফকির সাধনায় এক বিশের প্রকার জল
- পীর - বয়োজ্যেষ্ঠ / সূফী গুরু বা আধ্যাত্মিক শিক্ষক
- বাণ মারা – কালা জাদুতে ক্ষতি করা
- বাতাস লাগা – ভৌতিক নজর
- বাতুল – পাগল / মত্ত
- ভুতে ধরা – পাগল হওয়া (গ্রাম বাংলায় প্রচলিত লোক বিশ্বাস)/ অদৃশ্য আত্মা-বিশেষ
- তাবিজ/ মাদুলি - প্রতিরক্ষামূলক ধর্মীয় প্রার্থনা / বাহুর এক প্রকার অলঙ্কার

- তুকতাক- বশীকরণ ক্রিয়াকলাপ
- চিন্তা দোষ – মনের রোগ / মনের বিকার
- চন্দ্রাহত- পাগল

ভূমিকা

উহাদের ইতিহাস তেমন কেহ লিখিল না ....উহাদের কথা তেমন কেহ বলার চেষ্টাও করিল না , সমাজবিদ্যা ও ইতিহাসে উহারা তেমন ভাবে আলোচিত হইলো না , উহারাও লিখিলো না নিজেদের ইতিহাস , কিন্তু কেন ? উহারা কারা ? কাণ্ডজ্ঞানহীন, বিকৃতমস্তিষ্ক, উন্মাদ- সহজ বাংলা ভাষায় পাগল। যুগ যুগ ধরে ওরা কেমনভাবে আলোচিত বা সমালোচিত। সমাজবিদ্যাচর্চার দুর্ভাগ্য ওরাও লেখেনি ওদের ইতিহাস! পাগল ! যাদের কথাবার্তা বা নীরবতা সভ্যসমাজের দৃষ্টিতে অসমীচীন, নিরর্থক বা হাস্যকর। আবার বাহ্যিক আচরণ স্বভাবসিদ্ধ নয়। সভ্যসমাজের দৃষ্টিতে বিকৃত মস্তিষ্কের বহিঃপ্রকাশ। সমাজ ও সভ্যতা মনে করে যাদের মনের মধ্যে অন্যরকম এক অবস্থা সৃষ্টি করেছে কিংবা যাদের প্রকৃতিগত প্রবৃত্তি সমাজের কাছে যুক্তিহীন , বা ননসেন্সদের মতো। তাদের এসব আচরণ, আত্মভাব ও অঙ্গস্বভাব সম্পর্কে সভ্য মানুষের দৃষ্টিভঙ্গি কী হতে পারে , তা আমরা সবাই জানি। কারও দৃষ্টিতে এরা মানসিক রোগী, কারও দৃষ্টিতে এরা উন্মাদ। হয়তো ওরা অপেক্ষাকৃত বেশ ক্ষিপ্ত কিংবা বিনয়ী। তাই তাদের অযৌক্তিক কথোপকথন শুনতে ও নীরব আচরণ বুঝতে রাজী নয় সভ্য মানুষ। তাই এদের স্থান

পাগলাগারদে কিংবা কোনো এক মানসিক হাসপাতালে। সুদূর অতীত থেকে শুরু করে বর্তমান সময় পর্যন্ত এরা এভাবেই মানুষের কাছে অবহেলিত হয়ে আসছে বারং বার। যাইহোক, হয়তো ওরা অস্বাভাবিক, উন্মাদ, কাণ্ডজ্ঞানহীন কিংবা ননসেন্স। যা-ই বলা হোক না কেন, আপাতত *'পাগল'* শব্দটির উপর ভিত্তি করেই সমাজবিদ্যাচর্চায় ঔপনিবেশিক বাংলায় পাগলদের ইতিহাস আলোকপাত করা অবশ্যই দরকার।

সামাজিক ইতিহাস ও সাহিত্যের আলোকে পাগল নামাঙ্কিত বিভিন্ন গ্রন্থে মানসিক অসুস্থতা ও পাগল ধারণা সম্পর্কিত বিভিন্ন দৃষ্টিভঙ্গি আলোচিত করা হয়েছে । উন্মাদনা ও পাগল সংক্রান্ত গ্রন্থগুলি পর্যালোচনা করা অবশ্যই প্রয়োজন , এ বিষয়ে যে গ্রন্থগুলি উল্লেখযোগ্য , সেগুলি হল বিনোদ বিহারী সংকলিত *"পাগল"* নামক গ্রন্থ, অতুল কৃষ্ণ ভট্টাচার্যের *"পাগলের হাট"* , শিবশঙ্কর শ্রেণীর *"পাগলের কথা"* , শ্রী দীননাথ ভট্টাচার্যের *"পাগলের মনের কথা "*, আবার রবীন্দ্রনাথ ঠাকুরের বিচিত্র প্রবন্ধ *"পাগল"* , সোমদত্তের *"পাগলিনী কথা"* গৌতম হালদারের *"না মানার পাগলামি"* শান্তি ধর সম্পাদিত গ্রন্থ *"পাগলী"*, শ্রী নগেশ চন্দ্রের *"উন্মাদ মন"* চৈতন্য কুমারের *"পাগল ও পাগলামি"* , অরুন ঘোষের *"অস্বাভাবিক মনোবিজ্ঞান"* নিহার রঞ্জন রায়ের *"অস্বাভাবিক মনোবিজ্ঞান"* , ধীরেন্দ্রাথ গাঙ্গুলীর "মনের বিকার" ইত্যাদি গ্রন্থ গুলিতে পাগল রূপের বিচিত্র অভিবাক্তি ও বহুমাত্রিক ধারণার পরিচয় উপস্থাপিত হয়েছে। সাম্প্রতিক বিশ্ব পেক্ষাপটে পৃথিবীর বিভিন্ন দেশে পাগলামি ও পাগল চিকিৎসার ইতিহাস নিয়ে গুরুত্বপূর্ণ গবেষণা

হয়েছে। তেমনি দক্ষিণপূর্ব এশিয়া তথা ভারতীয় উপমহাদেশেও পাগলামির ইতিহাস ভারতীয় ও অভারতীয় ঐতিহাসিকরাও করেছেন, নতুন নতুন চিন্তা ভাবনার পেক্ষিতে পাগল চিকিৎসার ইতিহাসকে বিভিন্ন ঐতিহাসিক ভিন্ন দৃষ্টিভঙ্গিতে আলোকপাত করেছেন। বিদেশের বিভিন্ন গবেষণা কর্মের মধ্যে উল্লেখযোগ্য হল আন্ড্রু *স্কাল* এর ; "ম্যাডনেস ইন সিভিলাইজেশনঃ অ্যা কালচারাল হিস্ট্রি অফ ইন্সানিটি" , *"ম্যাডনেসঃ অ্যা ভেরি শর্ট ইন্ট্রোডাকশন", (Madness : A very short introduction)* ও *Order mental disorder,* নাইজেল গিবসন সম্পাদিত একটি গুরুত্বপূর্ণ গ্রন্থ ডি কলোনাইজিংঃ দ্য সাইক্রিয়াট্রি রাইটিং অফ ফ্রানস ফ্যানন (Decolonizing Madness, The Psychiatric Writings of Frantz Fanon, Palgrave Macmillan, 2019) , আবার ড্যারিয়ান লিডার এর হোয়াট ইস ম্যাডনেস? (What is Madness?), রয় পোটার এর "ম্যাডনেসঃ অ্যা ব্রিফ হিস্ট্রি" (Madness: A brief history, Routledge, London), পেট্রিরি পিয়েটিকাইনেন এর "ম্যাডনেসঃ অ্যা হিস্ট্রি" (Madness : A History) , এবং টমাস স্টিফেন শাজজ এর ইনসানিটিঃ দ্য আইডিয়া অ্যান্ড ইডিয়ট কন্সিকয়েন্স (Isanity : the idea and idiots Consequences) ইত্যাদি গ্রন্থ গুলি থেকে প্রাথমিক পর্যায়ে সমৃদ্ধ হওয়ার চেষ্টা করেছি । উক্ত গ্রন্থ গুলি বর্তমান পাগলামি চর্চার ইতিহাস কে একটি নুতুন মাত্রা দিয়েছে । এমনটা নয় যে বর্তমানে পাগলামির ইতিহাসচর্চায় বিবর্তনবাদী , দৃষ্টবাদী এবং সংকোচনবাদী (রিডাকশনিস্ট) ইতিহাসচর্চা একেবারে বন্ধ হয়ে গেছে কিংবা পূর্বে যারা পাগলামির ইতিহাস লিখছেন

তাদের গবেষণা কর্ম গুলি যে কম গুরুত্বপূর্ণ তেমন নয় , কিন্তু এটাও সত্য ফ্রানস ফ্যানন' ও অ্যান্ড্রু স্কাল' গবেষণা কর্মের ফলে ফুকোর কাজের যে প্রভাব অনেকটা কমে গেছে এবং পাগলামি ইতিহাসচর্চার ওপর একটি নতুন প্রভাব পড়েছে, তা হল ফ্যানন' ও স্কাল' এর চিন্তা ভাবনার পর পাগলদের ইতিহাসে একধরনের ছেদ বা ব্রেক সৃষ্টি করেছে পরবর্তী গবেষকদের কাছে। যে ধরনের প্রশ্নগুলি ঘিরে মনোচিকিৎসার ইতিহাসগুলি নির্মিত হয়েছে তা কোন এক 'সত্য' কে বাস্তবসম্মত এবং প্রমাণ হিসাবে উপস্থাপিত করার জন্য পাগলামি ইতিহাসচর্চার সাবেকি পদ্ধতিকেই প্রশ্ন করেছে ।

প্রসঙ্গত উল্লেখ্য যে , ফ্রানস ফ্যানন' এর ডি-কলোনাইজিং ম্যাডনেস ও অ্যান্ড্রু স্কাল' এর 'ম্যাডনেস ইন সিভিলাইজেশন' এর ভাষ্য আগমনের পর একবিংশ শতকে পাগলাগারদ ও পাগলামির ইতিহাসচর্চা পালটে গিয়েছে। ইতিপূর্বে বিভিন্ন গবেষণা কর্মগুলি ছিল একধরনের বিবর্তনবাদী ইতিহাস , যা শুধুই বর্ণনা করে .গেছে অ্যাসাইলাম চর্চাকে সংগঠিত করা ও তার প্রাতিষ্ঠানিক গল্প ,কিন্তু পরবর্তীকালে যা সাইক্রিয়াটির ডিসিপ্লিন হিসাবে কিভাবে বিকশিত হয়েছিল তা আলোচনায় একান্ত উপজীব্য বিষয় , অর্থাৎ কীভাবে আমরা পাগল সম্পর্কে ভৌতিক ধারনা (ভূত, প্রেত কিংবা এভিল থট) থেকে সাম্প্রতিক মানসিক স্বাস্থ্যের ধারণায় এসে পৌছেছি এক প্রগতির পথ বেয়ে। ফ্রানস ফ্যানন ও অ্যান্ড্রু স্কাল এই ধরনের ঐতিহাসিক আখ্যানের প্রতি গুরুতর প্রশ্নই তোলেননি, বরং এমন কতগুলি সম্ভাবনার

সৃষ্টি করেছিলেন যার প্রভাবে আজ মানসিক হাসপাতাল ও সাইক্রিয়াটির ইতিহাস রচনায় অনেক নতুন প্রশ্ন উঠে এসেছে।

ইতিপূর্বে উন্মাদ আশ্রম নিয়ে যে চর্চার কথা অলোচিত হয়েছে তা পাশ্চাত্য মনশ্চিকিৎসার ক্ষমতাকে মেনে নেওয়ার মধ্যে সীমাবদ্ধ । কিংবা আলোচিত হয়েছে এই নব বিজ্ঞানের সুযোগ থেকে নেটিভ মনঃচিকিৎসক দের বঞ্চিত করে রাখার কথা । পশ্চিমের রচনাগুলির প্রধান উদ্দেশ্য , প্রত্যক্ষ বা পরোক্ষভাবে পাশ্চাত্য চিকিৎসাবিজ্ঞানে তাদের প্রগতির কাহিনি বলয় তৈরি করা , তাই শহরের প্রত্যন্তদেশে বা গ্রাম মফঃস্বলে ছড়িয়ে থাকা অসংখ্য মনশ্চিকিৎসা ব্যবস্থার ইতিহাসগুলি আমাদের পিছিয়ে থাকা অবস্থার প্রতিনিধিত্বকারী বর্ণনা হিসাবেই রচিত হয় । কিন্তু এই পশ্চিমি বিজ্ঞানকে আমরা যেভাবে গড়েপিটে নিয়েছি ঔপনিবেশিক কালে , তার মধ্যেও রয়েছে ভারতীয় মৌলিক চিন্তার অস্তিত্ব , যা সেই পাশ্চাত্য বিজ্ঞানের তত্ত্ব দিয়েই তাকে প্রশ্ন করেছে । আশিস নন্দী প্রথম ভারতীয় সাইকো-অ্যানালিস্ট ডা. গিরীন্দ্রশেখর বসুর[1] জীবনকে কেন্দ্র করে এই নব

---

[1] গিরীন্দ্রশেখরবসু (৩০জানুয়ারি ১৮৮৭– ৩জুন ১৯৫৩) ছিলেন বিংশ শতকের প্রথম দিকের দক্ষিণ এশিয়ার মনোবিজ্ঞানী এবং ইন্ডিয়ান সাইকোঅ্যানালিটিক সোসাইটির প্রথম সভাপতি (১৯২২ -১৯৫৩)। মনোবিজ্ঞানের বিভিন্ন বিষয় নিয়ে মনোচিকিৎসা পদ্ধতির উদ্ভাবক সিগমুন্ড ফ্রয়েডের সাথে দীর্ঘ কুড়ি বৎসরের যোগাযোগ ছিল তাঁর। তবে ফ্রয়েড সৃষ্ট ইডিপাস কমপ্লেক্স তথা দেহ-মনের অবদান ক্রিয়া সম্পর্কে পশ্চিমী এবং অপশ্চিমী পদ্ধতি সাপেক্ষে তাঁর মতের পার্থক্য দেখা দিয়েছিল। এ সম্পর্কে তাঁর মতবাদ থিয়োরি অফ অপোজিট উইশ নামে খ্যাত।

বিজ্ঞানচর্চার বিষয়টি বিস্তারিতভাবে আলোচনা করেছেন । তিনি দেখিয়েছেন , কীভাবে গিরীন্দ্রশেখর ফ্রয়েডের সময়কালে , তার প্রথম অনূদিত গ্রন্থ পড়ার আগে থেকেই এ বিষয়ে অনুসন্ধিৎসু হয়ে ওঠেন এবং মনঃসমীক্ষণের তত্ত্বে তার মৌলিক চিন্তার উন্মেষ ঘটান ।

অধ্যাপক নন্দীর তাঁর "*At the Edge of psychology: essays in political and culture*" (Oxford, 1990) গ্রন্থে দেখিয়েছেন হিল-এর পাশ্চাত্যধর্মী ' অ্যাগ্রেসিভ সাইকোঅ্যানালিসিস ' এর পাশাপাশি গিরীন্দ্রশেখরের মৌলিক জ্ঞানচর্চার উপাদানগুলি । তাই গিরীন্দ্রশেখরকে নন্দী আক্ষেপাত্মক ব্যঞ্জনায় বলেছেন ' স্যাভেজ ফ্রয়েড ; মনঃসমীক্ষণের যে মৌলিক তত্ত্ব ঔপনিবেশিক ভারতের মনোবিজ্ঞানচর্চায় inhouse critique হিসাবে চর্চিত ছিল তাকে তিনি প্রভুত্বকারী ন্যারেটিভ এর এক গুরুত্বপূর্ণ সমালোচনা হিসাবে উপস্থাপিত করেছেন।

মনশ্চিকিৎসার ইতিহাসে দেখা যায় যে, কীভাবে উনিশ শতকের প্রথন পর্ব থেকে ভয়ানক সব পদ্ধতির মধ্য দিয়ে একটি আধুনিক ও বৈজ্ঞানিক সম্মত মনোশ্চিকিৎসার জন্ম হয়েছিল। দেখা যায় যে, উনিশ শতক থেকে বিংশ শতকের প্রথম দশক অবধি বীভৎস অবস্থার মধ্যে একের পর এক পরিক্ষা নিরীক্ষার মাধ্যমে পাগলদের জীবন কে অতিবাহিত করতে হয়েছিল,

---

[২] তিনি ১৯৩৩ খ্রিস্টাব্দে ভারতে প্রথম কলকাতার আর জি কর মেডিক্যাল কলেজ ও হাসপাতালে জেনারেল হসপিটাল সাইকিয়াট্রি ইউনিট (জিএইচপি ইউ) চালু করেন।

এমনকি চিকিৎসার নামে উন্মাদ আশ্রমে পাগলদের কে শিকল দিয়ে বেঁধে রাখার রেওয়াজ চালু ছিল । প্রথম দিকে মনে করা হতো মানসিক রোগ সারানো যায় না এবং আরও একটি ধারণা যে মানসিক রোগীদের বাহ্যিক আচরণ তাদের ভিতরের দুর্বলতা ও ভিত্তিহীনতার বহিঃপ্রকাশ।

একশো বছর পূর্বে ঔপনিবেশিক বাংলার বিভিন্ন উন্মাদ আশ্রমের নথিপত্রে দেখা যায় যে পাগল'দের প্রতি চিকিৎসাব্যবস্থার নামে বিভিন্ন রকমের অবজ্ঞা ও বর্বর আচরণ করা হত , আবার দেখছি ' পাগলামির কারণ ও চরিত্র সম্বন্ধে ভুল ও ধোঁয়াটে ধারণা। মানসিক রোগে আক্রান্তদের প্রতি সংবেদনহীন , খাপছাড়া , এমনকি ক্ষতিকর সব চিকিৎসাপদ্ধতি যা তাদের অবস্থাকে আরও দুর্বিষহ করে তুলেছিল । বাংলায় উন্মাদআশ্রম বা অ্যাসাইলাম গড়ে তোলার বিষয়টি ঔপনিবেশিক সরকারের সঠিক পদক্ষেপ ছিল ঠিক-ই এবং মনশ্চিকিৎসার পেশাকে একটি সঠিক দিকে পরিচালিত করলেও চিকিৎসার নামে শাসন ক্ষমতা কায়েম করার বিষয়টিও কখনই আড়াল করা যায় না।

ঔপনিবেশিক স্বাস্থ্যব্যবস্থায় গড়ে ওঠা বাংলার পাগল ও পাগলাগারদের ইতিহাস নিয়ে খুব বেশি গবেষণা ইতিপূর্বে হয়নি । যদিও এ প্রসঙ্গে দেবযানী দাস'এর " হাউজেস অফ ম্যাডনেস" (অক্সফোর্ড বিশ্ববিদ্যালয় প্রেস, ২০১৫) নামক গবেষণা গ্রন্থটি খুবই উল্লেখযোগ্য,উক্ত গ্রন্থে তিনি উনিশ শতকের উপর উন্মাদ আশ্রম গুলি স্বল্পপরিসরে উপস্থাপন করেছেন। এছারাও ভারতীয় অ্যাসাইলামগুলি নিয়ে কিছু লেখা ভারতীয় ও অ-ভারতীয় গবেষকরা

প্রকাশ করেছেন। যদিও ঐ প্রবন্ধ গুলিতে পাশ্চাত্য মনশ্চিকিৎসার নতুন বিশেষণে ভারতীয় মন কীভাবে ক্যাটেগরিভুক্ত হল সে নিয়ে আলোচনা প্রায় নেই । ছন্দক সেনগুপ্ত অবশ্য *মনশ্চিকিৎসার আঞ্চলিক ইতিহাসচর্চা* করেছেন কলকাতার প্রেক্ষাপটে, কিংবা ওয়ালট্রড আরনস্ট- এর নেটিভ উন্মাদ আশ্রমের প্রবন্ধ মূলক গবেষণা খুবই উল্লেখযোগ্য । কিন্তু উনিশ শতকে বাংলায় উন্মাদ আশ্রমের প্রতিষ্ঠার যে যাত্রাপথ হয়েছিল তার পরিপূর্ণতা বিকশিত হয়েছিল বিংশ শতকের প্রথম অর্ধ-কালীন সময়ে অর্থাৎ উন্মাদ আশ্রম থেকে মানসিক হাসপাতালে যে উত্তরণ তা ঔপনিবেশিক বাংলার ইতিহাসে একটি গুরুত্বপূর্ণ ক্ষেত্র । কিন্তু এই বিষয়টি নিয়ে আজ অবধি কোন পূর্ণাঙ্গ কোন গবেষণা হয়নি।

আবার অনুস্কা ভট্টাচার্যের *"ইন্ডিয়ান ইনসেন"* (হার্ভার্ড বিশ্ববিদ্যালয়,২০১৩) গবেষণায় ভারতীয় পাগলদের নিয়ে প্রতিষ্ঠান ভিত্তিক আলোচনা করেছেন তবে সেক্ষেত্রে বেঙ্গল প্রেসিডেন্সি আলোচনা খুব সামান্য ভাবে তুলে ধরেছেন, আবার সারাহ পিনটো' র "মাদ্রাজ প্রেসিডেন্সির উন্মাদ আশ্রম" (ভিক্টোরিয়া বিশ্ববিদ্যালয়,২০১৭) নিয়ে গবেষণা করেছেন, ভারতের উন্মাদনা নিয়ে বিভিন্ন গবেষণামূলক কাজগুলি উল্লেখযোগ্য ,কিন্তু উক্ত গবেষণা গুলিতে উন্মাদনার ইতিহাস নিয়ে বিভিন্ন দৃষ্টিভঙ্গিতে আলোচনা হলেও লুনাসি অ্যাক্ট তথা পাগল আইন নিয়ে কোন ভাবেই সম্পূর্ণ আলোচনা হয়নি , অর্থাৎ উন্মাদ আইনের ইতিহাস ও ঔপনিবেশিক বাংলার জনসমাজে তার প্রভাব নিয়ে এখনো অবধি কোন গবেষণা হয়নি। এই প্রেক্ষিতে বলা যায় ১৮৫৮ খ্রীঃ থেকে

১৯১২ খ্রীঃ পর্যন্ত সময়ে এদেশীয় সমাজে পাগলদের জন্য যে বিভিন্ন আইন তৈরি হয়েছিল সে বিষয়ে একটি বৃহৎ ক্ষেত্র বা গবেষণার জায়গা আছে । কিন্তু আজ অবধি উক্ত বিষয়ে কোনোরূপ পরিপূর্ণ গবেষণা হয়নি । তাই বাংলার পাগল ও পাগলা গারদের ইতিহাসে উন্মাদ আইনের বিষয়েটি আলোচনা খুব-ই প্রাসঙ্গিক।

বাংলার সমাজ জীবনের চিকিৎসা ব্যবস্থার বিভিন্ন আঙ্গিক নিয়ে কয়েকটি কাজ খুবই উল্লেখযোগ্য , যে গুলি হল সুব্রত পাহারীর " উনিশ শতকের বাংলার সনাতনী চিকিৎসা ব্যবস্থার সরূপ " (২০০৩), বিনয় ভূষণ রায়- এর " চিকিৎসা বিজ্ঞানের ইতিহাস" (২০০৫), সাম্প্রিতিক সুজাতা মুখার্জি - "জেন্ডার মেডিসিন এন্ড সোসাইটি ইন কলোনিয়াল ইন্ডিয়া" (২০১৭) উক্ত গবেষণা মূলক গ্রন্থে ভিন্ন দৃষ্টিভঙ্গিতে ভারতীয় চিকিৎসা ও ঔপনিবেশিক চিকিৎসা সম্পর্কে বিস্তৃত আলোচনা আছে । কিন্তু পাগল চিকিৎসার ইতিহাস সম্পর্কে কোনরূপ আলোচনা নেই বললেই চলে। যদিও দেবযানী দাস এর হাউজেস অফ ম্যাডনেস তার গবেষণা কর্মে উনিশ শতকে আশ্রমিক পাগল চিকিৎসা সম্পর্কে স্বল্প পরিসরে বিশ্লেষণ করেছেন। আবার বিদেশী ঐতিহাসিক দের মধ্যে ওয়ালট্রড আরনস্ট , সারাহ পিন্টো কিংবা দেবোরা ফুলে এর প্রমুখ তাদের ভারতীয় উন্মাদ আশ্রম বিষয়ক গবেষণায় আশ্রমের বিষয়ে সংক্ষেপে আলোকপাত করেছেন।

এতদ সত্ত্বেও ঔপনিবেশিক বাংলার পাগল চিকিৎসার ইতিহাসে কোথাও একটা অসম্পূর্ণতা রয়ে গেছে । শুধুমাত্র ড. দাস'এর হাউসেস অফ

ম্যাডনেস : ইনস্যানিটি এন্ড অ্যাসাইলাম অফ বেঙ্গল ইন নাইন্টিথ সেঞ্চুরি ইন্ডিয়া (অক্সফোর্ড ইউনিভার্সটি প্রেস, ২০১৫) নামক শীর্ষক গবেষণা গ্রন্থে তিনি উনিশ শতকে উন্মাদ আশ্রমের পাগল চিকিৎসা ক্ষেত্রে মোরাল থেরাপি , মেডিক্যাল ট্রিটমেন্ট , বাথ-থেরাফি , অকুপেশানল থেরাফি , শিক্ষা ও খেলাধুলা মাধ্যমে চিকিৎসা সংক্রান্ত বিষয়ে স্বল্প পরিসরে উপস্থাপন করেছেন। কিন্তু বাংলায় পাগলের চিকিৎসার যে সার্বিক চিত্র তা শুধুমাত্র উক্ত কয়েকটি চিকিৎসা সংক্রান্ত বিষয়ে মধ্যে সীমাবদ্ধ ছিল না , অর্থাৎ উন্মাদ রোগ চিকিৎসার কয়েকটি গুরুত্বপূর্ণ দিক ড. দাস এর গবেষণায় অপূর্ণ থেকে গেছে । সেগুলি হল উন্মাদ রোগ চিকিৎসার দেশীয় ধারা তথা আয়ুর্বেদ পদ্ধতিতে উন্মাদ চিকিৎসার ইতিহাস সম্পর্কে গবেষণার একটি সুবিশাল ক্ষেত্র পরিসর আছে। আবার উন্মাদ রোগ নিরাময়ে হোমিওপ্যাথি চিকিৎসা কেমন ছিল সেটিও অনালোচিত । সর্বোপরি কিভাবে উনিশ শতকের পরবর্তী কালে বিশেষ করে বিংশ শতকের প্রথম অর্ধকালীন সময় পর্যন্ত পাগল চিকিৎসার ক্ষেত্রে কি কি পরিবর্তন এসেছিল সেগুলি আলোকপাত করা প্রয়োজন। বাংলায় উনিশ শতকে উন্মাদ আশমের যাত্রা পথের মধ্য দিয়ে বিংশ শতকের মধ্যবর্তী সময়ে পাগল চিকিৎসার পদ্ধতি ধীরে ধীরে উন্নতির দিকে চালিত হয়েছিল অর্থাৎ এই পর্যায়ে পাগলামি চিকিৎসার ক্রমবিকাশ লাভ করেছিল । অর্থাৎ উনিশ শতকে বাংলায় উন্মাদ আশ্রমের প্রতিষ্ঠার মাধ্যমে যে যাত্রাপথ হয়েছিল তার পরিপূর্ণতা বিকশিত হয়েছিল বিংশ শতকের প্রথম অর্ধ-কালীন সময়ে। এক কথায় উন্মাদ আশ্রম থেকে মানসিক হাসপাতালে যে উত্তরণের মাধ্যমে মনোচিকিৎসায় আমূল

পরিবর্তন এসেছিল । এই উত্তরণের পর্ব টি ঔপনিবেশিক বাংলার ইতিহাসে একটি গুরুত্বপূর্ণ ক্ষেত্র, কিন্তু এই বিষয়টি নিয়ে আজ অবধি কোন পূর্ণাঙ্গ কোন গবেষণা হয়নি। তাই উক্ত বিষয়গুলি আলোচ্য গবেষণায় ইতিহাসের প্রেক্ষিতে আলোকপাত করার চেষ্টা করবো। আলোচ্য গবেষণা কার্যের সময়-কাল হিসাবে ঔপনিবেশিক অধ্যায় কে নির্বাচিত করা হয়েছে। এক্ষেত্রে উনিশ শতক থেকে স্বাধীনতার পূর্ববর্তী সময় পর্যন্ত নির্ধারিত করা হয়েছে। অর্থাৎ ১৮০০ থেকে ১৯৪৭ খ্রিস্টাব্দ পর্যন্ত এই কাল্ পর্বের মধ্যে ঔপনিবেশিক বাংলার সমাজ পাগলদের কিভাবে দেখা হতো তা অনুসন্ধান করা ।

অনুসন্ধানমূলক প্রশ্ন

আলোচ্য গবেষণায় গ্রন্থে প্রাথমিক ভাবে যে অনুসন্ধান মুলক প্রশ্ন প্রাধান্য আরোপ করার চেষ্টা করেছি সেগুলি হল, যথা- ঔপনিবেশিক সমাজে পাগলদের কে কিভাবে দেখা হতো? বিশেষ করে রাষ্ট্র পাগলদের কেমন ভাবে দেখত ? অর্থাৎ সামাজিক দৃষ্টিভঙ্গিতে কে পাগল? কারা পাগল ? কেন পাগল ? পাগল সম্পর্কে সমাজ সভ্যতার দৃষ্টিভঙ্গি কেমন ? বাংলার ইতিহাসে পাগলরা যুগ যুগ ধরে কিভাবে আলোচিত ? উনিশ শতকে বিশেষ করে নবজাগরণ পর্বে পাগল দের কিভাবে দেখা হত?

বস্তুনিষ্ঠ দর্শনের নিরীখে পাগল দের সামাজিক অবস্থা বিশ্লেষণ করার প্রচেষ্টা , তবে এক্ষেত্রে পশ্চিমী চিন্তাভাবনা বর্জন করে প্রাচ্য-বাদী ভাবনায় ঐতিহাসিক দৃষ্টিকোন থেকে পাগলদের বাস্তবমুখী ইতিহাস উপস্থাপন করা। বিশেষ করে বাংলার সমাজে পাগল ও পাগলামির বহুত্ব ধারনা কে কেন্দ্র করে সামাজিক ও ক্লিনিক্যাল দৃষ্টিভঙ্গি ব্যাখ্যা করার প্রয়াস । পশ্চিমী জ্ঞানচর্চার থেকে আলাদা ভাবে ভারতীয় প্রেক্ষাপটে পাগলদের ইতিহাস কিভাবে আলোকপাত করা যায় তার একান্ত প্রচেষ্টা করা। বিশেষ করে বাংলার সামাজিক জীবনে পাগলদের বহুত্ব ধারনার সমাজতাত্ত্বিক ব্যাখ্যা করা, পাশাপাশি উন্মাদ রোগের চিকিৎসায় পশ্চিমের চিকিৎসা পদ্ধতি অপেক্ষা ভারতীয় চিকিৎসা যে অধিক উন্নত ছিল তার যুক্তিনিষ্ঠ প্রমাণ করার চেষ্টা ।

ঔপনিবেশিক বাংলার পাগল ও পাগলাগারদের ইতিহাস শিরনামাঙ্কিত গবেষণা অভিসন্দর্ভ রচনার ক্ষেত্রে বৈজ্ঞানিকসম্মত ইতিহাস পদ্ধতি অনুসরণ করে তথ্য সংগ্রহ , তথ্য বিশ্লেষণ , ক্ষেত্র সমীক্ষা, মনবিদের সহিত সাক্ষাৎকার, কালানুক্রমিক পদ্ধতিতে সরনী ও দুর্লভ চিত্র ব্যবহারের মাধ্যমে গবেষণার আকার ও অবয়ব রচনা করার চেষ্টা করেছি । গবেষণা অভিসন্দর্ভের প্রস্তুতি ও গবেষণায় তথ্য বিন্যাসে প্রতি দৃষ্টি আকর্ষণ করা হয়েছে এছাড়াও গবেষণার আঞ্চলিক পরিভাষা ও শব্দ কোষ ,তথ্যসুত্রের প্রকার ভেদের ক্ষেত্রে প্রাথমিক ও গৌণ উপাদান ইত্যাদি বিষয় সতর্কতার সঙ্গে অনুসরণ করার চেষ্টা করেছি । বাংলার পাগল ও পাগলাগারদের ইতিহাস অন্বেষণের ক্ষেত্রে বৈজ্ঞানিকসম্মত উপায়ে বিভিন্ন উৎস থেকে তথ্য সংগ্রহ করা হয়েছে।

তথ্য সংগ্রহের যথাসাধ্য সাবধানতা ও সতর্কতা অবলম্বন করেছি । পাগল নামাঙ্কিত তথ্য সংগ্রহের জন্য প্রথম বিভিন্ন প্রাথমিক ও গৌণ উপাদানের উপর নির্ভর করতে হয়েছে । পাগল সম্পর্কিত সাহিত্যগত গ্রন্থ , পাগল সংক্রান্ত লোককথা , লোকগান , সমসাময়িক দৈনন্দিন পত্রিকা , মাসিক ও ত্রৈমাসিক পত্রিকা , উন্মাদনা সংক্রান্ত আকরগ্রন্থ (সাহিত্য), সরকারি দলিল দস্তাবেজ, উন্মাদ আশ্রমের প্রতিবেদন (IOR,NAI,WBSA), মানসিক হাসপাতালের প্রতিবেদন, ক্ষেত্র সমীক্ষা, মনোবিদের সহিত সাক্ষাৎকার, ক্যালকাটা পুলিশ ফাইল , উন্মাদনা সংক্রান্ত বিভিন্ন প্রকার লুনাসী অ্যাক্ট , বাক্তিগত চিঠি , পরিসংখ্যানগত তথ্য ও প্রতিবেদন , মানসিক হাসপাতালের দিনলিপি ,পাগল সংক্রান্ত কেস-স্টাডি ও সরকারি চিঠি, ও পত্রপত্রিকার বিভিন্ন বিজ্ঞাপন , সিনেমা , বিভিন্ন প্রকার চিত্র ও মানসিক আশ্রম পরিদর্শন ইত্যাদির মাধ্যমে আলোচ্য গবেষণার তথ্য সংগ্রহ করা হয়েছে ।

সমাজবিদ্যা গবেষণায় ক্ষেত্রসমীক্ষা একটি গুরুত্বপূর্ণ বিষয় । এই উদ্দেশ্য কে সামনে রেখে পাগল ও পাগলা গারদ সংক্রান্ত আনুষঙ্গিক তথ্য সংগ্রহ ও বিভিন্ন মানসিক হাসপাতাল প্রতক্ষ্য পর্যবেক্ষনের জন্য যে সমস্ত সাইট গুলি পরিদর্শন করেছি সেগুলি হল- দমদমে অবস্থিত দত্তনগর মেন্টাল হসপিটাল (পূর্বনাম বঙ্গীয় উন্মাদ আশ্রম) , ইনস্টিটিউট অফ সাইক্রিয়াটি কোলকাতা , পাবলভ ইনস্টিটিউট-কলেজস্ট্রিট , ইন্ডিয়ান সাইকো অ্যানালিক্যাল সোসাইটি- পার্শি বাগান লেন, কোলকাতা, মানকুণ্ডু মেন্টাল হাসপাতাল - হুগলী ইত্যাদি প্রতিষ্ঠান থেকে মানসিক রোগ ও তার চিকিৎসা সংক্রান্ত মেডিক্যাল গেজেট , পত্র-পত্রিকা ,বিভিন্ন জার্নাল ও দুর্লভ তথ্য সংগ্রহ

করেছি । এছাড়াও বাংলায় সামাজিক জীবনে লোকধারনায় পাগলামি জ্ঞানের অধ্যায়নের জন্য পাগল পীরের দরগাহ- বারাসাত, ভবা পাগলার আশ্রম – আগরপাড়া , পাগল চাঁদ সম্প্রদায়ের আশ্রম – গাইঘাটা ইত্যাদি স্থান গুলি থেকে পাগল ধারনা সম্পর্কে বিভিন্ন তথ্য সংগ্রহ করেছি । বাংলার উন্মাদ আশ্রম ও মানসিক হাসপাতালের ইতিহাস অনুধাবন ও বঙ্গদেশে মানসিক চিকিৎসার সুত্রপাত ও বিবর্তন ইত্যাদি সংক্রান্ত বিষয়ে অবগত হওয়ার জন্য কয়েকজন মনোবিজ্ঞানীর ব্যক্তিগত সাক্ষাতকারে প্রাপ্ত তথ্যের দ্বারা গবেষণার কাজকে সমৃদ্ধ করার চেষ্টা করেছি । এক্ষেত্রে সর্বপ্রথমে উল্লেখ করা যেতে পারে বর্তমান পাভলভ ইন্সটিটিউশনের কর্ণধার ও *মানব মন* পত্রিকার সম্পাদক ডাঃ বাসুদেব মুখোপাধ্যায়ের কথা, তিনি কোলকাতার মানসিক চিকিৎসা সংক্রান্ত ইতিহাসের তথ্য দিয়ে যথেষ্ট সহায়তা করেছেন। ইনস্টিটিউট অফ সাইক্রিয়াটিক কোলকাতা কার্যনির্বাহী অধিকর্তা অধ্যাপক অমিত কুমার ভট্টাচার্য সহিত সাক্ষাত পর্বের দ্বারা ঔপনিবেশিক বাংলার ভবানীপুর উন্মাদ আশ্রম থেকে বর্তমান ইনস্টিটিউট অফ সাইকিয়াট্রি কিভাবে উত্তরণ হল তার ইতিহাস সম্পর্কে গুরুত্বপূর্ণ তথ্য পেয়েছি। দত্তনগর মানসিক হাসপাতালের কর্ণধার ডঃ অনিল ভূষণ দত্তের সহিত সাক্ষাত পর্ব দ্বারা বঙ্গীয় উন্মাদ আশ্রম সম্পর্কে গুরুত্বপূর্ণ তথ্য পেয়েছি । আবার বৈদ্যুতিন ডাকযোগের মাধ্যমে মনবিদ অমিতরঞ্জন বসু সহিত আলাপচারিতা ও কথোপকথন দ্বারা বাংলার পাগল ধারণা ও ক্লিনিক্যাল দৃষ্টিভঙ্গিতে সম্পর্কে সমৃদ্ধ হয়ে গবেষণার অবয়ব নির্মাণ করতে যথাসাধ্য চেষ্টা করেছি।

পাগল ও পাগলাগারদ শিরোনামাঙ্কিত গবেষণা অভিসন্দর্ভটি রূপায়নের ক্ষেত্রে প্রাপ্ত উৎস ও সংগৃহীত তথ্য গুলি বিজ্ঞানসম্মত দৃষ্টিকোণ থেকে ঐতিহাসিক অনুসঙ্গ বজায় রেখে সুক্ষাতিসুক্ষ ভাবে বিশ্লেষণ করার চেষ্টা করেছি । বিশেষ করে বাংলার সম্পর্কিত ধারনা কে সামাজিক দৃষ্টিভঙ্গি থেকে মানসিক অসুস্থতার বহুত্ববাদী লোকধারনা মাধ্যমে বিশ্লেষণ করা হয়েছে । পাগল ও পাগলামি ধারনা থেকে মানসিক অসুস্থতা কিভাবে বিবর্তিত হয়েছে অর্থাৎ সামাজিক দৃষ্টিভঙ্গি থেকে ক্লিনিক্যাল দৃষ্টিভঙ্গির যে যাত্রাপথ সেগুলি পুঙ্খানুপুঙ্খ ভাবে বিশ্লেষণ করার যথাসাধ্য চেষ্টা করেছি । আবার সাহিত্যগত উপাদানের উপর নির্ভর করে সেগুলি যৌক্তিকতা বিশ্লেষিত হয়েছে। পাগলাগারদের ইতিহাস অনুধাবনের জন্য সংগৃহীত বিভিন্ন প্রাথমিক উপাদান ও সরকারি প্রতিবেদনগুলি সতর্কতা অবলম্বন করা হয়েছে । এক্ষেত্রে তথ্যের সঠিক বিন্যাস ও বিশ্লেষণের মাধ্যমে গবেষণা অভিসন্দর্ভের অবয়ব ও আকার দেওয়া হয়েছে । আবার কালানুক্রমিক অবস্থার উপর ভিত্তি করে বাংলার বিভিন্ন স্থানে প্রতিষ্ঠিত উন্মাদ আশ্রম গুলির প্রতিষ্ঠানভিত্তিক যে ইতিহাস সেগুলি আলোচিত করা হয়েছে । প্রাপ্ত তথ্যগুলি সর্বদা নিরপেক্ষ দৃষ্টিভঙ্গি বজায় রেখে আলোচনা করার চেষ্টা করেছি ।

কে পাগল ? কারা পাগল ? কেন পাগল ?

পৃথিবীর সবদেশের ইতিহাসের মধ্যেই পাগল চিকিৎসার উল্লেখযোগ্য বর্ণনা পাওয়া যায় । তখনকার দিনে এই ধরনের আচরণের সুচিকিৎসা দূরের

কথা, সেগুলির যথার্থ ব্যাখ্যাও মানুষের জানা ছিল না। ফলে পাগলদের অস্বাভাবিক আচরণ কে ঘিরে মানুষের মনে তৈরি হয়েছিল কুসংস্কারপূর্ণ ধারণা, অন্ধবিশ্বাস ও বিকৃত ব্যাখা। বহু ক্ষেত্রেই এগুলিকে শয়তান বা অপদেবতার প্রভাব থেকে উদ্ভুত ঘটনা বলে মনে করা হত, কখনো কখনো অলৌকিক ক্রিয়া কলাপ , শান্তি-স্বস্তায়ন, দেবতার সন্তুষ্টির আয়োজন এবং অমানুষিক চিকিৎসা পদ্ধতির দ্বারা এগুলি দূর করার চেষ্টা করা হত। তেমনি বঙ্গদেশেও পাগল ধারনার ক্ষেত্রে কোন ব্যতিক্রম ঘটেনি।

গবেষণার প্রথম অধ্যায়ে আলোকপাত করা হয়েছে মুলত ইতিহাসের দৃষ্টিভঙ্গিতে পাগলের সমাজতাত্ত্বিক ব্যাখ্যা অর্থাৎ ঔপনিবেশিক বাংলায় সমাজিক জীবনের পাগলকে কত রকম ভাবে দেখা হতো এবং সমাজের সাথে পাগলের আসল মেলবন্ধন টি কোথায় — যেখানে শুধু তত্ত্বের খাতিরে পাগলকে বিশ্লেষণ করা নয় বাস্তব পরিস্থিতি ও ঐতিহাসিক পর্যালোচনার মাধ্যমে পাগলকে নানাভাবে বিশ্লেষণ করা হয়েছে , পাগলের পাগলামির পিছনে যে সামাজিক সংঘাত তা সংক্ষিপ্ত আকারে আলোকপাত করা । পাশাপাশি যুক্তির সাথে পাগল ও পাগলামির আসল সম্পর্কটা কি — অর্থাৎ কে পাগল ? কারা পাগল ? কেন পাগল ? এটা নির্দিষ্ট করে কারা । স্বাভাবিক ভাবেই বলা যায় যে, এক্ষেত্রে কার্য-কারণ সম্পর্কের মাধ্যমে যৌক্তিকতা ও সমাজ জীবনের বন্ধন এর বিষয়টিও স্বল্প পরিসরে ব্যাখ্যা টি আলোচিত হয়েছে । পাগলদের বৈচিত্র্য কি । কত রকমের পাগল সমাজে হতে পারে । এক পাগলের সঙ্গে তাপর পাগলের বৈসাদৃশ্য কি এবং পাগলের চাহিদা

কি ? পাগল কি চায় ? পাগলদের ইচ্ছার সঙ্গে সমাজের সম্পর্ক কিভাবে তৈরী হয়েছে । আবার ভাব জগতে পাগল বা আধ্যাত্ম জগতের পাগল সম্পর্কে সংক্ষিপ্তভাবে আলোকপাত করা হয়েছে ।

প্রাক-ঔপনিবেশিক আমলে দেশীয় সমাজে পাগল চিকিৎসা কীরূপ ছিল সেগুলি স্বল্প পরিসরে উপস্থাপন করার পর বঙ্গদেশে উন্মাদআশ্রম গুলিতে পাগল চিকিৎসার সরূপ কি ছিল তা মূল আলোচনার পাশাপাশি বিশ্লেষণ করেছি । আবার আধুনিক যুগ বিশেষ করে বৈজ্ঞানিক যুগ ও ঔপনিবেশিক বাংলায় পাগলের নৈতিক চিকিৎসা, মনোবৈজ্ঞানিক চিকিৎসা, উনিশ শতকে উন্মাদপীড়ার হোমিওপ্যাথি চিকিৎসা, উন্মাদের চিকিৎসা পদ্ধতির কয়েকটি উদাহরণ হিসাবে উন্মাদ রোগ চিকিৎসার কেস-স্টাডি, পাগল চিকিৎসায় সম্মোহন পদ্ধতি , পাগলামি নিরাময়ের জল চিকিৎসা (হাইড্রোথেরাপি) ইত্যাদি বিষয়গুলির ইতিহাস আলোচনা করার চেষ্টা করেছি । অতঃপর বিংশ শতকে পাগল চিকিৎসা ক্ষেত্রে যে বিষয়গুলি আলোচনা করেছি সেগুলি হল –মানসিক রোগের পরিবেশগত চিকিৎসা , মনো-অভিনয় চিকিৎসা, রাসায়নিক চিকিৎসা, বৈদ্যুতিক শক থেরাপি, ইনসুলিন শক থেরাপি, মনোবৈজ্ঞানিক শল্যচিকিৎসা, মনস্তাত্ত্বিক চিকিৎসার ক্ষেত্রে মন:সমীক্ষণ বা মনোবিশ্লেষণ পদ্ধতি , মক্কেলকেন্দ্রিক মনোচিকিৎসা, খেলাভিত্তিক চিকিৎসা ইত্যাদি বিষয়গুলি কালানুক্রমিক অবস্থার ভিত্তিতে এদেশীয় সমাজে পাগলদের চিকিৎসার যে বিবর্তন লক্ষ্য করে গিয়েছিল সেগুলি পর্যায়ক্রমে আলোচ্য অধ্যায়ে উপস্থাপন করেছি । পরিশেষে সার্বিক

মূল্যায়নের মাধ্যমে পাঁচটি অধ্যায়ের গবেষণালব্ধ মূল সিদ্ধান্ত গুলি আলোচনার মাধ্যমে উপস্থাপিত করার চেষ্টা করেছি ।

প্রথম অধ্যায়

উহাদের ইতিহাস

ঔপনিবেশিক যুগে বাংলার পাগল

কাণ্ডজ্ঞানহীন, বিকৃতমস্তিষ্ক, উন্মাদ-সহজ বাংলা ভাষায় পাগল। যুগ যুগ ধরে ওরা কেমনভাবে আলোচিত বা সমালোচিত, সমাজবিদ্যাচর্চার দুর্ভাগ্য ওরাও লেখেনি ওদের ইতিহাস! কারন ওরা তো পাগল ! ওদের কথাবার্তা বা নীরবতা সভ্যসমাজের দৃষ্টিতে অসমীচীন, নিরর্থক, অযৌক্তিক বা হাস্যকর কিংবা তাদের বাহ্যিক আচরণ স্বভাবসিদ্ধ নয়, সমাজের দৃষ্টিতে বিকৃত মস্তিষ্কের বহিঃপ্রকাশ । সমাজ ও সভ্যতা মনেকরে যাদের মনের মধ্যে অন্যরকম এক অবস্থা সৃষ্টি হয়েছে অথবা প্রকৃতিগত প্রবৃত্তি সমাজের কাছে যুক্তিহীন , বা ননসেন্সদের মতো, তাদের এসব আচরণ, আত্মভাব ও অঙ্গস্বভাব সম্পর্কে সভ্য মানুষের দৃষ্টিভঙ্গি কী হতে পারে , তা আমরা সবাই জানি । কারও দৃষ্টিতে এরা মানসিক রোগী , কারও দৃষ্টিতে এরা বা উন্মাদ । হয়তো ওরা অপেক্ষাকৃত বেশ ক্ষিপ্ত বা বিনয়ী তাই তাদের অযৌক্তিক কথোপকথন বা নীরব আচরণ শুনতে বা বুঝতে রাজী নয় সভ্য মানুষ । তাই এদের স্থান পাগলাগারদে কিংবা কোনো এক মানসিক হাসপাতালে। সুদূর অতীত থেকে শুরু করে বর্তমান সময় পর্যন্ত এরা এভাবেই সভ্য মানুষের কাছে অবাঞ্ছিত হয়ে আসছে বারং বার। কিন্তু কেন? সভ্যসমাজ

কেনই - বা এদের এভাবে সমালোচনা করে যুগ যুগ ধরে । আবার কেনই বা এদের কথা বিকৃতভাবে উপস্থাপিত হয় ? তবে যাইহোক বাংলার সমাজ ও সংস্কৃতিতে প্রচলিত পাগল নামক শব্দটির ব্যবহার দ্বারা জনসমাজ আমাদের কে এমন এক মানুষকে চিনতে শিখিয়েছে যার নিকট থেকে দূরে থাকা ভালো ; কারণ তারা উন্মাদ ও অবাঞ্ছিত । যাইহোক, হয়তো ওরা অস্বাভাবিক, উন্মাদ, কাণ্ডজ্ঞানহীন কিংবা ননসেন্স, যা-ই বলা হোক না কেন, আপাতত *'পাগল'* শব্দটির উপর ভিত্তি করেই সমাজবিদ্যাচর্চায় ঔপনিবেশিক বাংলায় পাগলদের ইতিহাস আলোকপাত করা অবশ্যই দরকার।

প্রসঙ্গত উল্লেখ্য বস্তুবাদী দর্শনের নিরীখে পাগলদের আর্থ - সামাজিক অবস্থার বিশ্লেষণ করার প্রচেষ্টা , তবে এক্ষেত্রে ফুকো কেন্দ্রিক চিন্তা ভাবনা বর্জন করে প্রাচ্য - বাদী ভাবনায় ঐতিহাসিক দৃষ্টিকোন থেকে পাগলদের ইতিহাস উপস্থাপন করা । বিশেষ করে বাংলায় ঐতিহাসিক দৃষ্টিকোন থেকে পাগলদের ইতিহাস অনুসন্ধান করা , বাংলার সংস্কৃতিতে পাগল ও পাগলামির বহুত্ব ধারনাকে কেন্দ্র করে সামাজিক , সংস্কৃতিক ও ক্লিনিক্যাল দৃষ্টিভঙ্গি ব্যাখ্যা করার প্রয়াস । পশ্চিমী জ্ঞান চর্চার থেকে আলাদা ভাবে ভারতীয় প্রেক্ষাপটে পাগলামির ইতিহাস কিভাবে আলোকপাত করা যায় তার একান্ত প্রচেষ্টা করা । বাংলার সামাজিক জীবনে পাগলদের বহুত্ব ধারনার সমাজতাত্ত্বিক ব্যাখ্যা করা, পাশাপাশি উন্মাদ রোগের চিকিৎসায় পশ্চিমের

চিকিৎসা পদ্ধতি অপেক্ষা ভারতীয় চিকিৎসা যে অধিক উন্নত ছিল তার যুক্তিনিষ্ট প্রমাণ করার চেষ্টা ।

আলোচ্য অধ্যায়ে গবেষণার মূল বিষয় বস্তু হল উনিশ শতক থেকে বিংশ শতকের প্রথম অর্ধ পর্যন্ত সময়কালে (১৮০০-১৯৪৭ খ্রীঃ) ইতিহাসের দৃষ্টিভঙ্গিতে পাগলদের ইতিহাস ভিত্তিক ও সমাজতাত্বিক ব্যাখ্যা অর্থাৎ ঔপনিবেশিক সময় পর্বে বাংলার সামাজিক জীবনে পাগলকে কি রকম ভাবে দেখা হত এবং সমাজের সাথে পাগলের মেলবন্ধন কোথায় তা অনুধাবন করা , যেখানে শুধু তত্ত্বের খাতিরে পাগলকে বিশ্লেষণ করা নয় বাস্তব পরিস্থিতি ও ঐতিহাসিক পর্যালোচনার মাধ্যমে পাগলকে নানাভাবে বিশ্লেষণ করা , সামাজিক জীবনে বিভিন্ন সংঘাতের মাধ্যমে মানুষের জীবন পরিবর্তিত হয় , এবং পাগলের পাগলামির পিছনে যে সামাজিক সংঘাতকিতা যুক্তিনিষ্ঠভাবে আলোকপাত করা । পাশাপাশি যুক্তির সাথে পাগল ও পাগলামির প্রকৃত সম্পর্কটা কোথায় — অর্থাৎ কে পাগল ? কারা পাগল ? কেন পাগল ? আবার এগুলি নির্দিষ্টকরে কারা । প্রসঙ্গত এখানে বলা যাই যে , এক্ষেত্রে কার্যকারণ সম্পর্কের মাধ্যমে যৌক্তিকতা ও সমাজ জীবনের মেলবন্ধন এর বিষয়টিও স্বল্প পরিসরে ব্যাখ্যা করা দরকার । বিশেষ করে উনিশ শতকে প্রাথমিক পর্ব সামাজিক জীবনে একদিকে কুসংস্কার বিরাজ করছে অপরদিকে পশ্চিমী জ্ঞান বিঙ্গান আগমনের ফলে নবজাগরণের যাত্রা শুরু হয়েছিল , এইরকম এক যুগসন্ধিক্ষনে পাগল নামক ধারণাকে কেন্দ্র

করে সামাজিক ভাবনায় যুক্তির আলোকে বিভিন্ন ব্যাখ্যা ও চিকিৎসার আলোকে পাগলদের চিকিৎসা বিজ্ঞানের ইতিহাস আলোকিত করা ।

পাগলদের বৈচিত্র্য কি ? পাগল সমাজ কত রকমের হতে পারে? এক পাগলের সঙ্গে অপর পাগলের বৈসাদৃশ্য কি এবং পাগলের চাহিদা কি ? পাগল কি চায় ? পাগলদের ইচ্ছার সঙ্গে সমাজের সম্পর্ক কিভাবে তৈরী হয়েছে । আবার ভাব জগতের পাগল বা আধ্যাত্ম জগতের পাগল সম্পর্কে সংক্ষিপ্তভাবে আলোচনা একান্তই প্রয়োজন । এছাড়াও বাস্তব জীবনে ভবঘুরে পাগলদের নিয়ে ভাবনা চিন্তা খুবই কম হয়েছে । এমন কি ভবঘুরে পাগলদের অবস্থার উন্নতি তেমন ভাবে লক্ষ্য করা যায় না । দিনে দিনে ভবঘুরে মানুষের সংখ্যা ক্রমশ যদিও এদের চরিত্র সম্পর্কে বিতর্ক রয়েছে । তাই ভবঘুরে বা জড়বুদ্ধি সম্পন্ন মানুষদের কথা ইতিহাসে আলোচনায় উপস্থাপিত করা একান্ত দরকার । শব্দতাত্ত্বিক ব্যাখ্যার মাধ্যমে পাগলের বিভিন্ন স্বরূপ ও সামাজিক ধারণা তা পুঙ্খানুপুঙ্খ ভাবে এই অধ্যায়ে আলোচনা করার চেষ্টা করব । আবার সংস্কৃত সাহিত্য থেকে শুরু করে আধুনিক সাহিত্যে পাগল শব্দের অর্থের কিভাবে বিবর্তন হয়েছে , পাগল নামক পূর্বধারণা কিভাবে পরিবর্তিত অপর একটি ধারণার জন্ম দিয়েছে । সেগুলি ঐতিহাসিক দৃষ্টিকোন থেকে দেখার চেষ্টা করা । উনিশ শতকের সমাজ ব্যবস্থায় অবহেলিত ও ব্রাত্য জনের কথা তেমনভাবে আলোচিত হয়নি। ঠিক তেমনি , এই ব্রাত্য জনের একটি বিশেষ অংশ পাগল (বিকৃত

মস্তিষ্কের মানুষ) যাদের কথা খুবই কমই আলোচিত হয়েছে ইতিহাসের দৃষ্টিভঙ্গী থেকে ।

কিন্তু ইতিহাসের কাজ কি ? খুব স্বাভাবিক ভাবে বলা যায় ইতিহাসের কাজ যদি হিউম্যানিজম চর্চা হয় তাহলে ফুটপাতে পড়ে থাকা অন্যমনস্ক জট - জটায়ু যারা নির্দিধায় পাগল বলে অবিহিত তাদের কথা সমাজবিদ্যায় আলেচনা করা অবশ্যই প্রয়োজন । মানব সমাজ ও সভ্যতায় এই যে ধারাবাহিকতা , সেই ধারাবাহিক অগ্রগতির ঘটনা যদি ইতিহাস হয় তাহলে মানব সমাজে অগ্রগতির ইতিহাসে পাগল মানুষের কথা কেন আলোচিত হবে না ? অপর প্রসঙ্গে বাঙালির জীবনে ও মননে পাগল কথার অর্থ বিবিধ ভাবে প্রচলিত । ঔপনিবেশিক বাংলার সমাজে এই পাগল হয়ে উঠেছে কখনো উন্মত্ত কখনো বিকৃত মস্তিষ্ক আবার কখনও ক্ষিপ্ত ব্যক্তি , কখনও বোকাটে , ক্ষ্যাপা , বিকারগ্রস্থ , মাথাখারাপ , মানষিক রোগী , চন্দ্রাহত , আগ্রাহান্বিত সবই পাগলের এক এক রূপের মহিমা প্রকাশ। সংস্কৃতিক জীবনে বাতুল পাগলের আর এক অন্যতম বহিঃপ্রকাশ। সব মিলিয়ে পাগল শব্দটির অর্থ হয়ে উঠেছে বহুবিধ[2] ।

বাংলার পাগল আর পশ্চিমের ‘ ম্যাড ’[3] হয়তো অর্থগত দিক থেকে এক হলেও ব্যবহারিক দিক থেকে পশ্চিমের পাগলের সাথে দুস্তর প্রভেদ

---

[2] খান,শামসুজ্জামান; (সম্পাদিত) , ফোকলোর অফ বাংলাদেশ ; ভলিয়ুম – ১ বেঙ্গল একাডেমী, পৃষ্ঠা – ২৫৭

[3] According to oxford dictonary Mad is an informal word used to suggest that somebody’s behaviour or thinking is very strange, often because of extreme emotional pressure. It is used more in British English than North American English.

আছে , তাই বাঙালি জীবনে পাগল কখনও হয়ে উঠেছে নস্টালজিয়া , কখনও বা রোমান্টিসিজম[4] । কিন্তু পাগলের কি ইতিহাস হয় ? পাগলামীর ইতিহাসই বা কি ? —এ প্রসঙ্গে বলা যায় যে, কোন ঘটনাকে যেমন ঐতিহাসিক হতে হয় তেমনি বুঝতে হয় জৈব রাসায়নিক পক্রিয়ার সঙ্গে ঘটনার কি সম্পর্ক [5]। তাহলে বোঝা যাবে ব্যক্তি জীবনের সঙ্গে মানষিক জীবনের যোগসূত্রটা কোথায় ? প্রতিটি পাগলের যেমন একটি ব্যক্তি জীবন আছে , তেমনি সেই জীবনের সঙ্গে সমাজে কোনও না কোনও ক্ষেত্রে একটি সম্পর্ক লুকিয়ে আছে । অর্থাৎ যে মানুষটি আজ পাগল, যে মানুষটি আজ ফুটপাতে , যে মানুষটি আজ জড়বস্তু বা যে মানুষটি অর্ধনগ্ন অবস্থায় রাজপথে পড়ে থাকে , তার এই অবস্থার কারণ অনুসন্ধান করলে দেখাযাবে ঐ মানুষটির একটি ব্যক্তি জীবনের ইতিহাস [6]। সে কেন পাগল ? এই প্রশ্নের উত্তর খোঁজার চেষ্টা করলে সমাজের সাথে কোনও না কোনও ক্ষেত্রে একটি যোগাযোগ পাওয়া যাবে । তার ব্যক্তি জীবনের সঙ্গে সামাজিক জীবনের অর্থাৎ সামাজিক সংঘাতের কারণে যে পাগল হওয়া [7]। হতে পারে ,

---

It is offensive if used to describe somebody who has a mental illness; say instead that somebody has a mental illness, is mentally ill or has mental health issues. If you can, it is best to be specific about what somebody's condition is rather than use general terms. crazy (informal) thinking or behaving in a strange way; having strange or silly ideas: That noise is driving me crazy. He came up with some crazy plan.

[4] কুমার, চৈতন্য , পাগল ও পাগলামি ; কলকাতা , ১৯২৬ , পৃ : ২৩ ।

[5] ত্রিপাঠী, অমলেশ, ইতিহাস ও ঐতিহাসিক ; পশ্চিমবঙ্গ রাজ্য পুস্তক , কলকাতা , ১৯৯৫ , পৃ : VI

[6] Klass Monton , Mind over mind : The Anthropology and psychology of sprit possession Rowmand & little field , 2003 , p - 49

[7] M. Smith Frederick , The self-possessed : Deity and sprit possession in south Asian Literature and civilization ; Columbia University Press . 2006 , P - 143 .

রাজনৈতিক বা অন্য কারণ তবুও সমাজের সাথে এই সম্পর্কই হলো পাগল চর্চার স্বার্থকতা।

পাগলামি কি ? এবং আমাদের সমাজে প্রকৃত পাগল কারা ? পাগলের প্রকৃত স্বরূপ কি? বাংলার সামাজিক জীবনে পাগল রূপের ধারণাটি কিভাবে বিবর্তিত হয়েছে ? গ্রামীন সমাজে অস্বাভাবিক আচরণ করলে লোকে তাকে বলে হয় তাকে ভূতে ধরেছে বা অপদেবতা কুনজর পড়েছে , কিন্তু কেন ? যেহেতু আলোচ্য গবেষনার মূল বিষয় উনিশ শতকের বাংলা কেন্দ্রিক , তাই এ প্রসঙ্গে বাংলার সমাজ জীবনে প্রচলিত ধারণাটির প্রেক্ষাপট আলোচনা করা অবশ্যই জরুরী। পাগল– এই ধারণাটি কত রকমের হতে পারে ? পাগলের দৃষ্টিভঙ্গী কতরকম ভাবে ব্যাখ্যা করা যেতে পারে ? পগল ও পাগলামী সম্পর্কিত সামাজিক দৃষ্টিভঙ্গী কী ? সংস্কৃতিক জীবনে পাগল কিভাবে একটি আইডেনটিটি তৈরী করেছে ? ধর্মীয় উন্মাদনার সঙ্গে সামাজিক জীবনের পার্থক্য কী? আবার পাগল ও পাগলামীর ক্লিনিক্যাল দৃষ্টিভঙ্গী কী ? এ সব প্রশ্নের উত্তর খোজার চেষ্টা আলোচ্য গবেষনার মূল প্রতিপাদ্য বিষয় ।

পাশাপাশি ভারতীয় সমাজে সুপ্রাচীন কাল থেকে আধুনিক যুগ পর্যন্ত পাগলদের চিকিৎসা ব্যবস্থার বিবর্তন হল কিভাবে ? প্রাক আধুনিক পর্বে এবং উনিশ শতক থেকে বিংশ শতকের প্রথম অর্ধ পর্যন্ত সময়ে পাগল (উন্মাদ রোগী) দের কিভাবে চিকিৎসা হতো তা আলোচনা করা একান্ত

প্রয়োজন। বাংলার ওঝা শ্রেণীর[8] দ্বারা পাগলরা কেমনভাবে চিকিৎসা পেতো ? বাংলার "ওঝার বাড়ি" থেকে " পাগলা গারদ " এবং পাগল গারদ থেকে মানষিক হাসপাতাল - এর উত্তরণের যে কাহিনী তা কিভাবে হলো ? তা সংক্ষেপে আলোকপাত করা আলোচ্য গবেষণার অপর একটি উদ্দেশ্য । যদিও মূল গবেষণাটি প্রধানতঃ ৪ টি দৃষ্টি ভঙ্গীতে আলোকপাত করা হবে- (১) সামাজিক দৃষ্টিভঙ্গী (২) ধর্মীয় দৃষ্টিভঙ্গী (৩) সাংস্কৃতিক দৃষ্টিভঙ্গী এবং (৪) ক্লিনিক্যাল দৃষ্টি ভঙ্গী

সামাজিক,ধর্মীয় ও সাংস্কৃতিক দৃষ্টিভঙ্গী

সামাজিক,ধর্মীয় ও সাংস্কৃতিক দৃষ্টিভঙ্গীর দিক থেকে পাগল হয়ে উঠেছে মত্ত, উন্মাদ, ক্ষ্যাপা, ক্ষিপ্তগ্রস্থ, আত্মভোলা, বিবাদি, দীওয়ানা, ফানা, কান্ডজ্ঞানহীন, নির্বুদ্ধিতা বা নির্বোধ ইত্যাদি[9]। উনিশ শতকের সময়কালে বাংলার সামাজিক জীবনে বিভিন্ন সাহিত্য ভাবনা , আঞ্চলিক ভাষা , লোকোগান , কিম্বা সংস্কৃত সাহিত্যে পাগলনামক ধারণা সঙ্গে লোকায়ত অর্থ ও নান্দনিকতা মিশিয়ে পাগলের ইতিহাস বিভিধমুখী হয়ে উঠেছিল। কিন্তু সংস্কৃত সাহিত্যে পর্যালোচনা করলে দেখা যায় এই পাগলই আবার উন্মাদরোগে চিহ্নিত হতো। কিন্তু সেই উন্মাদ রোগ বাংলার গ্রামীন সমাজে বিশেষ করে লোক সাধারণের মুখে পাগল নামে তকমা পেত । আবার ক্লিনিক্যাল দৃষ্টিভঙ্গীর দিক থেকে

---

8 McDaniel , June , The Madness of the Saint : Ecstatic Religion in Bengal , Chicago , Chicago University press . 1989 , p - 42

9 Scull , Andrew ; Madness : Avery Short introduction , Oxford University Press , 2011 Oxford , New Yourk , p - 34

পাগল বলতে বোঝায় মানষিক রোগী , মনোবিকারগ্রস্ত , বিকৃত মস্তিষ্ক , অস্বাভাবিক আচরণ, ইনসেন্স , ইনস্যানিটি , অ্যাবনরমাল বিহেবিহার , মেনটাল ডিসঅর্ডার[10], লুনাটিক ,স্কিজোফ্রেনিয়া, হাইপো কনড্রিয়া , ডিলিউশন , হ্যালুসিয়েশন , ননসেন্স কিংবা বাইপোলার ডিসঅর্ডার ইত্যাদি । এ-সবই পাগলামির এক একটা দিক । বাংলার সমাজে পাগল নামক শব্দটির নানা রূপ , নানা অর্থ ও বিভিন্ন আঙ্গিকে প্রচলিত । অন্যান্য সভ্যতার মতো ভারতীয় সমাজের ইতিহাসে পাগলদের কমবেশী উল্লেখযোগ্য কাহিনীর পরিচয় আমরা পাই । যেমন মহম্মদ বিনতুঘলক কেন পাগল বলা হতো ? পাগলপন্থীরা কেন বিদ্রোহ করেছিলেন ? ভবা পাগলা কেন সত্যের সন্ধানে বেড়িয়ে ছিলেন? পাগলচাঁদ কেনই বা সামাজিক বন্ধন থেকে মুক্ত হয়েছিল ? এ সবই আজ বাংলার পাগলামির আলোচনায় এক বিচিত্র রূপের বহিঃপ্রকাশ এবং বাঙালির চিন্তা ভাবনায় বাঙালির সংস্কৃতিতে পাগল বিভিন্ন মাত্রা পেয়েছে । কখনও আমাদের দেবতা মহেশ্বর ভোলানাথ ভক্তর মুখে হয়ে উঠেছে । আবার বামাক্ষ্যাপা আজ শিষ্যদের কাছে কেন ভক্তির আসনে বসেছেন এ প্রশ্নের সদুত্তর কী আজ পাওয়া যাবে ইতিহাসের কোন দৃষ্টিভঙ্গিতে ? আবার অশালীন রুচিসম্পন্ন, নোংরা বস্ত্র পরিহিত মানুষটিকে যেমন আমরা পাগল বলে ঘৃণা করি , অপরদিকে স্নেহ মমতায় কোনও পিতা তার কন্যাকে ওরে আমার পাগলি রে... (*oh my little pagli*) বলে মমতার বহিঃপ্রকাশ ঘটায়। এ সবের আসল কারণটা কি ? বাংলা প্রবাদ

---

10 Dols , Michael ; Majnun : The mad man in medieval Islamic Society Oxfond University Press.p-58

প্রবোচনে এই পাগল আবার হয়ে উঠেছে সর্বভূক তথা— *" পাগলে কি না বলে , ছাগলে কি না খায়"* [11] এই প্রবাদ আজ লোকমুখে কেন এত প্রচলিত । অন্যদিকে বাংলা সাহিত্যে ও লোক কথায় পাগল বিভিন্ন রকমভাবে উপস্থাপিত হয়েছে। লায়লার প্রেমে মজনু কেন পাগল[12]? আবার বিল্লমঙ্গল ও চণ্ডিদাস দুজনে কেন প্রেমে পাগল হলেন তার সঠিক উত্তর কোথায় ? নারীর প্রেমে পাগল হওয়া আর ভগবানের ভাব ও ভঙ্গিতে প্রেমে পাগল হওয়া এ সবের মধ্যে পার্থক্যটা কোথায় ? কোনও বাউল সাধক এই ভব সংসার নিয়ে আপন মনে গাইতে গাইতে এই জগতকে পাগলের মেলা বলে[13] কেন অভিহিত করে কিন্তু কেন ? ইত্যাদি । এসব প্রশ্নের উত্তর আজ গোলক ধাঁধাঁ । আবার বিশ্বকবি রবীন্দ্রনাথ ঠাকুর যখন বলে ওঠেন " পাগলা হাওয়ায় বাদল দিনে[14] " , " আবার মোরে পাগল করে দিবে কে'রে"[15] ? কিংবা "যে তোরে পাগল বলে তারে তুই বলিসনে কিছু[16] " এ সবই পাগলের ভিন্ন ভিন্ন অর্থের প্রয়োগ । অধ্যাত্মিক জীবনে কিংবা সাধন ভজনে পাগল হয়ে উঠেছে ভক্তির এক অন্যতম মাধ্যম , সহজিয়া ভাবাদর্শে তাই বাউল কবি পাগল হয়ে যান মনের মানুষকে খুঁজতে[17]। আবার শ্রীরামকৃষ্ণ পাগল হয়ে যান ভগবানের জন্য । তাই তিনি শিষ্যদের উদ্দেশ্যে বলেছেন— " যদি পাগল

---

[11] ঠাকুর, রবীন্দ্রনাথ; বিচিত্র প্রবন্ধ : পাগল ; বিশ্বভারতী , ১৩১৪ , পৃ : ১০১ ।

[12] কবিরাজ, বিজয়; , বাংলা বাগধরা প্রয়োগ ও প্রসঙ্গ , পুনশ্চ , কলকাতা , পৃ : -১১১

[13] বন্দোপাধ্যায় , অতুলকৃষ্ণ; , পাগলের হাট , অনাদি প্রিন্টিং , ১৯২১ , কলিকাতা , পৃ : -৯

[14] ঠাকুর , রবীন্দ্রনাথ; , রবীন্দ্র সংগীত , কীর্তন রাগ , রচনাকাল — আষাঢ় ১২৯৪ , কলকাতা

[15] তদেব , (Online Collection -http / tagoreweb.in) Accession date 18. 05. 2019

[16] তদেব , বাউল রাগ , রচনাকাল -১৩১২

[17] বাংলা সিনেমা : " মানের মানুষ " —গৌতম ঘোষ পরিচালিত , কলিকাতা , রিলিজ- ২০১০ .

হতে হয় সংসারে জিনিস লয়ে কেন , আবার যদি পাগল হতে হয় তবে ভগবানের জন্য পাগল হও [18]" " । এ প্রসঙ্গে শ্রীরামকৃষ্ণের প্রধান শিষ্য বিবেকানন্দের একটি বিখ্যাত গান উল্লেখ করা অবশ্যই প্রয়োজন ।..... একদা রামকৃষ্ণ ভাবাবিষ্ট হয়ে ছিলেন এবং নরেন গুরুদেব বললেন , কোন গানটি গাইবেন – গুরু বলিলেন ওই গানটি , অতঃপর নরেন্দ্র গান গাইলেন –

    আমায় দে মা পাগল করে , আর কাজ নাই জ্ঞান বিচারে ।
    তোমার প্রেমের সুরা পানে কর মাতোয়ারা
    ওমা ভক্ত - চিত্ত হারা ডুবাও প্রেম - সাগরে [19] "

ঠাকুর শ্রীরামকৃষ্ণ এবার ভাবমগ্ন জাগিয়া উঠিলেন [20] , এবং ঈষৎ হাসিতে হাসিতে বলিলেন-" দে মা তাকে পাগল করে , জ্ঞান ও বিচারে'[21]

যাইহোক ভারতীয় ধারণার পাশাপাশি পশ্চিমের পাগলামি বিষয়টি আলোচনা করা অবশ্যই প্রয়োজন। একদা পাগলামি সম্পর্কে সক্রেটিস যে ধারণা দিয়েছেন তা থেকে তৎকালীন গ্রীকদের পাগল সম্পর্কে মনোভাব জানতে পারি । তেমনি বাংলার ইতিহাসে পাগল ও পাগলামি বিষয়ক ধারণাকে বুঝতে হলে গীরিন্দ্র শেখর বসু " নিউ থিওরি অফ মেন্টাল লাইফ " দেবরাহ

---

[18] শ্রীশ্রীরামকৃষ্ণ কথামৃত তৃতীয় পরিচ্ছদ , ১৫ জুন ১৮৮৪ , শ্রীরামকৃষ্ণ ও গোপীপ্রেম প্রসঙ্গ ।
[19] কথামৃত , ৪ র্থ খণ্ড । ১৪ ই সেপ্টেম্বর , ১৮৮৪ অষ্টম পরিচ্ছেদ ,পৃষ্ঠা- ৯৫ নরেন্দ্রাদির শিক্ষ – বেদ বেদান্ত কেবল আভাস উক্ত অংশে শ্রীশ্রীরামকৃষ্ণের ভাবাবিষ্ট থাকা অবস্থায় — নরেন্দ্রনাথ উক্ত গানটি শোনান । গানটি শোনার পর ঠাকুর রামকৃষ্ণ বিবেকানন্দের উদ্দেশ্যে বলিলেন ' দে মা তাকে পাগল করে ' — অর্থাৎ রামকৃষ্ণ তাকে জ্ঞানে পাগল হওয়ার কথা বলেছিলেন।
[20] তদেব, অষ্টম পরিচ্ছেদ, পৃষ্ঠা- ৯৬
[21] তদেব, অষ্টম পরিচ্ছেদ, পৃষ্ঠা- ৯৭

পুলে ভট্টাচার্যের “ *Paglami : Enthopsycritic Knowledge in Bengal* ” অমিত রঞ্জন বসুর “ *New Knowledge in Madness in 19th century Bengal* ” ইত্যাদি গবেষণা কর্ম উক্ত বিষয় সম্পর্কে তাৎপর্যপূর্ণভাবে আলোকপাত করে । আবার রবীন্দ্র সাহিত্যে পাগল সম্পর্কিত ধারণা পাই তার বিচিত্র প্রবন্ধ পাগলা নামক উপাখ্যানে ।

পাগল

পশ্চিমের একটি ছোটো শহর। সম্মুখে বড়ো রাস্তার পরপ্রান্তে খোড়ো চালগুলার উপরে পাঁচ-ছয়টা তালগাছ বোবার ইঙ্গিতের মতো আকাশে উঠিয়াছে, এবং পোড়ো বাড়ির ধারে প্রাচীন তেঁতুলগাছ তাহার লঘুচিক্কণ ঘন পল্লবভার সবুজ মেঘের মতো স্তূপে স্তূপে স্ফীত করিয়া রহিয়াছে। চালশূন্য ভাঙা ভিটার উপরে ছাগল-ছানা চরিতেছে। পশ্চাতে মধ্যাহ্ন-আকাশের দিগন্তরেখা পর্যন্ত বনশ্রেণীর শ্যামলতা।

পাগল শব্দটা আমাদের কাছে ঘৃণার শব্দ নহে। খেপা নিমাইকে আমরা খেপা বলিয়া ভক্তি করি, আমাদের খেপা-দেবতা মহেশ্বর। প্রতিভা খেপামির একপ্রকার বিকাশ কি না এ কথা লইয়া য়ুরোপে বাদানুবাদ চলিতেছে, কিন্তু আমরা এ কথা স্বীকার করিতে কুণ্ঠিত হই না। প্রতিভা, খেপামি বৈকি, তাহা নিয়মের ব্যতিক্রম, তাহা উলট-পালট করিতেই আসে—তাহা আজিকার এই খাপছাড়া সৃষ্টিছাড়া দিনের মতো হঠাৎ আসিয়া যত কাজের লোকের কাজ নষ্ট করিয়া দিয়া যায়; কেহ বা তাহাকে গালি পাড়িতে থাকে, কেহ বা তাহাকে লইয়া নাচিয়া-কুঁদিয়া অস্থির হইয়া উঠে।

রবীন্দ্রনাথ রচিত বিচিত্র প্রবন্ধ পাগল[22]

সক্রেটিস তার সময়ের অস্বাভাবিক বা উন্মাদ আচরণ সম্পর্কে দুটি প্রধান ভাগের ধারণা প্রদান করেন। এর প্রথমটি সম্পূর্ণভাবে জৈবগত সমস্যা থেকে আর দ্বিতীয়টি মূলত সামাজিক রীতিনীতি বর্জিত আচরণের পর্যায়ভুক্ত । দ্বিতীয় ধাপটিতে সক্রেটিস শিল্পী , প্রেমিক , ধর্মান্ধ , ভাববাদী অথবা জিনিয়াসদের অন্তর্ভুক্ত করেছিলেন [23]। পরবর্তীতে প্লেটো বললেন , উন্মাদনা যতক্ষণ পর্যন্ত না ধ্বংসাত্মক হিসেবে বিবেচিত হয় তার আগ পর্যন্ত এটি বরং সামাজিক ক্ষমতা বৃদ্ধিতেই সাহায্য করে। অর্থাৎ সেই যুগে উন্মাদনাকে আজকের মতো এতটা খারাপ চোখে দেখা হতো না[24] । গ্রীক চিকিৎসক হিপোক্রেটাস পাগলদের নিয়ে অনেক গবেষণা করেছেন , হিস্টিরিয়ার ক্ষেত্রে তিনি মনে করতেন বিয়ে হচ্ছে আরোগ্য লাভের সবচাইতে ভালো পদ্ধতি । অর্থাৎ আশ্রম নয় বরং সামাজিক বন্ধন স্থাপনের মাধ্যমে পাগলামি দূর করা সম্ভব [25]।

---

[22] ঠাকুর, রবীন্দ্রনাথ; বিচিত্র প্রবন্ধ , পাগল, (ই সোর্স -http / tagoreweb.in) Accession date 18. 05. 2019

21 Leudar , Ivan and Thomas , Philip . Voices of Reason and Voices of insanity . Studies of Verbal Hallueinations . Londan , Routledge . 2000 P - 7 .

[24]Roy Porter , Madness : A Brief History , Oxford University Press , Oxford . 2002. P – 10

[25] Madness in Greek thought and custom by Agnes carr Vaughan , Review by David . M. Robinson , The clossieal Weekly . Vol - 14 . No - 19 . March - 1921 pp - 150 , online collection from JSTOR - Nov – 2013.

মধ্যযুগে পশ্চিমের অনেক দেশে পাগলামিকে পবিত্র বলে গণ্য করা হতো । তখন মনে করা হতো পাগলামি সত্যেরই একটি অংশ । অর্থাৎ তখন পর্যন্ত পাগলকে সমাজ থেকে বিতাড়িত ঘোষণা করা হয়নি । ঠিক এ কথাগুলোই ১৯৬১ সাল ফরাসি ভাষায় লেখা তার " ফলি এ দেরজঃ ইসতোয়ার দ্যা লা ফলি আ লাজ" নামক ক্লাসিক গ্রন্থে বলতে চেয়েছিলেন মিশেল ফুকো । গ্রন্থটি পরবর্তীতে ১৯৬৪ সালের দিকে " *Madness and civilization : A History of Insanity in the age of Reason* " নামে ইংরেজি অনুবাদ আকারে প্রকাশিত হয় ।

উনিশ শতকের সূচনা থেকে বিংশ শতকের প্রাথমিক পর্বে পাগলদের নিয়ে ভাবনা চিন্তা শুরু হয়েছে। একটু অন্যরকম ভাবে । কারণ এই সময় যুক্তিবাদ ও নবজাগরণ মানুষকে দারুণভাবে প্রভাবিত করেছিল। সবকিছুই যুক্তির আলোকে ব্যাখ্যা করার প্রবণতা দেখা দিয়েছিল । একদিকে পাশ্চাত্য শিক্ষা ও অন্যদিকে দেশীয় ঐতিহ্যের শিক্ষার মধ্যে এক সমন্বয় সাধনের ফলে মনোবিজ্ঞানের ইতিহাস চর্চায় নতুন দিগন্তের সূচনা হয়েছিল । যার প্রভাব পড়েছিল পাগলদের সনাক্ত করণের মধ্যে । এই সময়য় ' পাগলামি ' ও ' যুক্তি' মানবসভ্যতার ইতিহাসে ধীরে ধীরে একে অপর থেকে বিচ্ছিন্ন হয়ে আজ আধুনিক সময়ে এসে শুধু নির্বুদ্ধিতা বা বোকামি রইলো না বরং এটি এখন সাইকো প্যাথলজি বা মানসিক অসুস্থতা যা বৈজ্ঞানিক পন্থায় চিকিৎসার মাধ্যমে উপশম ঘটাতে হয় । যে পাগলামিগুলো ছিল মধ্যযুগীয় ভারতে কেমন " পবিত্র মরমী রহস্য " —মানব অভিজ্ঞতার আধ্যাত্মিক' অংশ

রেনেসাঁর সময় সেই পাগলামিগুলো হয়ে উঠলো যুক্তির উল্টো পিঠ [26]। রেনেসাঁর সময় থেকেই পাগলামো আর শুধু সামাজিক প্রতিবন্ধকতাই রইলো না , সে যেন মহান ঈশ্বরের সুবিন্যস্ত জগতের সুশৃঙ্খল বিন্যাসকে ভাঙার চেষ্টা করছে । ফুকোর বক্তব্য অনুযায়ী মনে হচ্ছে যেন এই প্রি - মডার্ন পাগলেরা ফ্রেডরিকনীৎসের আগেই ঈশ্বরকে মেরে ফেলার দুরভিসন্ধিতে যোগ দিয়েছিল।

সপ্তদশ ও অষ্টাদশ শতাব্দীর পাগলাগারদ গুলোকে ঠিক মেডিকেল - আশ্রম বলা চলে না , সেগুলো ছিল *'semi – juridical'* প্রতিষ্ঠান । পাগল ছাড়াও , বেকার , নিঃস্ব , ভিক্ষুক , অলস যারা ছিল মেইনস্ট্রিম সমাজ থেকে বাইরে , তাদের আশ্রয় জুটতো সেখানে । ইউরোপের সেকালের অর্থনৈতিক অবস্থার উঠা - নামায় এই দলের মানুষদের দুই রকম অবস্থার সম্মুখীন হতে হতো। এক, অর্থনৈতিক মন্দায় তাদের আশ্রমে ঠেলেঠুলে ' বিশ্রামে রাখা রাখা হতো । অনুরূপভাবে ভারতীয় সমাজে উনিশ শতকের পূর্ববর্তী সময়ে দুর্ভিক্ষ কবলিত বাংলায় অভাবের তাড়নায় ও খাদ্যাভাবে বেশীরভাগ মানুষের শারিরীক ও মানসিক অবস্থার পরিবর্তন হতে থাকে । দুর্ভিক্ষের প্রভাব পড়েছিল বাংলার মানুষের মনজগতের মধ্যে । এই সময় বেশীরভাগ মানুষ মানষীক ও দুরারোগ্য ব্যাধিতে আক্রান্ত হয়েছিল । কিন্তু ঐ ব্যাধিগ্রস্থ মানুষদের সুচিকিৎসা ও পরিকাঠামো সেই সময় ছিল না। তেমনি মানসিক রোগগ্রস্থ ব্যক্তিদেরও চিকিৎসার কোনও সুবন্দোবস্ত গড়েওঠেনি ।

---

[26] Kalfa . J in Foucault . M. History of Madness . New your Routledge , 2000 , introduction.p xiiv

সাধারণতঃ বাংলার গ্রামীন সমাজে ওঝা বা কবিরাজের বাড়িতে আশ্রমিকভাবে পাগলদের চিকিৎসা করা হতো। অপরদিকে হেকিমি চিকিৎসায় উন্মাদরোগীদের চিকিৎসাধীনে আনা হতো । পরবর্তী পর্যায়ের ইতিহাস ক্রমশঃ বদলে গেল । ব্রিটিশ রাজত্বে পশ্চিমী চিকিৎসা বিজ্ঞানের আগমনের ফলে মানষীক রোগীদের চিকিৎসার তত্ত্বাবধানে আনা হয়েছিল । অর্থাৎ পাগল ও পাগলামী (মনোরোগ) সম্পর্কে ঔপনিবেশিক শাসনকালে সুচিকিৎসার প্রচলন থাকলেও ততটা ব্যাপ্তি লাভ করতে পারেনি। বিশেষ করে গ্রামীন সমাজে পাগলদের নিয়ে একটু বিরূপ প্রতিক্রিয়া ছিল । পশ্চিমীজ্ঞান পাগলদেরকে যৌক্তিকতার আলকে ব্যাখ্যা করার ফলে পাগল হয়েউঠল মানুষের এক ধরনের মস্তিষ্কের অবস্থা । অর্থাৎ পাগল নিয়ে জ্ঞানচর্চা ও বিদ্যা চর্চার পাশাপাশি মনোবিজ্ঞানের একটি ডিসিপ্লিন তৈরী হল । এভাবে আধুনিকতার যুগে উন্মাদনা ক্রমান্বয়ে পরিণত হলো মনোবিদ্যার একটি সাবজেক্ট হিসেবে । আবেগ অনুভূতির তীব্র বহিঃপ্রকাশের উপর ভিত্তি করে নামকরণ করা হয় ম্যানিয়া , মেলানকোলিয়া , হিস্টিরিয়া , হাইপোকন্ড্রিয়া ইত্যাদি । সর্বপ্রকার ধর্মীয় আর নৈতিকতার লেবাস ছাড়িয়ে এটাকে এখন পুরোপুরি চিকিৎসাবিদ্যার তত্ত্বাবধানে আনা হলো । ফুকোর এই গ্রন্থটির প্রকাশের পর থেকেই এর তথ্যগত অসাড়তা মধ্যযুগীয় উৎস ঘেটে প্রমাণ করার চেষ্টা করেছেন পিটার সেডউইক , এরিক মিডফোর্ড সহ অনেকেই । পিটার সেডউইক বলেছিলেন এনলাইটেনমেন্টের পূর্বেও কিছু দেশে পাগলাগারদ ছিল । এরিগ মিডলফোর্ট সমালোচনা করতে গিয়ে বলেন মধ্যযুগেও নির্যাতনমূলক চিকিৎসা পদ্ধতির অস্তিত্ব ছিল আর মধ্যযুগে কোন

কোন অঞ্চলে মানসিক ব্যাধিকে পাপের সাথে সম্পর্কিত বলে মনে করা হত । আর তাদের এ কথাতেই ফুকোর উন্মাদনা বিষয়ক এমন সত্য উপলব্ধিকে ভুল প্রমাণিত করার চাইতে বরং আরো বেশি যৌক্তিক করে তোলে[27] ।

পাগলদের উপর ক্ষমতা বিস্তার

ইতিহাসের সত্যটা এই যে , আজ পর্যন্ত আমরা দেখেছি ইতিহাসে পাগলদের উপর ক্ষমতা বিস্তার করেছে দুটো প্রধান শক্তি এক ধর্মীয় প্রতিষ্ঠান এবং দুই চিকিৎসক । পুরোহিত বলেছে সমাজের প্রচলিত ধর্মের বিরুদ্ধে যায় এমন আচরণ করা যাবেনা । আর চিকিৎসকরা এসে সুস্থ আচরণের জন্য উন্মাদ ব্যক্তির উপর প্রয়োজনীয় নজরদারীর ব্যবস্থা গ্রহণ করতে শ্রম গড়ে তোলেন । তারা সমাজে নিজেদের একপ্রকার কর্তৃত্ব স্থাপন করতে সচেষ্ট হন । আশ্রমগুলোতে অস্বাভাবিক আচরণের চিকিৎসার নামে রোগীর উপর চলতে থাকে অকথ্য নির্যাতন[28] ।আর স্বাভাবিক আচরণের জন্য মুক্তির যে স্বপ্ন দেখান তারা । এই অলীক মুক্তি খুব কম জনই পায় । পাগল হয়ে যায় আরো পাগল । আমরা দেখি যে , অন্ধকার যুগে ডাইনী যাদুকরদের যখন হত্যা শুরু হয়েছিল তখন এদের একপ্রকার পাগল হিসেবেই ভাবা হত । আর এমন ভ্রান্ত বিশ্বাসের কারণে অনেককেই শুধুমাত্র পাগল হওয়ার দায়ে

---

[27] Foucault . M , Madness and civilization : A History of insonity in the Age of Reason , Transtated by J. Khalfa , New yourk . Routlage 1964. Preface of the 1964 edition – P xxviii

[28] George . Rosen , Madness and Society , Routledge and Kegan Paule , London . 1968. P 151

মৃত্যুদণ্ড দেওয়া হয়েছিল । প্রসঙ্গত এখানে একটি উদাহরণ দেওয়া যেতে পারে ১৬০৪ সালের ঐ সময়ে ইংল্যান্ডের রাজা ছিলেন প্রথম কিং জেমস । তিনি অশুভ শক্তির ভয় করতেন এবং এ কারণে তিনি বাইবেলের কিছু লাইনও নিজের মনমতো মত বদলে 1970 , " *thou shall not suffer a poisoner to lvie* " এর বদলে তিনি লেখেন " *thou shalt not suffer a witch to live* " । এই ঘটনা কে অনেকেই নিছক পাগলামি বলে চিহ্নিত করেছেন , তিনি " *Witch craft act* " প্রণয়ন করেন । এই আইনে ডাইনীদের ফাঁসি দেওয়ার কথা বলা হয়। ফাঁসির কথা বলা হলেও তাদের অনেককে আগুনে পুড়িয়ে মারার নজির পাওয়া যায় । প্রকৃত ডাইনী যাদুকরদের ছাড়াও এক্ষেত্রে অনেক মানুষকে নিতান্ত তাদের অস্বাভাবিক আচরণের জন্য জুলন্ত আগুনে পুড়িয়ে মারা হয়েছিল । প্রথম কিং জেমসের কারণে বহু নিরপরাধ মানুষকে প্রাণ দিতে হয়েছিল এবং এদের মধ্য পাগলদের সংখ্যাই ছিল বেশি [29]। এসময় ফ্রান্সকে ইংল্যান্ডের হাত থেকে মুক্তি দিতে চেয়েছিলেন জোয়ান অব আর্ক নামক এক বীরকন্যা । তাকেও পুড়িয়ে মারা হয়েছিল । তার সম্পর্কে তৎকালীন চার্চ অভিযোগ করেছিল তিনি নিজেকে স্রষ্টা বলে দাবি করতেন। যাই হোক , পরবর্তীতে স্কট তাঁর " দ্য ডিসকভারি অফ উইচ ক্রাফট " গ্রন্থে দেখান ডাইনি প্রথার সঙ্গে পাগলামির একটা নীরন্তন সম্পর্ক আছে । কিন্তু পরবর্তীকালে ডাইনিপ্রথা নামে পাগলদের প্রতি নির্যাতন থেমে থাকেনি । এবার চিকিৎসকরা

---

[29] Bengt Ankarloo & Stuart Clark , witchcraft and Magic in Europe : Biblical and Pagar societies , " University of Philadelphia Press , 2001 , P - xiii

পাগলদের উপর নিয়ন্ত্রণ নিয়ে এই ব্যাপার থেকে যেন পুরোহিতদের কিছুটা রেহাই দিলেন । আসলে এর আগেও পাগলাগারদ ছিল আর তাদের প্রতি নির্মম নির্যাতনের প্রাপ্ত এসকল ইতিহাস আরো ভালভাবে প্রমাণ করে যে পাগলদের পুরোদমে সমাজ থেকে আলাদা করার একটা প্রক্রিয়া ইতোমধ্যেই শুরু হয়ে গিয়েছিল । স্কট যখন প্রমাণের মাধ্যমে ডাইনী হত্যায় বাধ সাধলেন তখন পাগলদের বিলুপ্ত করা অসম্ভবে পরিণত হলো তখন মানসিক চিকিৎসার নাম করে শুরু হল এদের সমাজ থেকে বিতাড়িত করার ষড়যন্ত্র[30] ।

প্রাক আধুনিক পর্বে এসে খুব দ্রুত একসাথে অনেকগুলো উন্মাদনাগার প্রতিষ্ঠিত হওয়া , রেনেসাঁস দৃষ্টিভঙ্গি রপরিবর্তনের দিকে ইঙ্গিত করে । যেমন , হিস্টিরিয়া সম্পর্কে এর আগে ভাবা হতো যে মেয়েদের শারীরিক অবস্থা জনিত কারণেই বুঝি এ সমস্যার সৃষ্টি । এটি ছিল একধরনের অন্ধ বিশ্বাস । পরবর্তিকালে এ ধারণা ক্রমশ বাতিল ঘোষিত হলেও একে নারী ও সংশ্লিষ্ট সমস্যা হিসেবেই বিবেচনা করা হতো । উনিশ শতকের প্রথমদিকে অনেকেই বলতে শুরু করেন উন্মাদনার ক্ষেত্রে শুধুমাত্র শারীরিক চিকিৎসা যথেষ্ট নয়। এখানে স্পষ্ট বোঝা যায় শুরুতেই উন্মাদনা মনোবিজ্ঞানের অংশ হিসেবে বিবেচনা করা হতো না বরং দেহ ও আত্মার সম্পর্ক অস্বীকারের চেষ্টা চালানো হয়েছে নানাভাবে । এর আগে ক্রুসেডের

[30] Keith Thomas , Religion and the Decline of Magic , Oxford , Oxrod University Press , pp 464 .

পরপর কুষ্ঠরোগীরা আরোগ্য লাভ করতে শুরু করলে তখন সেই জায়গাগুলো পরিণত হয় ভিক্ষুক, অলস আর পাগলদের বসবাসের স্থানে। একটু পরিষ্কারভাবে বুঝিয়ে বলতে গেলে ব্যাপারটা ঠিক এমন যে, ভালো আর ব্যবহারযোগ্য জিনিসপত্র থেকে অপ্রয়োজনীয় আর অব্যবহার্য জিনিসগুলো আলাদা করার প্রয়োজনীয়তা দেখা দেয়।

এভাবে পরবর্তীতে অষ্টাদশ শতকের দিকে নজর দিলে আরো দেখতে পাই কিভাবে আবার কিছু ময়লা আবর্জনা থেকে দরকার বুঝে একরকম শ্রেণিবদ্ধভাবে পরিশুদ্ধ করার মাধ্যমে আবার ব্যবহার উপযোগী করার একটা পায়তারা শুরু হয়েছিল। ইতোমধ্যেই ইউরোপের ইতিহাস আলোচনার শুরুতেই দেখেছি যে, বাড়তি শ্রমের আশায় অপরাধী, ভবঘুরে, ভিক্ষুক আর অলসদের কিভাবে খুব সহজে মুক্তি মিলত। আর এক্ষেত্রে উন্মাদদের দুটি রাস্তা খোলা ছিল হয়। নির্মম মৃত্যুকে মেনে নেওয়া অথবা সংশোধনের মাধ্যমে মুক্তি লাভ। অন্যদিকে সংশোধনের প্রক্রিয়াগুলো ছিল আগের চাইতে আরো বেশি নির্মম। এ পর্যায়ে ক্ষমতা রক্ষার প্রয়োজনীয়তার দিকেও তার ঐতিহাসিক ইঙ্গিত প্রদান করতে দ্বিধাবোধ করেননি। উন্মাদনার প্রতি মধ্যসপ্তদশ সমাজের ঐ সকল আচরণকে নিষ্ঠুর বললেও মনে করা হতো ,

তখনো পাগলামিকে ভয়ংকর রোগ হিসেবে দেখা শুরু হয়নি । তখন একে মনে করা হতো অলস অসুস্থতা , দৈহিক বিকৃতি বা প্রতিবন্ধকতার ফল [31]।

উনিশ শতকে ইয়র্কে কোয়েকার , উইলিয়াম টিউক এবং প্যারিসে ফিলিপপিনেলের দৃষ্টান্ত - অনুসরণে মানসিক বিশৃংখলাগ্রস্তদের খুব ভালোভাবেই অপরাধী , ভিক্ষুক , অলসদের থেকে আলাদা করার প্রক্রিয়া শুরু হয়ে গেল । এ দুজন মিথ সৃষ্টিকারী মুক্তিদাতা পাগলদের ঠিক করার জন্য যথারীতি ডাক্তারও নিয়োগ করেছিলেন । আর এভাবে ডাক্তারই কর্তৃত্বের কেন্দ্রবিন্দুতে পরিণত হন । ডাক্তাররা ভাবতে লাগলেন চিকিৎসা একটি কঠিন বিজ্ঞান , আশ্রমে তারা আছেন বিজ্ঞানী হিসেবে , এবং রোগের সুনির্দিষ্ট সুরাহা করতে তারা সক্ষম এবং ডাক্তার এ সম্পর্কে বৈজ্ঞানিক সত্যতা প্রতিষ্ঠা করতে লাগল, কিন্তু ফুকো এতে ভরসা করতে পারলেন না , তিনি এসকল চিকিৎসা ব্যবস্থাকে বরং আরো বেশি নিমর্ম হিসেবে উল্লেখ করলেন । পিনেলের চিকিৎসা ছিল ব্যাপক বিরক্তিকর , যেমন বরফ ঠাণ্ডা জলে চুবিয়ে রাখা হতো , স্ট্রেইট জ্যাকেট ব্যবহার । এ সকল নৃশংস বিচার ও শাস্তি অনবরত চলত যতক্ষণ পর্যন্ত না রোগী কাবু হতো [32]। এভাবেই

---

[31] Still , Arthur : Velody . Irving : (ed) Rewriting the History of Madness , Mark Erickson ; Michel Foucault's Madness and civilization ; Routledge , London , 2006 , p - 234

[32] Michel Foucauit . Madness and civilization , English translated by J. Khalfa , in 1961 . Routlage , Ny . pp - 158 .

যেন যুক্তিবাদের দৈত্যের উপর ভর করে মানসিক হাসপাতালগুলো ধীরে ধীরে আশ্রয় নিয়েছে । পুঁজিবাদী সমাজ ব্যবস্থার ছত্রছায়ায় । ফুকোর মতে , অযুক্তিতে ক্ষমতার সাহায্যে টিকিয়ে রাখার জন্য প্রথমেই যেটা অতি আবশ্যকীয় তা হলো অযুক্তিকে অসুস্থতা বা রোগ হিসেবে ঘোষণা করা ফ্রয়েড সম্পর্কে ফুকো মনে করেন , ফ্রয়েড মানসিক রোগীকে আসাইলামে অবরুদ্ধ করে ক্ষমতা খর্ব করলেও শেষ পর্যন্ত তাকে মনঃচিকিৎসকের কর্তৃত্বেই ন্যস্ত করেছেন । ফ্রয়েডীয় চিকিৎসা পদ্ধতিতে যারা আরোগ্য লাভ করেছেন তারা বিনা চিকিৎসায় আরোগ্য লাভ করতেন কিনা এ প্রশ্ন অনেক আগেই উঠেছিল।

ঔপনিবেশিক যুগ ও পাগল

ঔপনিবেশিক অধ্যায়ে বাংলায় পাশ্চাত্য চিকিৎসা প্রবেশের ফলে মনোবিজ্ঞানের ইতিহাসে এক আমূল পরিবর্তন এসেছিল। বিভিন্ন রকমের গবেষণা ও পাগলদের নিয়ে বৈজ্ঞানিক ব্যাখ্যার ফলে চিকিৎসা বিজ্ঞানীরা পাগল চিকিৎসার ইতিহাসে যুগান্তকারী পরিবর্তন ঘটিয়েছিল। পাশাপাশি পাগলামি সম্পর্কে নতুন ডিসকোর্স তৈরী হয়েছিল । মনোবিজ্ঞানী ও বিশেষজ্ঞগনের সহায়তায়। এরা ক্ষ্যাপানির ভূমিকা ও নৈতিকতার মাধ্যমে সংজ্ঞায়িত করেন । ফলে পাগল নামক ধারণাটি হয়ে ওঠে চিকিৎসা বিজ্ঞানের একটি অন্যতম বিদ্যাচর্চার বিষয় । বাংলার নবজাগরণ পর্বে এনলাইটেন্টমেন্ট এর প্রভাব যুক্তিবাদি ব্যাখ্যার ফলে চিকিৎসকরা দেখাতে চেয়েছিল পাগল ধারণাটি এতদিন কুংস্কারের বশবর্তী হয়ে অপব্যাখ্যা

হয়েছিল বাংলার সমাজে । কিন্তু পশ্চিমী সংস্কৃতির আগমনের ফলে ক্রমশঃ পাগলদের প্রতি রূঢ় দমনমূলক ও নিপীড়নমুখী ভাবনা চিন্তা বর্জিত হতে দেখা দেয় । এই পর্বে মনোচিকিৎসা নিয়ে বিভিন্ন গ্রন্থ প্রকাশিত হবার পর সাড়া পড়েগিয়েছিল গোটা বুদ্ধিজীবি মহলে । পাগলদের নিয়ে এপিসটোমোলজিকাল তাত্ত্বিক ভাবনা শুরু হয় । মি. সোরেশ তার গবেষণা কর্মে দেখিয়েছেন এই সময়কে আরকিওলজি অফ সাইকিয়াট্রিক বলে চিহ্নিত করেছেন । অনুরূপভাবে ফুকোর প্রধান সমালোচক এন্ড্রু স্কাল ও লরেন্স স্টোন এই তত্ত্বকে স্বীকার করেছেন ।

সাম্প্রতিককালে জ্ঞানচর্চায় এন্ড্রু স্কাল এক অনন্য প্রভাব রেখেছেন । পশ্চিমা জ্ঞান ও জ্ঞানচর্চার গণ্ডি পেরিয়ে তিনি বুঝতে চেয়েছেন এর অতীত - বর্তমান , খুঁজতে চেয়েছেন এর অন্তঃসারশূন্যতা, আর মাপতে চেয়েছেন এর মেকির পরিমাণ । পাগলামি সম্পর্কিত ধারণা , জ্ঞান বিষয়ক উপলব্ধি, আইন ও শাস্তি বিষয়ক ব্যবহার এ সবকিছুর প্রতি আমাদের মনোভাবের গোড়া নড়বড়ে করে তিনি যাবতীয় চিন্তাভাবনা উপস্থাপন করেছেন প্রচলিত চিন্তাভাবনার প্রায় বিপরীতে দাঁড়িয়ে । তিনি চিহ্নিত করেছেন আমাদের জ্ঞানচর্চার ফাঁক - ফোকর , চুতি - বিচ্যুতি আর নির্মাণ - অনির্মাণের ব্যাপারগুলোকে । অন্যদিকে এসব দৃষ্টিভঙ্গি ও সুগভীর বিশ্লেষণ একালের দর্শন , ইতিহাস , মনোবিজ্ঞান , সমাজবিদ্যা থেকে শুরু করে বহু বিষয়েই প্রভাব ফেলেছে , বদলে দিয়েছে চিন্তার ধরন । তিনি মানব সভ্যতার পুনর্বিচচার করেছেন। তিনি বোঝাতে চেয়েছেন যে, স্কুল - হাসপাতাল-

কারাগার - পাগলাগারদ হল ক্ষমতারযন্ত্র এবং ক্ষমতার দাসত্ব শেখানোর জায়গা , আর আইন হল ক্ষমতার একটি হাতিয়ার[33] । প্রাচ্য দেশের ভাবনায় ঠিক এই কথাটি রবীন্দ্রনাথ ঠাকুর ও বলেছেন তার " প্রচলিত দণ্ডরীতি " ও পাগল নামক প্রবন্ধে । তিনি আমাদের দেখিয়েছেন পাগলামি সম্পর্কিত সভ্যসমাজের দৃষ্টিভঙ্গি এবং এর সংশোধনযোগ্য উপলব্ধি । আধুনিক সভ্যততা যখন পাগলকে যৌক্তিক মানুষের বিপরীতে স্থান দিল তখন ফুকো ওদের রক্ষা করতে ক্ষেপে উঠেছিলেন। কিন্তু কেন ? পাশ্চাত্য সভ্যতায় বসে সবার মাঝে আলো জ্বালবার প্রয়াস নিয়ে , যারা আলোকিত নয় ফুকো তাদের বানাতে চেয়েছিলেন অলোকলোক , যে আলো স্ব- অভ্যন্তর হতে বিচ্ছুরিত হয়। ফুকোর মতে , ম্যাডনেস বা পাগলামি হতে পারে যৌক্তিকতার বিপরীত , কিন্তু অযৌক্তিকতায় ঘুরপাক খায় না[34] ।

এন্ড্রু স্কাল অনেককিছুই ভেবেছেন ' পাগলামি ' নিয়ে । লিখেছেন ঔপনিবেশিক মানসিক স্বাস্থ্য নিয়েও। যদিও পাগলদের নিয়ে এই সৃষ্টিশীলতাকে অনেক সমালোচক এটাকে 'পাগল রোমান্টিসিজম' বলছেন , কিন্তু তার এই ' পাগলামি তথা ম্যাডনেস ' ধারণাটি পরবর্তীতে মনোবিজ্ঞানের একটা গুরুত্বপূর্ণ স্থান দখল করবে সেটা অনেক সমালোচক বুঝে উঠতে পারেননি। পাগলামি বিভিন্ন দৃষ্টিকোণ থেকে নানারকমভাবে

---

[33] ভট্টাচার্য , তপধীর; মিশেল ফুকো : তার তত্ত্ববিশ্ব দেজ পাবলিশিং , কলকাতা ২০১৩ , পৃ : ৭৮

[34] রাই , বাবু; ' মিশেল ফুকো'র পাগল বন্দনা ' ব্যবচ্ছেদ পত্রিকা , দ্বিতীয় সংখ্যা - সেপ্টেম্বর -২০১৩ , পৃ : ৩৮

ব্যাখ্যা ইতিপূর্বে হয়েছে কিন্তু ৭০-৮০ - এর দশক এর পর থেকে পাগলামি ইতিহাস সম্পূর্ণ বদলে গেছে । অর্থাৎ ফুকো পাগলামি ও সভ্যতাকে যেভাবে দেখেছেন , পরবর্তীকালে এন্ড্রু স্কাল সময় থেকে অন্যান্য পণ্ডিতদের আলোচনায় পাগলামি- ইতিহাসচর্চা এক ভিন্ন রূপ পেয়েছে । প্রসঙ্গত বাংলার সামাজিক - সাংস্কৃতিক প্রেক্ষিতে পাগল ও পাগলামির ইতিহাস ফুকো ঘরাণায় দেখলে চলবে না। তর্কের খাতিরে যদি বলা হয় মিশেল ফুকো যদি ভারতীয় সমাজে জন্মগ্রহণ করতেন তাহলে "ম্যাডনেস এ্যাণ্ড সিভিলাইজেসন" লেখা হতো অন্যভাবে । অতএব সার্বিকভাবে বলা যায় , পাগলের ইতিহাস ইউরোপীয় দৃষ্টিকোন থেকে দেখলে চলবে না । দেখতে হবে বাংলার সামাজিক ও এতিহ্যের দৃষ্টিকোন থেকে । পাগলামি আর যৌতিকতা এই দুটি বিষয় মানব সভ্যতার ইতিহাসে ধীরে ধীরে একে অপরের থেকে বিচ্ছিন্ন হয়ে গেছে । আর এটা সবচেয়ে বেশী ঘটেছে আধুনিক বিশ্বে তথা বর্তমান সময়ে নির্বুদ্ধিতা, বোকামী, উন্মাদনা বা আতঙ্কিত বা উৎকণ্ঠিত ক্ষিপ্ত অবস্থা যাই বলা হোক না কেন যেটা কিনা বর্তমান সময়ে বৈজ্ঞানিক পন্থায় চিকিৎসা করতে হবে । উপশম ঘটাতে হবে আর এই বিষয়কে ভিত্তিকরে সাইকো প্যাথোলজি বা অসুস্থতার কথা বলে কৃত্তিমভাবে পাগলকে পৃথকীকরণ করা হয়েছে । আবার বোকা বা অপ্রকৃতিস্থ ক্ষিপ্ত মানুষদের যাকে ফুকো বলেছেন "act of scission[35]"।

---

[35] Lakritz , Kenneth . psychiatric Times Michel Foucault's Madness and Civilization A His tory of Hisanity in the Age of Reason (Review) . June - 5 , 2009. Vol - 26 , P - 6

এই “act of scission” বিষয়টিকে একটু সহজ ভাবে বোঝার জন্য কয়েকটি দৃশ্যের উদাহরণ দিয়ে বোঝানোর চেষ্টা করা হলো। যেমন-

ঘটনা-১ বঙ্গপুরে বাস করে ফটিক । সে সবকিছুতেই প্রশ্ন খোঁজে । সভ্যমানুষ থেকে একটু আলাদাভাবে সবকিছু চিন্তা করে । একদিন বঙ্গরাজা সিদ্ধান্ত নিলেন , রঙ্গরাজাকে এক নৈশভোজের নিমন্ত্রণ করবেন । তাই ঢাক-ঢোল পিটিয়ে প্রজাদের জানানো হল । কিন্তু ফটিকের মনে প্রশ্ন জাগল , ' কেন বঙ্গরাজা রঙ্গরাজাকে ভোজের নিমন্ত্রণ জানাবে ? যেখানে প্রজারা অনাহারে মরে , সেখানে রাজ্যের এতগুলো অর্থ কেন খরচ করবে ? তাই ফটিক প্রজাদের সচেতন সচেতন করার জন্য উদ্যোগ গ্রহণ করে । এতে বঙ্গরাজা মুশকিলে পরে । তাই সমাধানের জন্য ফটিককে বিচারে ডাকা হল । বিচারে রায় হল , ফটিক একটা উন্মাদ মানুষ । সে পাগল হয়ে গেছে । তার নাম রাখা হল— ফটিক পাগলা । তার স্থান হল পাগলাগারদে [36]।

ঘটনা-২ একটি সম্ভ্রান্ত পরিবারে এক কন্যা - শিশুর জন্ম হল । শিশুটি বেড়ে ওঠার সাথে সাথে সমাজের পুরুষতান্ত্রিকতা , ধর্মান্ধতা , অধিকার , নিয়মতান্ত্রিকতা , যৌনতা প্রভৃতি বিষয়ে প্রশ্নবিদ্ধ হল । কেন এমন হল নারীদের জীবন ? পুরুষের মত নারীরা কেন এত সুযোগ সুবিধা পেল না? প্রাপ্তবয়সে তার মনের মধ্যে এক অন্যরকম অবস্থার সৃষ্টি হল । একেটা সময়ে সমাজের প্রচলিত রীতিনীতিকে উপেক্ষা করার চেষ্টা করলো সে ।

---

[36] রাই , বাবু; ‘ মিশেল ফুকোর পাগল বন্দনা’ ব্যবচ্ছেদ পত্রিকা , দ্বিতীয় সংখ্যা - সেপ্টেম্বর -২০১৩ , পৃ : ৩৯

বাবা - মা ও আত্মীয়রা মেয়েটির এই পরিস্থিতি সমাধানের উপায় হিসেবে তাকে বিয়ে দিল । বিয়ের পর স্বামী বিষয় গুলো মেনে নিতে পারল না। স্বামীর অভিযোগ তার স্ত্রী একজন মানসিক রোগী । স্বামীর অভিযোগে অভিযুক্ত মেয়েটিকে অবশেষে যেতে হল মানসিক রোগ বিশেষজ্ঞ ডাক্তারের কাছে । অবশেষে সেই মেয়েটিকে হারাতে হল সামাজিক মর্যাদা বঞ্চিত হতে হল পৈতৃক সম্পত্তি থেকে , এমনকি পরিত্যক্ত হলেন ঘরসংসার থেকে ।

ঘটনা-৩ , বিদ্যালয়ের একজন বাংলা শিক্ষক । তিনি জ্ঞানচর্চায় অনেক বেশি আবেগী । তার এই আবেগটা এমন এক পর্যায়ে ঠেকেছে যা তার মনের মধ্যে অন্যরকম এক অবস্থা সৃষ্টি করেছে । ফলে তিনি শিক্ষার্থীদের পাঠদানে আগ্রহ হারিয়ে ফেললেন । শ্রেণিকক্ষে সুযোগ পেলে কিংবা অতিরিক্ত সময় পেলে শিক্ষার্থীদের সাথে ভুগোল ও বিজ্ঞান বিষয় নিয়ে আলোচনা করতেন । বিষয়টি প্রধান শিক্ষক জ্ঞাত হয়ে ওই শিক্ষককে পাঠদানে মনোযোগী হতে বললে তাকেও (প্রধান শিক্ষক) ভূগোল ও বিজ্ঞান বিষয়ের গুরুত্ব তুলে ধরেন । একটা পর্যায়ে ওই শিক্ষক সবার মাথাব্যথার কারণ হলেন । আখ্যায়িত হলেন উন্মাদ শিক্ষক হিসেবে । সুতরাং তার চিকিৎসা প্রয়োজন । বিদ্যালয় কর্তৃপক্ষ তাকে মানসিক চিকিৎসালয়ে পাঠালেন । চিকিৎসা শেষে তিনি উপলব্ধি করলেন যে , সমাজ - সভ্যতা মানুষকে যেভাবে চলতে বলে সেভাবে চলাই হল সভ্যতা । পরে যখন শ্রেণিকক্ষে শিক্ষার্থীরা ওই শিক্ষককে বিজ্ঞান ও ভূগোল বিষয়ে প্রশ্ন করলে তিনি উত্তর দিলেন , ' মানসিক চিকিৎসা নিয়ে আমি - ততা এখন সুস্থ আমি আর ভূগোল - বিজ্ঞান

নিয়ে আলোচনা করব না , আমি তোমাদের বাংলা পড়াব [37] । বিষয়গুলোর আলোকে বলতে হয় , সমাজ - সভ্যতার ক্রমবিকাশের ধারাবাহিকতায় প্রচলিত ধ্রুববিশ্বাস , আদবকায়দা , অনুশাসন , নৈরাজ্য , ধর্মান্ধতা , ধ্যানজ্ঞান , প্রেম প্রভৃতির বিপরীতে বা প্রায়- বিপরীতে যখন কোন মানুষের মনোজগতে সন্দেহ , উৎকণ্ঠা , দ্বন্দ্ব , আতঙ্ক প্রভৃতির বহিঃপ্রকাশ ঘটে তখন সে হয় পাগল , বদ্ধউন্মাদ বা দিওয়ানা । এসব মানুষের আত্মদর্শন বা অনুসন্ধিৎসু মন অথবা দ্বিধাগ্রস্ততা অবমূল্যায়ন করে তাদের জন্য গড়ে তোলা হয়েছে উন্মাদ আশ্রম বা মেন্টাল অ্যাসাইলাম তথা পাগলাগারদ । মধ্যযুগে ইউরোপে যে পাগলামিগুলো ছিল মানব অভিজ্ঞততার এক ' আধ্যাত্মিক ' অংশ , রেনেসাঁ পরবর্তী সময়ে তথা সভ্যতা অগ্রগতির সাথে সাথে সেই পাগলামিগুলোই যেন হয়ে উঠলো সভ্য মানুষের ঠিক বিপরীত অবস্থা তথা বিশেষ কারণে এক ধরনের ' বিদ্রুপিদ্মক অবস্থা । আর তাই উন্মোচন ঘটল এই জগতের ননসেন্সগুলোর , যারা সমাজে প্রয়োজনহীনতার মর্যাদা পেল । কোনো কোনো ক্ষেত্রে এই ননসেন্সরা হয়ে উঠলো ট্র্যাজিক , আবার কখনও - বা কমিক[38] ।

---

[37] তদেব – পৃষ্ঠা- ৪০
[38] তদেব -পৃষ্ঠা- ৪২

পাগলের কথা

(গল্প)

লোকে বলে আমি পাগল হইয়াছি, আমার বন্ধুরা বলিয়া থাকেন যে আঘাত লাগিয়া আমার মস্তিষ্ক বিকৃত হইয়া গিয়াছে, বাড়ীতে মেয়েরা বলিয়া থাকেন যে অধিক বিদ্যালাভ করিয়া আমার ধারাক্রান্ত মস্তিষ্ক একেবারে খারাপ হইয়া গিয়াছে। আমি নিজে বুঝিতে পাইতেছি যে আমার কিছুই হয় নাই, আমার মস্তিষ্ক বেশ সবল এবং সুস্থ আছে। এমন কিছু অধিক বিদ্যালাভ করি নাই বা এমন কিছু অধিক আঘাত লাগে নাই যাহার জন্য আমি উন্মাদ হইয়া যাইব। আঘাত লাগিয়াছিল বটে, কিন্তু সে অনেক পূর্ব্বে, এখন সে কথা মনে হইলে একটু কষ্ট হয় মাত্র। আমি শ্রীযুক্ত মণিলাল চট্টোপাধ্যায় এম্-এ, বি-এল্, সাধারণের মতানুসারে উন্মাদ-রোগগ্রস্ত হইবার পূর্ব্বে কলিকাতা বিশ্ব-বিদ্যালয়ের একটি উজ্জ্বল রত্ন ছিলাম। হাঁ, আর একটি কথা বলিতে ভুলিয়া গিয়াছি, মা এবং বড় বৌদিদিকে আমি বরাবরই বুঝাইবার চেষ্টা করিয়া আসিতেছি যে আমার মনের কোনও বিকার হয় নাই, যাহা কিছু হইয়াছিল সে অনেকদিন পূর্ব্বে সারিয়া গিয়াছে। কিন্তু তাঁহাদিগকে আমি কোনমতেই বুঝাইতে পারিলাম না যে আমার শরীর সুস্থ এবং নীরোগ।

আমার এই কাল্পনিক রোগের কারণ সুরেন। সুরেন আমার বাল্যবন্ধু, সহপাঠী এবং প্রতিবেশী। বাল্যকাল হইতে আমরা উভয়ের সাথী। আমাদের বন্ধুত্ব গ্রামে উদাহরণ-স্বরূপ হইয়া উঠিয়াছিল। স্কুলে এবং কলেজে আমরা এক সঙ্গে পড়িয়াছি এবং বরাবরই একসঙ্গে বিশ্ব-বিদ্যালয়ের সর্ব্বোচ্চ সম্মান লাভ করিয়া আসিয়াছি। সুরেন এখনও বিশ্ব-বিদ্যালয়ের একটি উজ্জ্বল রত্ন, এবং তাহারই জন্য তাহারই দোষে আমি এখন পাগল। সুরেনকে দেখিলে আমি এখন বড়ই চটিয়া যাই সেইজন্য সেও আর বড় একটা আমার সহিত দেখা করিতে আসে না। বাড়ীর লোকে বলে যে তাহাকে দেখিলে আমার রোগ আরও বৃদ্ধি হয়, সেইজন্যই সে এখানে আসে না; মা এবং বড় বৌদিদি এইজন্য মধ্যে মধ্যে আক্ষেপ করিয়া থাকেন। মেজদার ছোটমেয়ে সুধা আমাকে একদিন বলিয়াছিল যে, সুরেন কাকা কাছারী হইতে ফিরিবার পথে প্রত্যহ আমার সন্ধান লইয়া যায়। সুরেনকে দেখিলে এমন কি সুরেনের নাম শুনিলে বা মনে করিলে আমার কি মনে হয় জান? কোথা হইতে একটা অমানুষিক শক্তি আসিয়া আমার চোখের সম্মুখ হইতে কলিকাতা, বাগান, বিদ্যালয় এবং বর্তমান সরাইয়া লইয়া যায়।

গল্পগুচ্ছ , পাগলের কথা, সাউথ এশিয়ান আর্কাইভ থেকে সংগৃহীত, ই- সোর্স।

ঘটনা-৪ লোকে বলে আমি পাগল হয়েছি , আমার বন্ধুরা বলে থাকেন যে আঘাত লেগে আমার মস্তিস্ক বিকৃত হয়েছে , বাড়িতে মেয়েরা বলে থাকেন যে অধিক বিদ্যালাভ করে আমার মস্তিস্ক একেবারে খারাপ হয়ে গিয়েছে । কিন্তু আমি নিজে বুঝতে পারছি যে আমার কিছু হয়নি । আমার মস্তিস্ক বেশ সবল এবং সুস্থ আছে । এমন কিছু অধিক বিদ্যা লাভ করিনি এমন কিছু আঘাত লাগে নি যার জন্য আমি উন্মাদ হয়ে গেছি । আগাহত

লেগেছিলবটে কিন্তু সে অনেক পূর্বে, এখন সে ক্কথা মনে হলে একটু কষ্ট হয়মাত্র । আমি শ্রীযুক্ত মনিলাল চট্টোপাধ্যায় এম.এ, বি.এল, সাধারনের মতানুসারে উন্মাদ রোগ গ্রস্ত হওয়ার পূর্বে কোলকাতা বিশ্ববিদ্যালয়ে একটি উজ্জ্বল রত্ন ছিলাম । হাঁ আর একটি কথা বলতে ভুলে গেছি , মা এবং বর বৌদি কে বারং বার বোঝানোর চেষ্টা করেছি যে আমার কোন মানসিক রোগ হয়নি । যা কিছুকাল ছিল ছিল তা পূর্বে সারিয়া গিয়েছে । কিন্তু আদের কে আমি কোন মতে বঝাইতে পারলাম না যে আমি পুরপুরি সুস্থ । আমার এই কাল্পনিক রোগের কারন হল সুরেন। সুরেন আমার বাল্য বন্ধু , সহপাঠী এবং প্রতিবেশী। বাল্যকাল থেকে আমারা উভয়ের সাথী। আমাদের বন্ধুত্ব গ্রামে উদাহরণ সরূপ হয়ে উঠেছিল । স্কুলে এবং কলেজে আমরা এক সঙ্গে পড়েছি এবং বরাবরই এক সঙ্গে বিশ্ববিদ্যালয়ে সর্বচ্চো সন্মান লাভ করে এসেছি। সুরেন এখন বিশ্ববিদ্যালয়ের একই উজ্জ্বল রত্ন এবং তার দোষে আমি এখন পাগল। সুরেন কে দেখলে আমি এখন বড়ই চটে যায় । সেই জন্য সেও আর আমার সঙ্গে আর দেখা করতে আসে না । বারির লোকে বলে যে তাকে দেখলে আমার রাগ বৃদ্ধি হয় , সেই জন্য সে আর আসে না । মা এবং বৌদি এই জন্য মধ্যে মধ্যে আক্ষেপ করে থাকে[39]।

অর্থাৎ যে মানুষগুলো সভ্যসমাজের সাথে শামিল হতে পারে না কিংবা যাদের হতে দেওয়া হয় না, সেই অযৌক্তিক ও সভ্যতা -বঞ্চিত মানুষগুলোর বাতিলীকরণ হয় ‘ পাগলামি ’ নামে । আলোকপ্রাপ্ত ইউরোপে যুক্তি , বিজ্ঞান

---

39 গল্পগুচ্ছ , পাগলের কথা, সাউথ এশিয়ান আর্কাইভ থেকে সংগৃহীত, ই- সোর্স।

ও সভ্যতার আলোকে পৃথিবীব্যাপী ক্ষমতার মতাদর্শের যখন উৎসব চলে, সেই সময়ে ইউরোপে বড় - বড় পাগলাগারদে পাগলেরা ছাড়াও চোর , ডাকাত , বিপ্লবীররাও স্থান পেত । অর্থাৎ সপ্তদশ শতাব্দীর মাঝামাঝি সময়ে এইসব পাগল বিষয়ক ধারণা, ওদের আউটলুক ,ওদের প্রতি দৃষ্টিভঙ্গি তথা প্রতিটি ক্ষেত্রে নতুন সমাজ - সভ্যতার স্বভাবসিদ্ধ মানুষের অবস্থার যে পরিবর্তন হয়েছে , তা - যেন এই পাগলদের ট্র্যাজিক কমিক ' ও ' উন্মাদ-অবাঞ্ছিত ' খোলস সমূহে রাখা হয়েছে । সেই সাথে মহাবিশ্বের আইনের সাথে বিরোধিততায় ফেলা হয়েছে । পরবর্তীতে তাদের রাখা হল হাসপাতালের একঘেয়ে বিমর্ষ শয্যায় অথবা উন্মাদ আশ্রমে । বিবর্তনের ধারায় ওরা এখন ' সাইকিয়াট্রিক প্রবলেম খোলসে আবৃত। ফুকো বলছেন, সপ্তদশ ও অষ্টাদশ শতাব্দীর পাগলাগারদগুলো ঠিক মেডিকেল - আশ্রম ছিল না , ছিল "semi - juridicial" প্রতিষ্ঠান। পাগল ছাড়াও বেকার , গরীব , নিঃস্ব , ফকির তথা যারা ছিল মেইনস্ট্রিম সমাজ থেকে বাইরে , তাদের আশ্রয় জুটতো সেখানে [40]।

মেইনস্ট্রিম সমাজ থেকে বঞ্চিত হয় না মাতালেরা । এই মাতালরা যদি বদ্ধ উন্মাদের মতো বা তার চেয়ে বেশি উন্মাদনায় মেতে থাকে তারপরও তারা মেইনস্ট্রিম সমাজ থেকে বঞ্চিত হয় না । এক্ষেত্রে সমাজের সভ্যমানুষদের যুক্তি হল , তারা মাতলামি করে',পরদিন সকালে ঘুম থেকে জেগে

---

[40] Huffer , Lynne : Mad for Foucault : Rethinking the Foundation of queer theory Columbia University Press . USA . 2010 , P - 4

মেইনস্ট্রিম সমাজের একটা অংশ হয়ে যাবে , তারা অযৌক্তিক মানুষ না। কিন্তু পাগলরা নেশাগ্রস্ত না হয়েই বদ্ধ উন্মাদের মতো আচরণ করে বলেই তাদের অবস্থান যুক্তির ঠিক বিপরীত, তাই তারা সমাজ বহির্ভূত, তাদের আচরণ সভ্যসমাজের নিকট গ্রহণযোগ্য নয়। এটা কোন বিচার[41]? আমরা যারা সভ্য মানুষ , তারা কী বুঝতে চাই - না যে , নেশাগ্রস্ত না হয়েও কোনো একজন মানুষ রাস্তায় একপাশে দাঁড়িয়ে কিংবা চলতে চলতে ' বিড়বিড় করে কথা বলছে অথবা রাস্তার মাঝে চিৎকার করে আবল - তাবল বকছে ? না আমরা তা কখনোই বুঝতে চাই না । কারণ সমাজ তাদের সাধারণ বাংলায় বলে ' পাগল । আর পাগল যা করে তা নিছক পাগলামি ছাড়া কিছুই না । আবার এই পাগলামি যখন বাড়াবাড়ি পর্যায়ে যায় , তখন ' পাগলের মাথাখারাপ হয়েছে' বলতে একটুও দেরি করি না । কারণ এই সভ্যসমাজ আমাদের এভাবেই শিখিয়েছে । ওরা অযৌক্তিক , ওরা অসম্ভব কল্পনা করে , ওদের কথাবার্তা অর্থহীন ইত্যাদি অভিযোগে অভিযুক্ত এই পাগলেরা এই সমাজ সংস্কৃতি থেকে বিচ্ছিন্ন হয়ে গেছে অনেক আগেই । আবার এই সভ্যসমাজে কেউ যদি এই পাগলদের আচরণ বা পাগলামি নিয়ে মাতামাতি করে তাহলে আরও রেহাই নেই । পাগলের খাতায় তারও নাম সংযুক্ত হবে । কিন্তু যে মানুষটি সমাজের অসংগতি বা পরিবার কর্তৃক আঘাতপ্রাপ্ত হয়ে কিংবা সমাজের নানা অনৈতিক বা আতঙ্কিত বিষয়ের প্রেক্ষিতে মনের মধ্যে যে ' অন্যরকম অবস্থার ' বহিঃপ্রকাশ ঘটায় তাকে পাগল বলে আখ্যা না

---

[41] তদেব , পৃষ্ঠা- ৪২

দিলে কি সমাজ - সভ্যতার খুব ক্ষতি হয়ে যেত ? নাকি অন্য কিছু বিষয় লুকিয়ে আছে এখানে । যা এই সমাজ বা পরিবারের অপেক্ষাকৃত ক্ষমতাবানরা তাদের অস্তিত্ব টিকিয়ে রাখার জন্য ওইসব আতঙ্কিত , আঘাতপ্রাপ্ত , অতিমাত্রায় যুক্তিশীল , প্রতিবাদী , বিপ্লবী , অনুসন্ধিৎসু মানুষদের পাগল বলে সমাজ বা পরিবার বিচ্ছিন্ন করার একটা ঐতিহাসিক ধারাবাহিক প্রক্রিয়ার অংশ । আর এই ধারাবাহিক প্রক্রিয়ার আর একটি অংশ মানসিক চিকিৎসা যা সমাজে বেশ শক্তপোক্ত অবস্থান করে নিয়েছে । সুতরাং তোমরা যারা পাগল , তারা চিকিৎসা নাও , তারপর যুক্তিবাদী হও । সমাজের যে নোংরা কাজটির কারণে তোমরা যারা আতঙ্কিত হয়ে নির্ঘূপ সারারাত নির্ঘম থেকে সারাক্ষণ উদাসীন হয়ে থাকো , তারা ভুলে যাও সমাজের এই নোংরা বিষয়টিকে । আবার যারা আঘাতপ্রাপ্ত হয়েছে তারাও আঘাতের কারণ ভুলে যাও । যে অসামাজিক কাজটির প্রতিবাদ করতে গিয়ে যারা প্রতিবাদের ভাষা হারিয়ে রাস্তার মাঝে চিৎকার - চেচামেচি কর , তোমরা সেই অসামাজিক ঘটনাটি ভুলে যাও । এভাবে অতিমাত্রায় যুক্তিশীল যারা , তারা সব প্রশ্ন মন থেকে ভুলে যাও । ঔষধ খাও , চিকিৎসা নাও , তারপর সভ্যসমাজে ফিরে আসো।

কিন্তু যে পাগলটি রাস্তার একপাশে দাঁড়িয়ে অদৃশ্য কাউকে উদ্দেশ্য করে কথা বলছে আনমনে , কিংবা রাস্তার মাঝখানে দাঁড়িয়ে অদৃশ্য কোনোকিছুকে উদ্দেশ্য করে চিৎকার করছে , সে পাগলটির এই অদৃশ্য ব্যক্তি বা বস্তুর রহস্য কী ? যাকে বা যাসভ্যসমাজ দেখতে পারেনা।না - কি সভ্যসমাজের

অনেক অসভ্যতা , অসামাজিক গতানুগতিকতার বাইরে প্রতিটি পাগল তাদের মনের মধ্যে স্বতন্ত্রতা বজায় রেখে এক - একটি জগত তৈরি করেছে যা সাধারণ মানুষের বোধগম্য নয়।

তাই উন্মাদ পাগলদের নির্বুদ্ধিতার নীরব ভাষাগুলোর বিজ্ঞান ভিত্তিক সামাজিক ও অর্থনৈতিক উৎস খোঁজা জরুরি নয় ? সেইকালের অর্থনৈতিক অবস্থার ওঠা - নামায় এই পাগলদের দুই রকম অবস্থার সম্মুখীন হতে হয় । এক অর্থনৈতিক মন্দাবস্থায় তাদের আশ্রমে ঠেলেঠুলে বিশ্রামে রাখা ; এবং দুই কর্মক্ষম প্রোডাক্টিভ সময়ে তাদের কম পয়সায় কাজে লাগানো । সপ্তদশ শতাব্দীর ইউরোপে' অযৌক্তিক ' মানুষদের ' আশ্রমে ' পুনর্বাসনের এই সময় ছিল 'The great confinement' ।

এই *'The great confinement'* এর সময়ই পাগলদের প্রতি দৃষ্টিভঙ্গি পরিবর্তনের আরেকটি ধাপ শুরু হয় । শুরু হয় ওদেরকে মানুষ হিসেবে গণ্য না করার পাঁয়তারা । মানবোচিত গুণাবলী হতে বিচ্যুতিঘটানো । মানবোচিত বৈশিষ্ট্য হরণ । আগে যেটা ছিল মানুষের সহজাত - প্রবৃত্তির একটি দিক মাত্র , এখন সেটি যেন হয়ে উঠল নিম্নস্তরের বুদ্ধিমত্তাসম্পন্ন জন্তু বিশেষের প্রকৃতি। পশু - প্রকৃতি । এখান থেকেই শুরু হয় প্রাথমিক মনোবিদ্যার একটি ধারা । শুরু হয় শ্রেণিকরণের সূত্রাবলীর । আবেগ - অনুভূতির তীব্র বহিঃপ্রকাশের উপর ভিত্তি করে নামকরণ করা হয় ম্যানিয়া, মেলানকোলিয়া , হিস্টিরিয়া , হাইপোকন্ডিয়াইত্যাদি লেবেলিং - ট্যাগিং । আধুনিকতার সূর্য ওঠার সাথে সাথে এই ' পাগলামি ক্রমান্বয়ে পরিণত হয়

মনোবিদ্যার একটি অবজেক্ট হিসেবে । সর্বপ্রকার ধর্মীয় আর নৈতিকতার লেবাস ছাড়িয়ে এটাকে এখন পুরোপুরি চিকিৎসাবিদ্যার তত্ত্বাবধানে আনা হয় । যেখানে পূর্ববর্তী সময়ে ' অযৌক্তিকতা হয়তো যুক্তিবাদিতা'র একটা বিশেষ রূপ হিসেবেই বিদ্যমান ছিল , আধুনিক মনোবিদ্যা এখন পাগলদের নীরবতার উপর দাঁড়িয়ে তাদের জন্য নিবন্ধ রচনা করছে যেন । মানসিক অসুখের সামাজিক , রাজনৈতিক ও সাংস্কৃতিক দিকটিকে প্রাধান্য দিয়েছেন , তখন তিনি এটিকে ক্ষমতাসীনদের একটি রাজনৈতিক কৌশল হিসেবেও ব্যাখ্যা দিয়েছেন।

রেনেসাঁর সময় এই ' পাগল মানুষ'রাই যেন জগতের মানব - নাট্যশালা - রঙ্গমঞ্চের দুটো দিক তুলে ধরেছিল , একদিকে ছিল ওরা নিজেরা , আর আরেকদিকে ছিল রঙ্গমঞ্চের দুটো দিক তুলে ধরেছিল ,একদিকে ছিল ওরা নিজেরা , আর আরেকদিকে ছিল কাঙিক্ষত ' সেই যুক্তিবাদ ; কীভাবে কত সহজে বোঝা যেত , দাঁড়িপাল্লার কোন উৎকৃষ্ট দিকটিতে ' সভ্য - মানুষ ' আছে ? ফলে সভ্যজগতের মূল অর্থহীনতার একটি রূপ তৈরি হল , আর সেটা হল — যারা উন্মাদ তারা অসুস্থ আর আমরা সুস্থ , আমাদের (সভ্যদের) দলে তুমি (উন্মাদ) না , সুতরাং ডাক্তার দেখাও , যুক্তিবাদী হতে শেখো অথবা যুক্তির আলোয় তোমার উন্মাদনা ব্যাখ্যা কর। পাগলামিকে ইতিহাসের যুক্তিতে ফেলা যায় না । কারণ , তখন আর সেটা পাগলামি থাকে না । কারণ তখন পাগলামি হয়ে উঠে অন্য রূপে , যুক্তি সাথে তখন ভাব ও আবেগও মুক্ত হয়ে পরে । এরাই পারবে অযৌক্তিক , অসামাজিক এবং

ভাষা - বহির্ভূত বিষয়গুলো ধরতে এবং এতে কিছু উপলব্ধি ও অনুভূতি অবশ্যই পাওয়া যাবে।

আধুনিক মনোবিজ্ঞানের দৃষ্টিকোন থেকে বিচার করলে সংকীর্ণ অর্থে ভাবনা কথাটির তিনটি স্তর পর্যায়ের বুনোট বা ম্যাট্রিক্স কে বোঝায় যথা , সম্প্রত্যয় বা কনসেপ্ট গঠন , অবধারণ বা জাজমেন্ট এর পর্যায় এবং যুক্তিবিচার বা রিজনিং - এর পর্যায়[42] । ঠিক এই ভাবে পাগল ধারণা গঠনের ক্ষেত্রে উক্ত তিনটি পর্যায় পরিলক্ষিত হয়।

মানুষের অস্বাভাবিক আচরণ নানারকম সামাজিক অভিঘাতের ফল । কিন্তু এই অভিঘাত সামাজিক দৃষ্টিকোণ ছাড়াও কিভাবে ব্যাখ্যা করা যায় । অর্থাৎ চরম পর্যায়ে পাগলামি কি শুধু সামাজিক অভিঘাত[43]। মানুষ মনের অবস্থা খুঁজতে খুঁজতে শেষ পর্যন্ত এক অনুবীক্ষণ অবস্থায় এসে পৌঁছেছে। আর ঠিক তখন - ই মনে হওয়া স্বাভাবিক , মানুষের সুখ - দুঃখ , আবেগ - অনুভূতি শেষ পর্যন্ত কি তাহলে শুধু- ই জৈব-রসায়ন ? অনুধাবন করা যায় আধুনিক বায়োলোজি মস্তিষ্কের কোটরের ভিতরে আলো জ্বালিয়েছে ঠিকই । কিন্তু বহির্জগতের আলোর সাথে মস্তিকষ্কের কোটরের আলোর যোগসূত্র স্পষ্ট হয়ে ওঠেনি । মস্তিস্কের অনুকোষ স্তরের ছবি তৈরী হচ্ছে । রসায়নের সাথে তার সম্পর্ক স্থাপিত হচ্ছে , কিন্তু মস্তিষ্কের মধ্যে বাইরের পৃথিবীর

[42] মজুমদার, ধ্রুবজ্যোতি ; " চিন্তাভাবনার গোড়ার কথা " ; মানব মন ৪২ বর্ষ , ৩ সংখ্যা , সম্পাদনা - ধীরেন্দ্রনাথ গঙ্গোপাধ্যায় , ১৯৯৯, কলকাতা, পৃষ্ঠা- ১০

[43] শ্রেণী ,শিবশঙ্কর;, পাগলের কথা , শ্রী চণ্ডীচরণ বসু কর্তৃক প্রকাশিত । কলকাতা , ১২৯৪ , পৃ . ৫ ।

ছবি , তার সমাজ - সংস্কৃতি , মূল্যবোধের অনুলিখনের রহস্য স্পষ্ট হয়ে উঠেনি [44]। উনিশ শতকের শেষার্ধে মনোবিজ্ঞানে আলোচনায় সাইক্রিয়াটিক প্রতিষ্ঠান গুলি মানসিক অসুস্থতার রোগ নির্ণয় বিভাগ বিভিন্ন মতামত ব্যক্ত করেছে , সামাজিক সম্পর্কের সঙ্গে অস্বাভাবিক আচরণের যোগসূত্রকে গুরুত্ব আরোপ করেছেন –

> *"A large Proportion of behaviors that are currently regarded as mental illnesses are normal consequences of stressful social arrangements of forms of social deviance . A Congtrary to its general definition of mental disorder , the DSM (Diagnostic and Statistical) Manual of Mental Disorders) and much research that follows from in considers all Symptoms , Whether internal or not , expected or not, deviant or not as signs of disorder"* [45].

সমাজের সাথে মানসিক পরিমণ্ডলের যে সম্পর্ক এবং মানসিক পরিমণ্ডলের সঙ্গে ব্যক্তি পরিমণ্ডলের যে অদ্ভুত সমন্বয় আর ব্যক্তির কার্যকলাপ বস্তুতান্ত্রিক সমাজের সঙ্গে যে সম্পর্কে আবদ্ধ তা দার্শনিক কার্ল মার্কস সুন্দরভাবে ব্যাখ্যা করেছেন । তিনি মানুষের কার্যকলাপ যে বস্তুকে কেন্দ্র করে চালিত হয় আর এই কার্যকলাপের সঙ্গে মস্তিষ্কের ক্রীয়া প্রক্রিয়ার এক অদ্ভুত সমন্বয় তারই ভিত্তিতে গড়ে উঠেছে পণ্য পৌত্তলিকতামূলক সমাজ । সেই প্রসঙ্গ টি একটু

---

[44] বন্দোপাধ্যায় , গৌতম ; " পাভলভ - মনোরোগ চিকিৎসারী স্তম্ভ উজ্জল পথ , মানবমন , (সম্পা :) ধীরেন্দ্রনাথ গঙ্গোপাধ্যায় , ৩৮ বর্ষ , ৩৫ সংখ্যা , কলকাতা , অক্টোবর ১৯৯৯ , পৃষ্ঠা -৩৯

[45] Horo witz , A. V ; Creating mental illness . University of Chicago press , chicago 2002 , P - 37

আলোচনা করা জরুরী । কার্ল মার্ক্স মনে করেন "পন্য হল মূল বস্তু এবং এই বস্তু কে কেন্দ্র করে সমাজের নিয়ম পরিচালিত হয় যা সহজেই বোধগম্য । কিন্তু বিশ্লেষণের ফলে দেখা গেলো যে তা বহু আধ্যাত্মিক ও অধিবিদ্যকে সুক্ষ তত্ত্বে পরিবৃত্ত একটি অদ্ভুদ ব্যাপার" [46]। আর মানুষের যত কার্যকলাপ এই পন্যকে কেন্দ্র । একটি মানুষ জীবনে যত কাজ করে তার মুলত বস্তুকে কেন্দ্র করে চালিত হয় । আর বস্তুকেন্দ্রিক এই ক্রিয়া সম্পাদন সঙ্গে শ্রমের সম্পর্ক । " শরীর বৃত্তের ঘটনা এই যে শ্রম তা মানুষের জৈবদেহের মস্তিষ্ক , স্নায়ু , পেশী প্রভৃতির কার্যকলাপ [47]" । পন্য কেন্দ্রিক শ্রম , সহজ ভাষায় মানুষের দৈন্দন্দিন কার্যকলাপ মধ্যে সে আচারণ তা - যদি কখন স্বাভাবিকতাকে অতিক্রম করে তা হলে রক্ষা নেই । হয় সে বিদ্রোহী আরনা । হয় , সে পাগলামি করছে । পণ্যপৌত্তলিকতা যেমন আঋত্তিক সম্পর্কে যুক্ত অর্থাৎ শ্রমের প্রক্রিয়া সঙ্গে মানষিক প্রক্রিয়ার এক অদ্ভুদ মেলবন্ধন আছে । মানুষ সে শ্রম দান করে তা সম্পাদন করার পূর্বে তাকে মানুষিক ভাবে প্রস্তুতি নিতে হয় । আর এই মানুষিক কার্যকলাপ ও তার বহিঃপ্রকাশ যদি কখনো ত্রুটি , বিচ্যুতি হয় বা স্বাভাবিক মাপকাঠি অতিক্রম করে তখন সে অস্বাভাবিক । এবং অস্বাভাবিকত্ব যখন চরম মাত্রায় পৌঁছে যায় তখন সে পাগল । কিন্তু এই স্বাভাবিকতা ও অস্বাভাবিকতা যে মাপকাঠি তা তা ঠিক করে কারা ? তোমার কাছেযেটা স্বাভাবিক আমার কাছে সেটা

---

[46] মার্কস , কার্ল; ক্যাপিট্যাল প্রথম খণ্ড ; বাংলা অনুবাদ : আখতার হোসেন বাণীপ্রকাশ , ১৯৭৪ , কলকাতা , পৃষ্ঠা -৩৯ ,

[47] তদেব ; ৪০ ।

অস্বাভাবক । আবার তোমার কাছে সেটা অস্বাভাবিক সেটা আমার কাছে স্বাভাবিকও তো হতে পারে।

মানুষ সামাজিক জীব , সমাজবদ্ধভাবে মিলেমিশে বসবাস করে । এজন্য আমাদের সমাজের কিছু নিয়মকানুন ও প্রচলিত রীতিনীতি মেনে চলতে হয় । কিন্তু এই প্রচলিত নিয়মকানুনের যারা ব্যতিক্রম , অর্থাৎ ভিন্নধর্মী আচরণে ও কার্যকলাপের মধ্যে জীবন অতিবাহিত করে তারাই পাগল বলে অবিহিত । কিন্তু পাগলামি তো সুস্থ মানুষের মধ্যে বর্তমান । সহজাতভাবে আমরা সবাই কমবেশী পাগলামি করি , হয়তো পাগলামির বহিঃপ্রকাশটা ভিন্নরকম । তবুও আমরা সমাজের নির্দিষ্ট একাংশকে পাগল বলে অবিহিত করি । এই একাংশ কারা? যারা একেবারে সমাজস্বীকৃত সামাজিক, পারিবারিক ও দৈনন্দিন কাজের নিয়ম মেনে চলে না , তাদেরকে পাগল আখ্যা দেওয়া হয়[48] । বিশেষত যখন এই নিয়ম ভাঙাটা এমন একটা পর্যায়ে পৌঁছে যায় যেখানে সামাজিক বিধি- নীতি ও ডাক্তারি পরিভাষা দু - তরফ থেকেই সেই ব্যক্তির কোন নিয়ন্ত্রণ দেখা যায় না তখন তাকেই পাগল ডাকা হয়[49] ।

---

[48] বন্দোপাধ্যায় , কুন্তল; ' পরিচালিত – একাঙ্ক নাটক " অমল সিনড্রোম ' প্রথম প্রদর্শন – গিরিশ মঞ্চ , ১২ জুলাই ২০১৩ । একটি সাধারণ অধ্যাপক রাজনৈতিক কুপ্রভাবে ভীতগ্রস্থ হয়ে কিভাবে অস্বাভাবিক আচরণ করে এবং সমাজে লোকেরা ক্রমে ক্রমে পাগল রূপে অভিহিত করে, তা তিনি সুন্দর ভাবে প্রতিফলন ঘটিয়েছেন ।

[49] Scull , Andrew , Madness in Civilization : A Cultural History of insanity from the Bible to Freud , from Mad House to Modern Medichine , Princeton University Press , Princton and Oxford , 2015

এই হিসাব মেনে চলতে গেলে লালন ফকির , শ্রীচৈতন্য বা সন্ত কবির এদের সকলকেই পাগল বলা চলে । কিন্তু এক্ষেত্রে কিছু তফাৎ আছে । তাদের ক্ষেত্রে যে পাগলামি টা হয়ে যায় , সেটা তাদের নিজস্ব সিদ্ধান্ত । তা সে পূর্ব চেতনাতা থেকেই হোক বা অবচেতনাতে হোক । তারা মনে করে নিয়ম করেমান করা বা খাওয়া দাওয়া কোন মূল্যবান ব্যাপার নয় । বরং অন্য কোন ভাবনা অন্য কোন দিকে চলা তাদের কাছে জীবনের মূল উদ্দেশ্য । যখন এই অনুভূতি এক গভীর বোধের মধ্যে থেকে তৈরী হয় তখন দেখা যায় যে সব কিছু বুঝে , সব কিছুই জেনে এবং সব কিছুর পিছনে যুক্তি দেখতে পেলেও সেটা মানে না তখন আমরা বলি সে পাগলামি করছে । এই না মানা হচ্ছে পাগলামি। সামাজিক নিয়মের বা বিধিনিষেধের বিরুদ্ধে এই বিদ্রোহের দুটো সম্ভাবনা থাকতে পারে । এক , বিদ্রোহ যদি সফল হয় , তাহলে সেই ব্যক্তি বিদ্রোহী । দুই , বিদ্রোহ যদি বিফল হয় , তখন সমাজ সেই ব্যক্তিকে পাগল রূপে চিহ্নিত করে [50]। যে নতুন পথ সে আবিষ্কার করছে তা সমাজে স্বীকৃত হলে সমস্যা হয় না , কিন্তু তা না হলে তাকে ঘোর বাধার মধ্য দিয়ে যেতে হয়। সে তখন সমাজের গ্রহণযোগ্য ব্যক্তি হয় না । অদ্ভুদ ব্যাপার হচ্ছে এই ব্যক্তি মুহুর্তে নেতা হয়ে উঠতে পারে অথবা সমাজচ্যুত হতে পারে , এবং সমাজচ্যুত হলেই সে পাগল [51]।

---

[50] James M. Wilce to " Speak , beautifully " in Bangladesh ; Subjectivety as pagalami , Page 197

[51] হালদার গৌতম; না মানার পাগলামি : জীবনের ‘ বঙ্গ ও মঞ্চ - এ , ঐহিত্যিক , পাগল সংকলন , তমাল রায় (সম্পাদিত) , কলকাতা , ২০১৪ , পৃঃ ৩৩৯ ।

পাগলের সংজ্ঞা নির্ধারণের পদ্ধতির মধ্যেই আছে পাগলকে ‘ অপর ’ করে দেবার নিহিত প্রক্রিয়া। পুরানো ভারতীয় সমাজে বা অন্যান্য পশ্চাদপদ ’ সমাজে পাগল আর পিছিয়ে পড়া মানুষদের কিছুটা জায়গা সহজভাবেই ছিল । কিন্তু সভ্যতা যত এগিয়েছে তত আমরা সক্ষমতাবাদী হয়ে উঠেছি । বেমানান মানুষগুলোকে একঘরে করে দেবার এক সুচারু প্রক্রিয়া শুরু হয়েছিল কয়েক শতক আগেই । মানবিক ব্যবহার পাওয়া তো দূরের কথা অধিকাংশ ক্ষেত্রে চিকিৎসার পরিবর্তে জুটত বর্বোরোচিত শাস্তি[52] অথবা তাদের কয়েদ করো পাগলা গারদে , আর নয় জাহাজে চাপিয়ে পাচার করে দাও । এ প্রসঙ্গে ফুকো তার - এ দেখিয়েছেন এরকম এক জাহাজের কথা— বোকাদের জাহাজ । আড়াই হাজার বছর আগে স্পার্টায় বিকলাঙ্গ শিশুদের পাহাড় থেকে ফেলে দেওয়া হতো। আমাদের দেশেও এরকম কুপ্রথা প্রচলিত ছিল । যেমন গঙ্গাসাগরে সন্তান বিসর্জন[53] সমাজের বোঝা লাঘব করার জন্য । এখন আমরা অনেক সভ্য । মার্কিন যুক্তরাষ্ট্রের কিছু রাজ্যে একপিঠের টিকিট কিনে ভিন রাজ্যগামী বাসে চাপিয়ে দেয় পাগলদের, যা ওদের শহরে । আমাদের দেশে বাসের বদলে ট্রাক , শহরের বদলে জঙ্গল ।

---

52 গঙ্গোপাধ্যায় , ধীরেন্দ্রনাথ ; ‘ মনোবিদ্যার ইতিবৃত্ত " মাণব মন , ৪৫ বর্ষ , প্রথম সংখ্যা , ২০০১ , কলকাতা , পৃ : ৮৩

53 Nasima Selim & Priya Satalkar P. Ereption of Metal illness in a Bangaladeshi Village BRAC University Journal , Vol - V , No. 1 , 2008 , pp - 47-57

কর্নাটক সীমান্তবর্তী এক জঙ্গলে পাগল পাচার হয় তিন রাজ্য থেকে[54] । পাগল সরিয়ে দেবার আর একটা কারণ এদের সান্নিধ্যে আমাদের অস্বস্তি । শারীরিকভাবে অসুস্থ মানুষকে করুণা করা যায়, কিন্তু মনোরোগের সামাজিক অভিঘাত অন্যরকম । আর মনের খবর মানুষই একমাত্র রাখতে চায়। এই মনের বিষয় অতি প্রাচীন কাল থেকে মানুষের জিজ্ঞাসা । মানুষ সকলেই জ্ঞাত ও অজ্ঞাতসারে মনস্তাত্ত্বিক বা একজন মনোবিদ [55] মানুষের সবচেয়ে বড় অহংকার হল তার ধুরন্ধর মগজ —যা তাকে দিয়েছে পৃথিবীর সাজানো সংসারে দাপিয়ে বেড়ানোর অধিকার । সেই মগজ অস্ত্রের বুনিয়াদ টলিয়ে দেয় পাগল । মানুষের দল থেকে তাকে বহিষ্কার না করলে প্রশ্নচিহ্ন লেগে যাবে মানুষ বিষয়ে অনেক সাধারণ ধারণার গায়ে । অতএব প্রয়োজন পাগলের আচরণ আর অভিজ্ঞতাকে অস্বাভাবিক বলে চিহ্নিত করে তার বিপ্রতীপ স্বাভাবিকের পুনর্নির্মাণ ।

ঔপনিবেশিক সময়ে কালে সাধারণ লোকের কাছে পাগল ছিল - যে কেবল যা-তা বকে , রাস্তা ঘাটে ঘুরে বেড়ায় । আবার অনেক সময় হয়তো অন্য লোক কে মারধরও করে । মোটামুটি ভাবে বলতে গেলে আমরা সাধারণ মানুষ পাগল সম্বন্ধে বিশেষ মাথা ঘামায় না । পাগল সম্বন্ধে এই উদাসীনতা

---

[54] দত্ত , কৌশিক , ' প্রলাপ ' , ঐহিক , পাগল সংকলন কলকাতা , ২০১৪ , পৃঃ ১১ ।
[55] মুখোপাধ্যায় , শ্রীকৃষ্ণ পদ ; , " মনের উত্তেজনা ও তাহার প্রতিকার " আয়ুর্বেদ ভারতী , শ্রী বগলা মজুমদার (সম্পাদিত) ,ভলিউম-৭ নং -১, ১৯৬৭, পৃষ্ঠা -৬৪

সব দেশেই চিরকালই ছিল । কিন্তু বিগত কয়েক দশক ধরে আমাদের এ ধারনা কিছু কিছু বদলে গেছে । পূর্বে লোকের ধারনা ছিল যে , অনেক পাপ কাজ করলে তবে পাগল হয়। লোকে পাগল কে মতেই ভালো চোখে দেখত না। পাগল কে অনেক সময় উন্মাদ ডাইন বলা হত। এই অভিযোগে পুড়িয়ে মারার দৃষ্টান্ত আমাদের দেশে পাওয়া যায়[56]।

ঔপনিবেশিক কাল পর্বের শেষের দিকে অর্থাৎ প্রায় এক শতাব্দি পূর্ব থেকে মনবিদরা পাগলামি কে মনের রোগ প্রমান করেন এই সঙ্গে পূর্বকার সব ভ্রান্ত ধারনা ক্রমশ অবলুপ্তি ঘটে । মনবিদরা বলেন যেমন শারীরিক রোগের বিভিন্ন রকমফের দেখে যায় এবং লক্ষন অনুসারে চিকিৎসকরা বিভিন্ন রোগের নাম দেন , ঠিক তেমনি ভাবেই মনবিদরা মানসিক রোগের ক্ষেত্রে নানারকম নামকরন দিয়ে থাকেন। মানসিক রোগ শুধু এক রকমের হয় না । সাধারন লোক, অল্প বিকৃতমস্তিস্ক এবং সম্পূর্ণ বিকৃত মস্তিস্ক ইত্যাদি নানা ধরনের পাগল আমাদের সমাজে দেখতে পাই । মোটামুটি ভাবে পাগলের তিন প্রকারের মানসিক বিকৃতি লক্ষ্য করা যায় বিকৃতের প্রভাব অনুসারে এগুলি হল যথা – নিউরোসিস , সাইকো নিউরোসিস ও সাইকোসিস[57] । নিউরোসিস বিকৃত বলতে বোঝায় সামান্য মানসিক বিকার যেগুলি পাগলের ক্ষেত্রে সবসময় লক্ষ্য করা যায় না । কিন্তু এই রোগ মাঝে

---

56 ভট্টাচার্য, ঊষা, পাগল , প্রবাসী , অগ্রহায়ন , ১৩৫৬, পৃষ্ঠা- ১৭১

57 ভট্টাচার্য , শ্রীঊষা ; প্রবাসী ,অগ্রাহয়ন,১৩৫৬ বঙ্গাব্দ পৃষ্ঠা- ১৭২

মাঝে রোগীর যথেষ্ট কষ্টের কারন ঘটায় । নিউরোসিস ঘটিত পাগল আবার দুই প্রকারের যথা- উৎকণ্ঠা ও অ্যানেক্সিটি নিউরোসিস। এক্ষেত্রে পাগলের মনে সবসময় দারুন উদ্বেগ আর অস্থিরতা দেখা যায়। যে কোন সাধারণ ব্যাপার উপলক্ষ্য করে রোগীর মনে অযথা দুশ্চিন্তা ও উদ্বেগের সঞ্চার হয়। যেমন হয়তো রোগী সব সময় মনে মনে যে যদি তার বাবা মা বা কোন প্রিয়জনের মৃত্যু হয় তবে কি হবে । এই ভয় এদের সাধারনের ছেয়ে অনেক বেশী থেকে আর এর জন্য এরা মুহ্যমান হয়ে পড়ে । অপর প্রকারে অ্যানেক্সিটি নিউরোসিস হল স্নায়ুবিক অবসাদ। এই রোগে রোগী সর্বদা অত্যন্ত ক্লান্ত ও অবসন্ন হয়ে থেকে। হাতে পায়ে মোটেই জোর থেকে না। সামান্য পরিশ্রমে রোগী অত্যন্ত ক্লান্তি বোধ করে[58]।

দ্বিতীয় প্রকারের মানসিক বিকৃতি হল সাইকো নিউরোসিস । এর আবার অনেক প্রকারের ভেদ আছে, যথা বিপরিণামী হিস্টিরিয়া , আবেশিক সাইকোনিউরোসিস , হাইপোকন্ড্রিয়া, উৎকণ্ঠা হিষ্টিরিয়া ইত্যাদি। হিষ্টিরিয়া রোগে রোগীর মূচর্ছা স্বাবাভিক লক্ষন হতে পারে , মনে ইএ সকল রোগ মানসিক কোনটাই শরীরের ক্ষত থেকে সৃষ্টি হয় না যেমন একটা উদাহরণ দিলে বিষয়টি বোঝা যাবে, এক্ষেত্রে বিপরীতধর্মী হিষ্টিরিয়া কথাই ধরা যাক এক্ষেত্রে রোগী কোন মানসিক চিন্তা কে সত্য বলে মনে করে । ধরুন কোন

---

58 তদেব- পৃষ্ঠা- ১৭৩

লোকের ঘাড়ে সংসারের খুব চাপ আছে , আর সে কিছুতেই সংসার চালাতে পারছে না সেক্ষেত্রে সে সামনে আর কোন উপায় না দেখে সে যদি রোগের আশ্রয় নিতে পারে তবে হয়তো রেহাই পায়। সুতরাং রোগী এমন ভাবনা চিন্তা এমন ভাবে করতে থাকে যে সে কাধে ব্যথা অনুভব করে। অথচ চিকিৎসক পরীক্ষা করে হয়তো কোন কারন খুজেই পেল না । এসব ই মানসিক। অবশ্য এর কারন মনবিদ রা রোগীর সজ্ঞান মনে পান না, তবে পাওয়া যায় অবচেতন মনে । মনঃসমীক্ষণের দ্বারা তা খুজে পাওয়া যায়। যার একটি প্রকাশ পায় রোগীর চিন্তাধারা মধ্যে অপরটি পাওয়া যায় কার্যকলাপের ভিতরে[59] ।

যথা চিত্তভ্রংশী বাতুলতা – এই রোগে মানুষের সাধারণ বুদ্ধি একেবারেই লোপ পেয়ে যায় । রোগী নিজেকে বাইরের জগত থেকে আলাদা করে রাখে। নিজের মনে মনে কল্পনায় সে পৃথক জগত সৃষ্টি করে । আর তার মধ্যে নিজেকে দুবিয়ে রাখতে চায় । তার মনে নানা রকমের অদ্ভুত ধারনা জন্মে, নিজেকে হয়তো পৃথিবীর শ্রেষ্ট বলে মনে করে। কারন কল্প জগতে সবি সম্ভব। বাইরের জগত সম্বন্ধে তার কোন চেতনায় থাকে না । খুব কম কথা বলে অল্প অল্প হাসে। অনেক সময় হয়তো বিড় বিড় করে যা তা বকে ; চুপচাপ বসে থাকে হয়তো খাওয়া দাওয়া ত্যাগ করে।

---

[59] ভট্টাচার্য , শ্রীঊষা ; প্রবাসী ,অগ্রাহয়ন,১৩৫৬ বঙ্গাব্দ পৃষ্ঠা- ১৭৩

আর এক ধরনের রোগ আছে তাকে বলে খোদন্মোত্তত বাতুলতা। এই রোগের দুটি ধারা আছে। খেদ অবস্থায় রোগী খুব উত্তেজিত থাকে , এত্ত বেশী ও দ্রুত চিন্তাধারা মনের মধ্যে আসে যে , যে ও গুলি গুছিয়ে বলতে পারে না। কথা বার্তা অসংলগ্ন হয় । অনেক অকথা কুকথা বলে ও খুব জোরে জোরে গান করতে ও নাচতে থাকে। আবার মাঝে মাঝে মারধোরও করে। কিছুদিন এই অবস্থায় থাকার পর বিষণ্ণ অবস্থা আসে অবস্থায় রোগী খুব মুহ্যমান হয়ে থাকে। একেবারেই কারও সঙ্গে কথাবার্তা বলে না । আত্মহত্যা করার প্রবল ইচ্ছা থাকে । রোগী কিছুই খায় না। মুখে সর্বদা দুঃখের ভাব থাকে। বহুদিন জাবত এরূপ রোগগ্রস্থ হয়ে থাকলে মানুষ বুদ্ধি ভ্রংশ হয়ে যায়। আর একটি প্রধান মানসিক রোগ হচ্ছে " ভ্রম বাতুলতা" এই রোগে রোগীর কতকগুলি বদ্ধমুল ধারনা থাকে । অন্য সকল বিষয়েই সে সাধারন লোকের মতো ব্যবহার করে, শুধু তার বিশেষ ধারনার ক্ষেত্রে অদ্ভুত রকমের ব্যবহার করে। এই রোগে বুদ্ধি বৃত্তি একেবারে নষ্ট হয় না । ভুল ধারনা এই রকমের হতে পারে , যথা – রোগী হয়তো মনে করে যে কেউ তাকে বিষ দিয়ে মারতে চাচ্ছে। অনেক রোগী হয়তো মনে করে যে তার দেহের কোন একটা অংশ নেই ইত্যাদি । এই রোগ আবাফ্র অনেক রকমেত্র হয়। এর রা কেতি নাম হল বিভ্রম বাতুলতা । এই রোগে সব সময় রোগীর মনে হয় – যে সবাই তার দিকে চেয়ে আছে , না হয় তার সম্বন্ধে কোন কথা বলছে।

এতক্ষন যে সব বাতুলতা সম্বন্ধে আলোচনা করেছি সেগুলির কারন সম্পূর্ণ মানসিক । কিন্তু আরও কতকগুলি মানসিক রোগ আমারা দেখতে পাই যেগুলির কারন কিছুতা মানসিক ও কিছুতা শারীরিক । যেম আর কেতি রোগ আছে তার নাম জেনারেল পযারালাইস অফ দ্য ইন্সেন' সিফিলিস এই রোগের কারন । এতে মাথার ভিতর কগত দেখা যায় । এতে বুদ্ধি বৃত্তি একেবারে নষ্ট হয়ে যায় । রোগী অনর্গল বকে । একটা কথ বা সঙ্গে আর একটা কথার কোন সামঞ্জস্য থাকে না। তা ছাড়া রোগীর আত্মঃসমযম থাকে না[60]।

ভ্রমের রোগটি মাথার মধ্যে কোন রকমের ক্ষত থেকেই হয় । এতে রোগীর ফিট লাগা মতো হয়, তবে এর মূর্চ্ছা হিষ্টিরিয়ার মূর্চ্ছা থেকে আলাদা, এতে রোগে অসম্ভব হাত-পা খিচুনি হয় ।এর আবার দুটি ভাগ , একটি নাম গ্র্যান্ড ম্যাল অপর টি নাম হল পিটেট ম্যাল। পূর্বোক্ত রোগীর মূর্চ্ছা হয়। এই মূর্চ্ছা যেখান সেখানে হতে পারে, কিন্তু হিস্তেরিয়ার মুরছছা নিরাপদ জাইগা ছাড়া হয় না। মূর্চ্ছা সময় রোগী বিক্ষিপ্ত ভাবে হা পা ছোঁড়ে। এবং মূর্চ্ছা পড়ে রোগী কিছুক্ষন ঘুমায়। পরে মাথা ধরা ভাব থাকে। শেযোক্ত রোগটি সব সময় হতে পারে , কিন্তু মূর্চ্ছা হয় না তবে দু-এক সেকেন্ডর জন্য রোগে অন্য মনাহয়ে যায় । হয়তো রোগী বসে কাজ করছে কিছু সময়ের জন্য

---

60 ভট্টাচার্য , শ্রীউষা ; প্রবাসী ,অগ্রাহয়ন,১৩৫৬ বঙ্গাব্দ পৃষ্ঠা- ১৭৪

রোগী আচারন অন্য রকম হয়ে যায় , কিংবা কাজ বন্ধ যায়। এতা রোগী নিজেই বুঝাতে পারে না , তবে সামনে যারা থাকে তাঁরা বুঝতে পারে। তাছাড়া এক রকমের মাথা খারাপ আছে জেতা অনেক স্ত্রী লোকের প্রসবের পর হয়। এর নানা রকমের লক্ষন হতে পারে তবে এত বেশী দিন স্থায়ী হয় না । এর নাম পিউপ্যারাল ইন্সানিটি, এবং বৃদ্ধ বয়সে মতিভ্রম হয়ে থাকে । এটা কে বলে ভীমরতি । উপরে যে সব রোগের বর্ণনা দেওয়া হল সে গুলি খুবই সাধারণ , তবে পাগল বলতে শুধুই আমরা এক রকমের পাগল কে বুঝি না বিজ্ঞান সম্মত ভাবে অনুসন্ধান করলে এরমধ্যে নানারকমের ভাগ লক্ষ্য করা যায়। মনবিদরা একে কে রোগের এক কে কারন বের করেছেন এবং চিকিৎসকরা নানা পন্থায় বিভিন্ন রকমের চিকিৎসকের উপায় বের করেছেন।

পাগল কি সত্যই বিকৃত-মস্তিষ্ক

শ্রীননীগোপাল চক্রবর্ত্তী

কোন কোন্ পণ্ডিত মনে করেন, আমাদের পাগল হওয়ার বড় কারণ এই যে, আমরা অতি অল্প বয়সে অনেক কিছু শিখতে আরম্ভ করি এবং শিখিও খুব তাড়াতাড়ি। পশু তার আদিম মনোভাব নিয়েই সারাজীবন কাটিয়ে দেয়। তারা কিছু শেখেও না, কিছু ভোলেও না, কিন্তু মানুষ অনেক কিছু শিখে নিজেকে অভিশপ্ত করে। মনে রাখতে হবে, কোনও কিছু শেখার চেয়ে শেখা বিষয় ভুলে যাওয়া ঢের বেশী কঠিন।

মনস্তত্ত্ববিদেরা বলেন, একই শিশু বলশেভিক, ফাসিষ্ট বা যা হয় একটা কিছু 'হওয়া'র শিক্ষা পেতে পারে। কম্যুনিষ্ট, লীগ-পন্থী বা কংগ্রেসওয়ালা হওয়া—অর্থাৎ কোনও কিছু পছন্দ করা না করা; সাহিত্য, সঙ্গীত বা বিজ্ঞানে রুচি, সিনেমার ছবি ভাল লাগা বা না লাগা—এ সব আমাদের জন্মগত নয়, শিক্ষাগত।

মনের উপর কোন কিছু জোর করে চাপাতে গেলে অনেক সময় আমাদের মস্তিষ্ক-বিকৃতি ঘটে। এটা আমাদের পারিপার্শ্বিক অবস্থার ফল—জন্মগত নয়। মনস্তত্ত্ববিদেরা এখন আর বংশগতির (heredity) প্রভাব মানেন না।

কমনস্ ব্যাঙ্ক অব ইণ্ডিয়া
লিমিটেড্

স্থাপিত : ১৯১৩ 'গ্রাম : 'EKESAR'

পি ৫, ক্যানিং ষ্ট্রীট, কলিকাতা

প্রতিপত্তিশালী ও পুরাতন ব্যাঙ্ক-সমূহের মধ্যে অন্যতম।

আমাদের 'সিলভার জুবিলী সার্টিফিকেটে' টাকা আমানত করিয়া দ্বিগুণ অর্থলাভ করুন। এই টাকা কখনও লোকসান যায় না।

মিঃ অশোককুমার সেন রায়
ম্যানেজিং ডিরেক্টর।

বাস্তবিক পক্ষে ঘটে এই :—মানুষের মস্তিষ্ক কতকটা ক্যামেরার মত, কিন্তু ক্যামেরার চেয়ে এর সুবিধা এই, এর একটা স্বতঃক্রিয় (automatic) স্পর্শক (sensitive) আছে। এই গ্রাহক বা স্পর্শক হচ্ছে মনের আবেগ (emotion)। এই আবেগের বশবর্ত্তী হয়ে মস্তিষ্কের ফটোগ্রাফির প্লেট বাইরের ছাপ (impression) খুব বেশী করে গ্রহণ করতে পারে। আবেগ যত বেশী হবে, মস্তিষ্ক-ক্যামেরা তত বেশী স্পর্শক (sensitive) হবে।

একটি খুব ছোট ছেলেকে যদি দশ বার করেও শেখান যায় যে, আট নয় বারান্তর, সে পরক্ষণেই তা ভুলে যায়। কিন্তু পাশের বাড়ীর কুকুরটা একবারও যদি তাকে দেখে ঘেউ-ঘেউ করে ডাকে, তবে ঐ ছোট ছেলে তা ভুলবে না। মনস্তত্ত্ববিদেরা এ সম্বন্ধে বলেছেন, "A child without fear would be a potential corpse !"

যে 'আবেগে'র কথা বলা হয়েছে, দুর্ভাগ্যক্রমে ওটা দু-ধারী তরবারির মত। এর বশবর্ত্তী হয়ে আমরা এমন অনেক বিষয় শিখে ফেলি—যা হয়ত শিখবার কোন হেতু ছিল না। যেমন ধরুন, একটি শিশু তার হাত কেটে ফেললে। ডাক্তার এসে ইনজেকশন দিলেন, কাটা জায়গাটা হয়ত-বা সেলাই করলেন—কিন্তু দেখা গেল এর পর থেকে ডাক্তারের ব্যাগ দেখলেই রোগী ভয় পায়। এই ব্যাগটা চিকিৎসার সময়ে তার মনে জেগেছিল এবং সেই সঙ্গে অঙ্কিত হয়েছিল ভয়। এর পর জীবনে অনেক দিন পর্য্যন্ত থাকবে এই ব্যাগের ভয়। এটাও ছোটখাটো রকমের পাগলামির পর্য্যায়ে পড়ে। এই ধরণের আরও অনেক ঘটনা সচরাচর ঘটে থাকে। যেমন, একটা অসৎ লোক একটি ছেলেকে লুকিয়ে যৌন-প্রবৃত্তি চরিতার্থ করতে শেখালে। এখানে যৌন-উত্তেজনা ঐ ছেলেটির মনে 'আবেগ' জাগাল, আর গ্রহণশীল (sensitized) মস্তিষ্কে সঙ্গে সঙ্গে লুকানোর ভাব অঙ্কিত হয়ে রইল। ফলে দাঁড়াল—'kleptomaniac' ব্যাধি। এই ব্যাধিগ্রস্তেরা পুলিসের চোখের উপর হাইজন্য চুরি করে। এইরূপে pyromaniacদের সৃষ্টি হয়—যারা আগুন লাগাতে ভালবাসে।

একটা ছোট ছেলেকে কোনও সুড়ঙ্গের মধ্যে কুকুরের সঙ্গে বেঁধে দেওয়া হ'ল। এর ফল হবে আশ্চর্য্য। সে কুকুর দেখে ভয় পাবে না—ভয় পাবে সুড়ঙ্গের বা কোনও আবদ্ধ জায়গায়। এই রোগকে ডাক্তারী শাস্ত্রে claustrophobia বলা হয়েছে।

কিন্তু পাগলামির প্রকৃত স্বরূপ বুঝতে হলে আমাদের মনে রাখতে হবে—স্থির-মস্তিষ্ক লোকের মত পাগলেরও জীবনের

পাগল কি সত্যিই বিকৃত মস্তিস্ক , প্রবাসী পত্রিকা, শ্রাবন , ১৩৫৩, পৃষ্ঠা- ৪৪১

অধ্যায় - ২

পাগল ও পাগলামী

প্রসঙ্গ সামাজিক সংঘাত ও বিবিধ প্রসঙ্গ

সমাজের সাথে যতক্ষণ প্রত্যক্ষ সংঘাত না ঘটে , ততক্ষণ পাগলেরা নিশ্চিন্ত। ঠিক যে মুহূর্ত থেকে একজন পাগল হতে শুরু করে সে মুহুর্তটা সমাজ জানে না। সমাজ এ ব্যাপারে যতদিন অজ্ঞ , ততদিন পাগলের সমস্যা নেই । কারণ সে বাধাহীনভাবে চিন্তা করে যেতে পারে । আনন্দের সঙ্গে ঘুরতে পারে চেতনার সেই বৃত্তে সেখানে চক্র দোষ ঘটে যায় আপন নিয়মে। চিন্তার বৃত্তে পরিধি বরাবর ঘুরতে ঘুরতে সে শেষ করে সেই জায়গায় যা ছিল শুরুর বিন্দু । তারপর কোন এক মুহূর্তে কেউ একজন টের পায়। হয়তো তার আপন মনে কথা বলা লক্ষ্য করে কেউ বিস্মিত হয় অথবা অনুভব করে কৌতুককর। ধরা পড়ে যায় আরও এক পাগলের অস্তিত্ব । শুরু হয় পাগলের সংগ্রাম। এই সমাজের নিয়মের একমত না হয়ে চলার প্রাণান্তকর সংগ্রাম । এই সংগ্রামে সমাজ তার পাশে থাকে না । সমাজের জন্য কিছু সদস্য , যার সাথে নব পাগলের কোন আত্মিক সম্পর্ক নেই , তারা থাকে কিছুদিন

। এই সংখ্যা কমতে কমতে যখন শূন্য হয়ে যায় আর পাগল যদি ততদিন বেঁচে থাকে । তাহলেই শুরু হয় প্রকৃত পাগল জীবন[61]।

আমরা সবাই জানি যে , ' পাগল ' শব্দে স্নেহ ভালোবাসাও থাকে আবার থাকে বিদ্রুপ আর ঘৃণা। আরও থাকে সহানুভূতি ; কিন্তু রবীন্দ্র সাহিত্যে , শীর্ষেন্দুর কাহিনিতে যে সব পাগলদের পাই , তারা ভাগ্যবান । পাগল হতে হতে কোন একটা বিন্দুতে নিজেদের সামলে নিয়ে তারা সমাজের সাথে সম্পর্ক রেখে দিতে পেরেছে । অথচ এর বাইরে যারা সমাজটাকেও অগ্রাহ্য করে চিন্তার আরও গভীরতর স্তরে নিমজ্জিত , তারা আসলে সমাজের কাছে একটা চাপ । সমাজ এই চাপ নিতে জানেনা , নিতে দেয় না , কেবল এই চাপ বর্জন করতে চায় । সভ্যতার প্রতি চ্যালেঞ্জ ছুঁড়ে দিয়ে বাঁচার মধ্যে সমাজ কোথায় যেন একটি ব্যাধিতে ভুগতে থাকে । অনেকে নানারকমভাবে পাগলকে পথেঘাটে পড়ে থাকতে দেখে কিন্তু কিছুই করতে পারে না , বলতেও পারে না । কিছু করার ইচ্ছা থাকলেও পেরে ওঠে না । আর এটাই হল আমাদের সামাজিক ব্যাধি ।

মনোবিজ্ঞানীরা মনে করেন যে , প্রতিটি মানুষই অস্বাভাবিক ; তবে একটা সীমা পর্যন্ত তাকে স্বাভাবিক বলে গণ্য করা হয় । অস্বাভাবিক মনোবিদ্যার অভিধান খুলে বসলে চোখে পড়ে নানারোগের নাম আর বিবরণ , মনে হয় , ঠিকমতো প্রতিটি মানুষকে বিচার করলে কোন না কোন একটি রোগের

---

[61] চট্টোপাধ্যায় , শুভ্র; " যে তোরে পাগল বলে , তারে তুই বলিস নে কিছু " ঐহিক , পাগল সংকলন , কলকাতা , ২০১৪ , পৃ- ৭১

আওতায় প্রায় সবাইকে আনা যাবে[62] । যে পাগল হল সে তো তার ভাবনাচিন্তায় অন্যদের থেকে আলাদা হয়ে গেল , কিন্তু যে থাকল তার সাথে তার কী হয় ? যে মানুষ পাগলের বাবা , পাগলের মা , কিংবা ভাই - বোন তাদের কাছে প্রতিনিয়ত কী বার্তা দিয়ে যায় পাগলের আচরণ ? সবাই একে একে মুখ ফিরিয়ে নিলেও যেটা পাগলের বাড়ি , সেই বাড়ির মানুষ অতি সহজে পারে না তার পরিবারের একজনের অস্বাভাবিক জীবন উপেক্ষা করতে । উন্মাদ হলে একটা মানসিক সান্ত্বনা থাকে; অথচ সেই মানুষটা আর সব ব্যাপারে স্বাভাবিক সে যখন একটা বিশেষ কিছুর উল্লেখে রাগে ফেটে পড়ে আর অশ্লীল গালাগালি দেয় তখন সেই মানুটির ঘরে লোকেরা কী করে ? প্রসঙ্গত এখানে ন্যায় দার্শনিকদের কথা বিশেষ ভাবে উল্লেখযোগ্য । ন্যায় দার্শনিকরা বলেছিলেন ' অমূল প্রত্যক্ষ ' - এর কথা । প্রতিটি প্রত্যক্ষের একটি মূল বা বাস্তব থাকে । মূল ' বা বাস্তব নেই অথচ কেউ প্রত্যক্ষ করছে একটা কিছু— এটাই আমূল প্রত্যক্ষের বৈশিষ্ট্য । জীবনের মধ্যেই মানুষ অনেক রকম অমূলক ভাবনাচিন্তার স্বীকার হয়ে পড়েন । এই রকম অবস্থায় চিকিৎসকের পরামর্শ মেনে কিংবা নিজের বোধবুদ্ধিকে কাজে লাগিয়ে সবাই সেইসব অমূলক ভাবনার জগৎ থেকে বেরিয়ে আসবে এমন কোন নিশ্চয়তা নেই । এর মূল কারণ মানব মন খুব বিস্ময়কর এবং রহস্যময় । মনকে বশে আনার কোন নির্দিষ্ট নিয়ম বের করা যায়নি । কারণ বিশ্বের প্রতিটি মানুষ আলাদা । প্রতিটি মন আলাদা । মনের মধ্যে একজন

---

[62] ঘোষ , অরুণ; অস্বাভাবিক মনোবিজ্ঞান , এডুকেশনাল এন্টর প্রাইস , কলিকাতা , ১৯৬৫ , পৃ : ১১

কী পোষণ করে চলেছে, তা জানা প্রায় অসম্ভব । তাই মা হয়েও সন্তানের মানসিক বিচ্যুতি অনুমান করতে দেরি হয়। আবার অতি কাছের মানুষের সাথে অভিনয় চালিয়ে যেতে পারে একজন ভবিষ্যতের পাগল । সব মিলিয়ে এ এক জটিল রসায়ন । এই জটিলতার মাঝে যেটা বোঝা যায় তা হল এই যে , একটি তথাকথিত সুস্থ মন কখনোই একটি তথাকথিত অসুস্থ মনকে বুঝতে পারে না এবং বিপরীতটাও সত্যি । এই ঘনিষ্ঠজনের মধ্যে সে পাগল হবে সে হয়তো তার বিচ্ছিন্নতার দ্বারা চারপাশে একটা বলয় তৈরি করে আত্মমগ্ন হয়ে থেকে যাবেন , কিন্তু যারা তাকে পাগল ভেবে কষ্ট পাবেন , তাদের অনুভবটা আমরা অনুমান করতে পারি । কিন্তু এ এক বিচিত্র অবস্থা । একজন পাগল এবং তার সুস্থ নিকটজন এমন দুটি জগতের বাসিন্দা যার একটা স্বাভাবিক এবং অপরটা অস্বাভাবিক । এই স্বাভাবিক - অস্বাভাবিক সীমা অবশ্যই মানুষ দ্বারা নির্ধারিত । কিন্তু প্রকৃতি কি পাগল চায় ? সমাজে এমন অনেককে দেখা যায় যারা চারপাশের সাথে তাল মিলিয়ে নিজের মতো করে পাগলামি করেন। মানসিক ভারসাম্য বজায় বৈষম্যজনিত কিছু কারণে জীবনের কোন একটি ক্ষেত্রে এদের আচরণ পাগলের মতো ।

যুক্তি ও পাগলামি

যুক্তি ও পাগলামির হল সহোদর সম্পর্কের মধ্যে আবদ্ধ । এরা একে অপরের সাথে অপরিহার্যভাবে জুড়ে আছে । কিন্তু একসঙ্গে এরা দুজনেই একই জায়গায় উপস্থিত থাকতে পারে না । যখন যৌক্তিকতা লোপ পায় তখন আমাদের মনে পাগলামো সেই জায়গায় আস্তানা তৈরী করে , আবার

যুক্তির আবির্ভাব ঘটলেই পাগলামি অদৃশ্য হয়ে যায় । এবার যুক্তি এবং পাগলামি এই একে অপরের প্রতি সম্মান প্রদর্শন এবং ফলস্বরূপ একে অপরের নিজের জায়গা ছেড়ে দেওয়ার বিষয়টি মাথায় রেখে আরও কিছু ভেরিফিকেশন টানা যায় । সেহেতু পাগলামি যুক্তির সাথে ডিরেক্টলি রিলেটেড , অর্থাৎ পাগলামি চিন্তার সাথেও সম্পর্কযুক্ত । কারণ চিন্তার কাজই হচ্ছে যুক্তির জাল বিছানো , যুক্তির খাচা তৈরী করা । যখন বিবিধ চিন্তা একে অপরের সাথে লড়াই করে , যখন কোন একটি নির্দিষ্ট যুক্তি একক গরিষ্ঠতায় জয়লাভ করতে পারে না , যখন অনেক সংখ্যক যুক্তি একে অপরের সাথে জড়িয়ে গিয়ে নানান কার্যকারণ সম্পর্ক তৈরী করে , যখন এই ঘটনার কারণে , এক চরম বিশৃঙ্খলা তৈরী হয় , সেই বিশৃঙ্খলা পরিস্থিতিকেই পাগলামি বলা হয় ।

পাগলামি আসলে আমাদের নিজেদের চিন্তাধারার ,চিন্তাশক্তির সারমর্মকেই প্রশ্নের সামনে দাঁড় করিয়ে দেয় । মানুষ আত্মবিশ্লেষণে বাধ্য হয় । তার মানে আত্মবিশ্লেষণ ও পাগলামির মধ্যে কি কোন গভীর সম্পর্ক আছে ? উত্তরে বলা যায় হা । এই সম্পর্কে হেগেল লিখেছেন—" *The capacity of self - reflection is given to man alone , that is why he has , so to speak , the privilege of madness*"[63] হেগেলের থেকে নীৎসে আরো এক ধাপ এগিয়ে

---

[63] B Georg . W. F. Hegel ; Philosophi de L'esprit in Encylopedia . paris , Germer Bailler , 1867 , pp - 383 .

যান *: " There is one thing that will forever be impossible : to be reason able ! A bit of reason though , a grain of wisdom ... that leaven is mixed in with every thing : for the love of madness wisdom is mixed will things !"* [64]

তাহলে দেখা যাচ্ছে যেখানে হেগেল পাগলামি চিন্তার ভিতরে স্থাপন করেছেন , নীৎসে আবার উল্টো পথে গিয়ে চিন্তাকে পাগলামো র মধ্যে স্থান দিয়েছেন । তবে এই দুই অবস্থান যতই উপর উপর বিপরীতার্থক মনে হোক না কেন , আসলে উভয় বক্তব্যের মধ্যে সাদৃশ্য আছে , সেটা পাস্কালের বক্তব্য থেকে বোঝা যায় *: "Man are so necessarily mad that not to be mad would only be another form of madness"* [65]

পাগল ও পাগলামি কার ভাগে পড়ে ? দর্শন না সাহিত্য ? উপরের বিভিন্ন দার্শনিকদের বক্তব্য দেখে অনুমান করা যায় যে পাগলামি নিয়ে তার সংজ্ঞা , ব্যাপ্তি , পরিধি ইত্যাদি নিয়ে এহেন দার্শনিক প্রবচন অনেকখানি এবং নানাবিধ। এই বক্তব্যগুলি তাদের ভাষার অতি সূক্ষ্ম ফিলিগ্রওয়ার্ক সমেত , একটি প্রশ্ন তুলতেই পারে : এগুলি কিসের উদাহরণ ? সাহিত্য , না দর্শন ? এগুলি কি শুধু ভাষার মারপ্যাচ , নাকি কোন গভীর তত্ত্বের ধারকও ? এক্ষেত্রে একটি কথা মো টামুটি নিশ্চিতভাবেই বলা যায় —এই

---

[64] তদেব- পৃ ৩৮৪

[65] তদেব- ৩৮৫

অ্যাফারিজমগুলিতে ভাষার শৈলী ও উর্ষতা , ভাষার খেলা যে পর্যায়ে পৌঁছেছে । তাতে এগুলি স্বভাবগতভাবে দর্শনের অন্তর্গত হলেও এর ব্যবহারিক প্রয়োগ সাহিত্যগত ও আলংকারিক । অর্থাৎ ' পাগল'দর্শনে ও সাহিত্যে ঢুকে পড়েছে । উল্টোদিকে যদি খাঁটি সাহিত্যে পাগলামির উপস্থিতি বিচার করা হয় তাহলে আবার দেখা যাবে সাহিত্যের পাগলরা আদতে ছদ্মবেশী দার্শনিক । রবীন্দ্রনাথ বা শেক্সপিয়ারের লেখা এই বিষয়ে সর্বোচ্চ উদাহরণ । অতএব সাহিত্য ও দর্শন এবং এদের মাঝে সেতু হিসাবে রয়েছে পাগল ও পাগলামি। পাগলামি একই সাথে যুগপৎ সাহিত্য ও দর্শনের বিষয় । আগে পাগলামি মূলত সাহিত্যের বিষয় ছিল , কিন্তু আধুনিক যুগে পাগলামো হয়ে উঠেছে মেজর ফিলোজফিক প্রি - অকুপেশন । আর পাগল ধারণার মধ্যে বাংলার সামাজিক ও সাংস্কৃতিক সামগ্রিক ইতিহাসকে বিচার করা যায় [66]।

শুধু তত্ত্বের খাতিরেই ব্যাখ্যা নয় , বাস্তবমুখী বিশ্লেষণাত্মক ভাবনা নিয়ে পাগলদের জীবন কথা এই লেখার উদ্দেশ্য । এতে আবেগও যে মিশবে তা নয় । পাগলদের ইতিহাস ভাবনা - চিন্তায় কার্য কারণ ও আবেগ - দুটিই অত্যন্ত গুরুত্বপূর্ণ । সাহিত্যোক্ত এই ধারারই অন্যতম সাক্ষী । সেই ও এর ধারায় বারেবারেই বিভ্রান্তি ঘটে কিছু কিছু বহু ব্যবহারে ক্লিশে হয়ে যাওয়া ধারণার অর্থ অনুধাবনে । সেইরকমই একটি গুরুত্বপূর্ণ কথা হল পাগল কে

---

[66] চৌধুরী আদ্বয়; " হস্পর্শে পাগল : দুটি লেখা তিনটি ফঁদ " , ঐতিহ্য , পাগল সংকলন , কলকাতা , ২০১৪ , পৃঃ ২১ ।

? যখন কোন পাগলকে উন্মাদাশ্রমে নিয়ে যাওয়া হয় , তার পিছনে কিছু কারণ থাকে , অর্থাৎ যুক্তি দিয়ে এই কারণগুলি খুঁজে তাকে পাগল বলে অভিহিত করা হয় । এই যুক্তি দেয় কারা ? উত্তরে বলা যায় সমাজের একটা অংশ মানুষ , অর্থাৎ অধিকাংশ মানুষ যখন তাকে সনাক্ত করে যে , সে পাগল হয়েছে । কিন্তু এক্ষেত্রে উক্ত ব্যক্তিটি মতামত নেওয়া হয় কিনা তা সন্দেহজনক । একটা সময় গ্যালিলিওকে পাগল বলা হয়েছিল । কারণ তিনি বলেছিলেন , পৃথিবী সূর্যের চারিদিকে ঘোরে , তাই রক্ষণশীলপন্থী তাকে মেনে নিতে পারেনি , কারণ চার্চের প্রচলিত । বিশ্বাসকে তিনি আঘাত হেনেছিলেন । কিন্তু পরবর্তীতে গ্যালিলিও হলেন বিজ্ঞানী । ঠিক এইখানেই আবার গণতন্ত্রের প্রশ্ন চলে আসে । কটা লোক তাকে অস্বীকার করছে এবং বলছে এটা ঠিক না , আর কটা লোক তার পক্ষে আছে । এখানেই কিন্তু স্থান - কাল— এই দুটি পারস্পেকটিভ ভীষণ গুরুত্ব ও মূল্যসহ এসে পড়ে । গ্যালিলিওকে পাগল বলা হয়েছিল কারণ তখনকার গণতন্ত্রে তিনি হেরে গেছেন [67]॥ কিন্তু পরবর্তীকালের গণতন্ত্রে তিনি জিতে গেছেন । স্থান - কাল পার্থক্য এসব কিছুর উপর নির্ভর করে পাগল ও পাগলাগারদের সম্পর্কের বিষয়টি ।

---

[67] মুখোপাধ্যায় , কমলেশ্বর; " আগল ভাঙা পাগল , অথবা মেঘে ঢাকা তারা " ঐহ্যিক , পাগল সংকলন কলকাতা , ২০১৪ পৃঃ ৩২৯

ষাটের দশকে ভারতে মানসিক আন্দোলন-এ বলা হয়েছিল কেউ পাগল নয় । রোগের বীজ ছড়িয়ে আছে এই সমাজের আনাচে কানাচে । তাই মানুষ নয় রোগ সারাতে হবে এই সমাজেরই। ১৯৮৭ তে ভারতে প্রণীত মানসিক স্বাস্থ্য আইন-এ বলা হয়েছিল *"Mentally ill Person ' as a person who is in need of treatment by reason of any mental disorder other than mental retardation"* [68] ' Mental disorder ' কথাটির দ্বারা ঠিক কি বোঝা যেতে পারে , তা নিয়ে বহু আলোচনা আছে মনোবিজ্ঞানের দর্শন-এর ক্ষেত্রে । এ থেকে কোন একটি সর্বসম্মত সংজ্ঞা করতে গিয়ে বহু অসুবিধার সৃষ্টি হয়েছে[69] । বারে বারে প্রশ্ন উঠেছে । এ প্রসঙ্গে উল্লেখ্য ইতিহাস তার একমাত্র সাক্ষী । প্রাচীনকালে পাগল বলতে বোঝাত শয়তান বা অপদেবতার প্রভাব থেকে অস্বাভাবিক আচরণ । মধ্যযুগে এই ধারণা চলতে থাকে । আর আমাদের ভারতীয় সমাজে , তথা বাংলার সমাজজীবনে ' ভূতে পাওয়া ' বা ' জিনে পাওয়া[70] (মুসলিম সমাজে) তেমনি উপজাতি সমাজে ডান বা ডাইনি দ্বারা আক্রান্ত ইত্যাদি লোকেদের পাগল বলা হত । কিন্তু আধুনিক যুগে ধারণার পরিবর্তন হল । পাগলের কার্যকলাপ বা পাগলামি এটা এক ধরনের রোগ তথা মানসিক প্রক্রিয়ার দ্বারা সংগঠিত অস্বাভাবিক কার্যপ্রক্রিয়া

---

[68] Malhotra , Savita : Developments in Psychatry in India , Springer , New Delhi , 2015 , p – 53
[69] ভট্টাচার্য, সোমদত্ত ; " পাগলিনী কথা " - ঐহিক , পাগল সংকলন , কলিকাতা , ২০১৪ , পৃ : ৩৬ ।
[70] June , Mc . Daniel : The Madness of Saint : Ecsic Religion in Bengal , Chicago University Press . Chicago , 1989 , P. - 312

বা অযৌক্তিক কথাবার্তা । যেটি Mental illness বা মানসিক অসুস্থতার নামে পরিচিত হতে লাগল ।

পাগলদের বৈচিত্র্য

উনিশ শতকে সামাজিক অবস্থার নিরিখে বাংলার পাগলদের মধ্যে নানা বৈচিত্র্য লক্ষ করা যায় । পাগলেরা কি একজন আর একজনকে অনুসরণ করে ? করা উচিত নয় । কারণ প্রতিটি পাগল স্বতন্ত্র । বস্তুত পাগলদের মধ্যে আছে অপরিসীম বৈচিত্র্য । এই বিচিত্র আয়োজন মানুষের মধ্যেও আছে । কিন্তু সভ্যতার হরেক চাপে সেসব হারিয়ে মানুষ ছাঁচে ঢালা পুতুলের মতো আচরণ করে বলে সেই বৈচিত্র্য তেমন প্রত্যক্ষ করা যায় না । তুলনায় পাগলদের সেই সমস্যা নেই বলে আচরণের দিক থেকে তারা অনেক স্বতঃস্ফুর্ত । অত্যাচার , নিপীড়ন , শোষণ ইত্যাদি কারণে যারা মানসিক ভারসাম্য হারিয়েছেন ; তাদের কথা আলাদা । যেমন নবারুণ ভট্টাচার্যের উপন্যাস যুদ্ধপরিস্থিতির ' নায়ক যেমন । এদের ক্ষেত্রে মনোবিদদের হাতে কিছু নির্দিষ্ট সূত্র থাকে । কিন্তু যারা সুস্থ জীবনযাপন করতে করতে হঠাৎ একদিন প্রবেশ করতে শুরু করে স্বরচিত বৃত্তে , তাদের ক্ষেত্রে এই সুবিধাটুকু।

পাগলদের কথা

অজিত চক্রবর্তী

পাগল হয়ে এখন কেউ আর বনে বনে ঘোরে না। চলে আসে এই কলকাতায়, যাকে অনায়াসে পূর্বাঞ্চল-এর পাগলদের সদরদপ্তর বলতে পারেন। পাগল বলতে ডাকসাইটে পাগল, আধপাগল, শেয়ানা পাগল, পাগলছাগল—সকল ধাতের পাগলের কথাই বলছি।

এ শহরে মাথার ব্যামো নিয়ে তেমন সমীক্ষা হয়নি। পশ্চিমের স্পেশালিস্টদের মতে হাজার জনে একজনের হেড অফিসে কিছু গোলযোগ থাকবেই। সভ্যতা যত জটিল আর কঠিন হচ্ছে, সংখ্যাটা ততই বেড়ে চলেছে।

ঐ হিসেবে পশ্চিম বাংলায় পাগলের সংখ্যা হাজার পঞ্চাশেক হবে। কিন্তু কলকাতা তো কসমোপোলিটান সিটি। এখানে সকল রাজ্যের সুস্থ মানুষের সঙ্গে পাল্লা দিয়ে আসেন অসুস্থ মস্তিষ্ক মানুষেরাও। তাই চোখ বুজে অনুমান করা যায় এই কলকাতাতেই [illegible] মানুষ আছেন যাদের মাথা মেরামত করা দরকার।

ব্যাপারটা হাসি-ঠাট্টারই, কিন্তু হাসতে হাসতে কখন যে চোখে জল এসে যায় জানাই যায় না। বুড়ো ছেলে যদি বিপত্নীক বাবাকে জড়িয়ে ধরে বলে, বাবা, আমি তোমার কোলে উঠবো? সুস্থ পিতা না হেসে পারেন কি? পারেন কি চোখের জলকে বাধা দিতে? যাঁর নিজের জন পাগল হয়নি, পাগল হবার দুঃখ সে বুঝবে কি করে?

তাই তো এক মনীষীর মতে মাথার ব্যাধি সভ্যতার অভিশাপ। এখন পদে পদে মানসিক আঘাত। কোথাও মনের শান্তি নেই। যে কেউ পাগল হতে পারেন। না হওয়াটাই বুঝি ব্যতিক্রম।

শিশুর চরিত্র গঠন সম্পূর্ণ হয়ে যায় পাঁচ বছর বয়সেই। কেউ একগুঁয়ে হয়, কেউ বাইরের কারও সঙ্গে কথা বলা পছন্দ করে না, কেউ আবার [illegible] জিনিস খেতে চায় না। দায়ী কিন্তু মা-বাবা, বিশেষ করে মাই। সন্তান যদি স্বাভাবিক না হয়, আর দশটা ছেলেমেয়ের মত না হয়, যে কোনদিন তার মাথা বিদ্রোহ করতে পারে। ইস্টবেঙ্গল-মোহনবাগানের খেলায় এক পক্ষ হারতেই পারে। দুপক্ষে হাজার হাজার সমর্থক। কিন্তু পাগল হয় কজন? মাধ্যমিক পরীক্ষায় পঞ্চাশ হাজার ছেলে ফেল করতে পারে। তাদের মধ্যে কজনের মাথা বিগড়ে যায়?

আসলে মানসিক স্বাস্থ্য যাদের দুর্বল, বিপদ তাদের নিয়েই। এই স্বাস্থ্যকে সবল করতে হলে মাতাপিতাকে সতর্ক হতে হবে গোড়াতেই। শিশু যেন সকলের সঙ্গে মেশে, সে যেন খেলাধুলো করে, তার যেন বন্ধুবান্ধব হয়, সে যেন পুরোপুরি স্বাভাবিক, আর দশটা ছেলের মত হয়। নইলেই বিপদ। বিপদ সঙ্গে সঙ্গে আসে না। অনেক পরে, মা-বাবার মৃত্যুর পরও আসতে পারে। অতএব সাবধান। ছেলেমেয়ে যেন ভালবাসা পায়, ভালবাসতেও পারে। যা দিতে এবং পেতেও যেন সে শেখে।

ঠাকুর্দা-ঠাকুমা, মামু-মিমা, কাকা-জেঠা, মাসি-পিসি, দাদা-দিদি, আত্মীয়স্বজন, পাড়ার লোকজন, স্কুল এবং বাড়ির শিক্ষক—আগে শিশুর দুনিয়া ছিল বিরাট। এখন? একখানা ছোট ঘর আর মা-বাবা। একান্নবর্তী পরিবার ভেঙে গেছে, তার উপরে এসেছে পরিবার পরিকল্পনা।

ছোট পরিবার যদি সুখী পরিবার হয় তাহলেও রক্ষে। এখন স্বামী-স্ত্রীর বয়সের ফারাক কম, দুজনেই প্রায় সমান শিক্ষিত। তাই কেউ কাউকে মানেন না। ছোটখাট ইস্যু নিয়েও নিত্য কলহ। শিশুকে ঐসব শুনতে হয়। তার মনের খবর কে রাখেন?

ফ্রয়েড বলেছিলেন, মানসিক ব্যাধির উৎস হল সেক্স। গিরীন্দ্রশেখর বসুও তাই মনে করতেন। এখন সেক্স-এর অন্য ব্যাখ্যা হয়েছে। মানকুণ্ডু মেন্টাল হসপিটালের চীফ সাইকিয়াট্রিস্ট ডাঃ বি. এন. সাইন বলছেন, সেক্স মানে স্যাটিসফ্যাকশন। সকল অরগ্যানিজম-ই চায় স্যাটিসফেকশন। বাধা পেলেই ফ্রাস্ট্রেশন।

সাইকিয়াট্রিক নার্সিং হোমের ডাঃ [illegible] তথ্য দিলেন যা [illegible] ওঁর মত। তাঁর অভিজ্ঞতা, মানসিক রোগীদের অর্ধেক

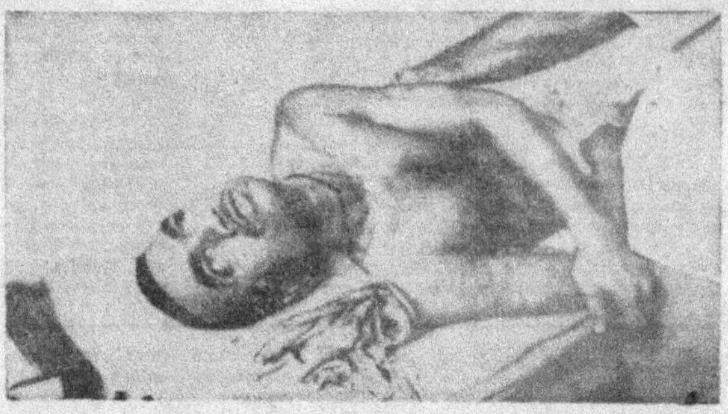

পাগলদের কথা - অমৃত পত্রিকা থেকে সংগৃহীত , ১৩৮৪ বঙ্গাব্দ,বর্ষ - ১৭

পাওয়া যায় না । এই ধরনের পাগলদের মধ্যে থেকে যায় বিচিত্র এক আশ্চর্যসব দৃষ্টান্ত । মনে করুন , আপনার অভিজ্ঞতায় আপনি কত বিচিত্র পাগলামির চেহারা দেখেছেন । সেগুলি সবই যে দুঃখজনক , এমন নয় ।

কিছু কিছু চেহারা আপনাকে অবাক করেছে , কেউ ঘাবড়ে দিয়েছে। আবার কেউ দিয়ে গেছে নির্মল হাস্যরস । প্রথাগত সামাজিক নিয়মের মধ্যে থেকেও তাদের অনেকে চালিয়ে যায় নানা রকম পাগলামি[71] । এদের কেউ কেউ হয়তো আপনার পরিচিত । প্রতিদিনের দেখার মধ্যে এদের আকস্মিক পাগলামি আচরণ হয়তো আমরা কখনো মেনেও নিই । হয়তো বুঝতে পারেন যে কোন এক জায়গায় সে আপনার প্রতিবাদটা করে দেয়।

উনিশ শতকের পূর্বে পাগলদের নিয়ে এত ভাবনার অবকাশ ছিল না সাধারণ মানুষের মনে। আমাদের সমাজ বহুকাল অবধি পাগলকে মানুষ বলেই গণ্য করেনি । তাই সামাজিক উপেক্ষা , অত্যাচার সহ্য করে বহু যুগের পর যুগ পাগলের নীরব অভিমান নিয়ে চলে গেছে এই পৃথিবী ছেড়ে। এদের মধ্যে রাম - রহিমের মতো অকিঞ্চিৎকর ব্যক্তি যেমন রয়েছেন , তেমনই রয়েছেন কোপার্নিকাস বা গ্যালিলিয়োর মতো প্রতিভা । আজ এই সময়ে দাঁড়িয়ে পাগলদের প্রতি সাধারণ মানুষের ধারণার খুব একটা পরিবর্তন ঘটেছে বলে মনে হয় না । সুকুমার রায়ের লেখা “রাজার অসুখ” গল্পের পাগল কিংবা রবীন্দ্রনাথের ঠাকুরদার চরিত্রের মতো রোম্যান্টিক পাগলরা সাহিত্যের পাতায় ছিলেন বলে পার । পেয়ে গেছেন । বাস্তবে থাকলে হার্ডকোর পাগল হতেন । তুলনায় শীর্ষেন্দুর পাগল চরিত্রগুলির ছায়া একটু হলেও পাওয়া যায় আধা

---

[71] চট্টোপাধ্যায় , শুভ্র ; “ যে তোৱে পাগল বলে , তারে তুই বলিস নে কিছু ঐহিক , পাগল সংকলন , কলকাতা , ২০১৪ , পৃ : ৭৪

শহর কিংবা গ্রামে । পাগলদের কি কোন নিরাপত্তা আছে নাকি কোন স্বাধীন জীবনযাপন আছে । শুধু পাগলাগারদের অভ্যন্তরে কয়েদীর মত বন্দী থাকা পাগলদের দেখে সার্বিকভাবে পাগলদের মূল্যায়ন করা যাবে কি ? কখনোই নয় । গারদের অভ্যন্তরে তাদের জীবনযাপনের মধ্য থেকে উঠে আসে যে তথ্য , সেই প্রাপ্ত তথ্য বিশ্লেষণ করে পাগলদের হয়তো আমরা কিছুটা অনুভব করতে পারি । কিন্তু যার ভবঘুরে , ফুটপাতে যাদের নিশিযাপন তাদের পাগলামির মাপকাঠি , তাদের জীবনযাপনের রহস্য এই তথ্য দ্বারা বিশ্লেষণ সম্ভব নয় ।

পাগলের চাহিদা

পাগলের চাহিদা , বিশেষ করে তার মনোজগতের খবর আমরা কি এখনও বুঝে উঠতে পেরেছি ? যে ব্যক্তি মানসিকভাবে অস্বাভাবিক সে আসলে চারপাশের অবস্থাকে বিশ্বাস করতে চায় না । সেই অবিশ্বাসের কারণ আমরা অনুমান করতে পারি কিন্তু নিশ্চিত করে বলতে পারি কি ? আসলে সে কি ভাবছে বা কি করতে চায় ? কোন সুস্থ মানুষের ক্ষেত্রেও ঠিক একই কথা বলা যায় । আসলে মানুষের মনের কথা অনুধাবনের এই ব্যর্থতায় মনোবিজ্ঞানের প্রধান সমস্যা । মনোবিদ্যার এই সমস্যা কালানুক্রম ধরে যেভাবে আলোচিত হয়ে আসছে , তারও একটা সুদীর্ঘ ইতিহাস আছে। আমরা ইতিহাস থেকে শিক্ষা নিই । তেমনি পাগল ও পাগলামির প্রসঙ্গে মনোবিজ্ঞান কেমনভাবে যুগ যুগ ধরে চর্চা করে আসছে এবং সমাজের সঙ্গে এর মেলবন্ধন কোথায় , এই নিয়েই পাগলচর্চার ইতিহাস । মানব মনকে

বোঝা এটা যেমন মনোবিদ্যার একটা প্রধান সমস্যা তেমনি সমাজেরও একটা সমস্যা । তাই পিতামাতা তার সন্তানকে বুঝতে ব্যর্থ হন । বন্ধু ব্যর্থ হয় বন্ধুকে বুঝতে । প্রেমের ক্ষেত্রেও এই না বোঝার পরিমাণটা বিরাট । একটু বিশ্লেষণাত্মক দৃষ্টিতে দেখলে বোঝা যায় যে , অপরের মনকে বুঝতে পারার এই ব্যর্থতাই সমাজে পাগল হওয়ার কর্মকাণ্ডকে উদ্দীপনা যোগায় । যে কোন পাগল কম - বেশী সমাজ থেকে বিচ্ছিন্ন । যার পাগলামি চরম দশার আগে ভাগ্যক্রমে থেমে গেছে , তিনিও আসলে সমাজের সব স্তরে নিজেকে খুলতে পারেন না । মনের ভাবনা শেয়ার করার সৎ পরামর্শ অহরহ চারিদিকে দেওয়া হচ্ছে ; কিন্তু নিজের একান্ত ভাবনাকে শেয়ার করার মতো পরিবেশ ও সুযোগ পাওয়া যে কতটা কঠিন তা আমরা কম বেশি জানি । যে সমস্যাকে আপনি মনের শক্তিতে কাটিয়ে উঠতে পেরেছেন এবং যেভাবে পেরেছেন তা আর একজনের সমস্যাকে দূর করার মতো উপযুক্ত নাও হতে পারে । এই অবস্থায় যখন একটি নির্দিষ্ট মানসিক সমস্যা দূর করার জন্য কিছু নিয়ম তৈরী হয় তখন তা স্বাভাবিকভাবেই সর্বত্রগামী হয়ে ওঠে না [72] । সহজ কথায় পাগলামি সারানোর কোন মৌলিক নিয়ম নেই । কোন সার্বিক নিয়মও নেই ।

---

[72] চট্টোপাধ্যায়, শুভ্র ; " যে তোরে পাগল বলে, তারে তুই বলিস নে কিছু ঐহিক, পাগল সংকলন, কলকাতা ২০১৪ , পৃ : ৭৩

আধ্যাত্ম জগতে পাগল

মধ্যযুগের বিখ্যাত বাংলা ' শ্রীচৈতন্যচরিতামৃত ' প্রসঙ্গত আলোচনা করা যেতে পারে । শ্রীচৈতন্য তখন নীলাচলে , পুরীধামে । ভক্ত জগদানন্দ পণ্ডিত এসেছেন বাংলায় । তার মাধ্যমে বৃদ্ধ অদ্বৈত আচার্য শ্রীচৈতন্যের জন্য এক তরজা । পাঠালেন - *"প্রভুকে কহিও আমার কোটি নমস্কার । এই নিবেদন তাঁর চরণে আমার / বাউলকে কহিও লোকে হইল আউল । বাউলকে কহিও হাটে না বিকায় চাউল / বাউলকে কহিও কাজে নাহিক আউল / বাউলকে কহিও ইহা কহিয়াছে বাউল"*[73] । পদটির গুঢ় অর্থ যাই হোক , বাউল শব্দটির প্রয়োগ লক্ষ করবার মত । পদকর্তা বৃদ্ধ বৈষ্ণব সাধক অদ্বৈত আচার্য এখানে নিজের পরিচয় দিয়েছেন বাউল হিসাবে আর তার আরাধ্য দেবতা শ্রীচৈতন্যদেবকেও বাউল সম্বোধন করেছেন । বাংলায় এই বাউল ' শব্দটি এসেছে সংস্কৃত ' বাতুল ' থেকে যার আভিধানিক অর্থ পাগল । চৈতন্য উত্তর বাংলায় বাউল একটি বিশিষ্ট সামাজিক ও সাধক সম্প্রদায় হিসাবে আত্মপ্রকাশ করে । যাদের সাধন পদ্ধতি রহস্যাবৃত ও লোকচক্ষুর অন্তরালে থাকলেও যাদের গান , সহজিয়া গান , দেহতত্ত্বের গান , মেঠে সুরের গান , মনের মানুষকে খুঁজে বেড়ানোর গান আজও বাংলার মানুষের মুখে মুখে ফেরে । লালন ফকিরও তার গানে বিশিষ্ট বৈষ্ণব সাধকদের পাগল বলে স্মরণ করেছেন অত্যন্ত শ্রদ্ধার সঙ্গে । *"তোরা কেউ শাসনে ও পাগলের কাছে / তিন পাগলে হল মেলা নদে*

---

[73] গোস্বামী, দামোদর, ; " তোরা কেউ যাসনে ও পাগলের কাছে " ঐহিক , পাগল সংকলন , কলকাতা , ২০১৪ পৃ : ৪৭

এসে"[74] আবার লালন বার বার করে সাবধান করে দিচ্ছেন – " *পাগলের সঙ্গে যাবি , পাগল হবি বুঝবি শেষে"* । পাগলের কাছে যাওয়ার দরকার নেই , তার নামটিই পাগল করে দেবার জন্যে যথেষ্ট[75] । তাই পাগল কথাটির আভিধানিক অর্থ যাই হোক , সমাজ যাই বলুক , মেডিক্যাল সায়েন্স গবেষণা করে যাই বের করুক না কেন , বাংলার সমাজ পাগলকে কোন একভাবে , কোন এক অর্থে অত্যন্ত আদরের সঙ্গে , ভালোবাসার সঙ্গে প্রেমের সঙ্গে , আবেগের সঙ্গে , শ্রদ্ধার সঙ্গে গ্রহণ করে , যেখানে সাধক নিজের পরিচয় দিতে ভালোবাসেন পাগল হিসাবে , তার প্রিয় দেবতাকে , প্রাণের দেবতাকেও পাগল বলেই ডাকতে ভালবাসেন । তাইতো আমাদের দেবতা ভোলা মহেশ্বর , পাগলা শিব । যিনি স্বেচ্ছায় ভিক্ষা করে বেড়ান , সব কিছুতেই খুশি হয়ে যান , আবার সকলকে বাঁচানোর জন্য খুশি মনেই বিষ খেয়ে নেন– " শিবের মতো পাগল পাওয়া ভাব সুধা ফেলে গরল যার আহার । বলদ বাহন , চর্ম বসন , সর্প অলংকার অনেক চেষ্টা করেও বোঝা যায় না ... শিব কিসের তরে ভিক্ষা করে , যার ঘরে অন্নপূর্ণ " আবার বামাখ্যাপাকে আমরা খ্যাপা ' বলি । আদরের সঙ্গে বলি শ্রদ্ধার সঙ্গে বলি , কাছের মানুষ হিসাবে বলি । ঠাকুর শ্রীরামকৃষ্ণকে ভালোবেসে ও ভক্তি করে "পাগল ঠাকুর" [76]।

কয়েকটি উদাহরণ থেকে বুঝলাম যে , ভারতবর্ষের আধ্যাত্ম জগতে পাগল ও পাগলামির একটা বিশেষ স্থান রয়েছে । সেখানে পাগলকে শুধু সস্নেহে

---

[74] ই-সোর্স , মিউজিক কালেকশন , www.bdmusic.com > ফোক কালেকশ্যান ১২ ই আগস্ট, ২০১৮

[75] চক্রবর্তী রমাকান্ত,; বৈষ্ণবইজ ইন বেঙ্গল , কলকাতা , ১৯৮৫ , পৃ : ১১

[76] তদেব পৃ : ৪৮

, সপ্রেমে , সশ্রদ্ধ স্বীকৃতি দেওয়া হয়েছে তা- ই নয় , ব্রহ্মজ্ঞানীর লক্ষণ বর্ণনা করতে গিয়ে বলা হয়েছে পাগল , অর্থাৎ শুধু স্বীকৃতি নয় প্রয়োজনীয়তা , অপরিহার্যতা । সাধনার রাজ্যে পাগল ও পাগলামি এই অনুপ্রবেশ কেন ? এর কারণ , এর ব্যাখ্যা খুব স্পষ্ট করে কোথাও বলা নেই , আমরা দূর থেকে কিছুটা অনুমান করতে পারি মাত্র । কিন্তু তার আগে আমাদের ভারতীয় দর্শনের দু - একটা একটু আলোচনা করা জরুরী।

মানুষ সর্বদাই চেয়েছে তার পরিবেশকে ব্যাখ্যা করতে নিজেকে বুঝতে , চতুর্দিকে ঘটে চলা ঘটনার স্রোতকে কার্য - কারণ শৃঙ্খলায় বেঁধে ফেলতে । এই বুঝতে চাওয়ার ইতিহাসই মানবসভ্যতার ক্রমবিবর্তনের ইতিহাস । আধুনিক বিজ্ঞান , যা ব্যবহার করে আমরা দৈনন্দিন জীবন চালাই , একরকমভাবে জগৎকে বোঝার চেষ্টা করে । আর বুঝতে গেলেই দুটি মৌলিক প্রশ্ন এসেই যায় । একটি হল কাকে বুঝতে হবে আর দ্বিতীয়টি হল কি দিয়ে বুঝবো । অর্থাৎ প্রথম প্রশ্ন হল জগতে কী আছে , জগৎ কী দিয়ে তৈরী আর দ্বিতীয় প্রশ্ন হল তাকে বুঝব কী দিয়ে অর্থাৎ বোঝার পদ্ধতি ও বোঝার নীতি টা কী হবে । এই দুটো বিষয়ই ঠিক করে দেওয়া হবে যাত্রা । শুরুর আগেই । আধুনিক বিজ্ঞান , যাকে আমরা আনুষ্ঠানিক ইউরোপীয় বিজ্ঞান বলে চিনি , মনে করে জগৎটা পদার্থ (matter) দিয়ে তৈরী আর এই পদার্থ - এর পারস্পরিক সম্পর্ক এবং interaction দিয়েই জগৎটাকে বুঝতে হবে । পরে ' শক্তি ' বলে আর একটা নতুন ধারণা এলেও আরও পরে জানা গেল পদার্থ - শক্তি দ্বৈততা -এর কথা । পদার্থ

ও শক্তি আসলে একই এবং পরস্পর রূপান্তর ও বিনিময়যোগ্য । আর দ্বিতীয় প্রশ্নের উত্তর ‘ প্রত্যক্ষ । অর্থাৎ বুঝতে হবে প্রত্যক্ষ করে । চোখ দিয়ে দেখে , কান দিয়ে শুনে , ত্বক দিয়ে স্পর্শ করে । আমাদের যে পাচটি ইন্দ্রিয় জগতের নানারকম খবর এনে দিচ্ছে প্রতিনিয়ত সেগুলির মাধ্যমেই আমরা জানব জগৎকে । ইন্দ্রিয়ের দরজায় যে নিজেকে প্রতিষ্ঠা করতে পারবে না , যতই ভালো লাগুক , যতই মনোমুগ্ধকর হোক না কেন তাকে বিদায় জানাতেই হবে । তাকে সত্য বলে মেনে নেওয়া যাবে না কিছুতেই । এটাই বিজ্ঞানের কার কার্য নীতি , এই নিতী ঠিক না ভুল এই প্রশ্ন অবান্তর । প্রত্যেকটি শাস্ত্র তার নিজের স্বতঃসিদ্ধ , নীতি এবং পদ্ধতি ঠিক করে চলতে থাকে আপন গতিতে । এখানে ঠিক ভুল বা সত্য মিথ্যার প্রশ্ন তোলা যায় না । আমি যা হলে সত্য । বলে মানব ঠিক করে নিয়েছি তাকে বরাবর পালন করে চলেছি কিনা সেটাই বড় কথা । আর সেটাই পরীক্ষা করে দেখা হয় বারবার নানাভাবে, না পদ্ধতিতে । আমার প্রাথমিক সিদ্ধান্ত থেকে আমি সরে আসিনি । বিচ্যুত হইনি তো নিজের ঠিক করে নেওয়া পছন্দ করে নেওয়া রাস্তা থেকে। নিজের কাছে নিজেরই এই দায়বদ্ধতার প্রমাণ দিতে হয় বার বার। ভারতীয় দর্শন জগৎকে বোঝার চেষ্টা করে অন্যভাবে , এক এক দার্শনিক সম্প্রদায় এক এক রকমভাবে বোঝার চেষ্টা করে । এখানে উদাহরণ হিসাবে সাংখ্য দার্শনিকরা বলেন জগতে দুরকমের মৌলিক সত্তা আছে ‘ প্রকৃতি ’ আর ‘ পুরুষ । সমাজ ও বিজ্ঞানের ভাষায় বস্তু এবং চেতনা । এই দু - এর মিথষ্ক্রিয়া সাংখ্য দর্শনের মূল ভিত্তি । তাহলে জগৎকে বুঝতে হলে এই দুটিকে বুঝতে হবে , শুধু বস্তু ও জগত

- কে বুঝলেই চলবে না । আর কেমন করে বুঝবে ? এঁরা যে পদ্ধতির কথা বলবেন তা একেবারেই অন্যরকম । প্রথম দেখলে বিপরীতমুখী যাত্রা বলেই মনে হবে , মনে হবে অসম্ভব , অবাস্তব বলেও । বিজ্ঞান আমাদের বলবে জ্ঞান আহরণ করতে হলে , খবর জোগাড় করতে হলে ইন্দ্রিয়গুলিকে খোলা রাখতে হবে , সজাগ রাখতে হবে , প্রয়োজনে শান দিয়ে আরও শক্তিশালী, আরও তীক্ষ্ণ করে তুলতে হবে । কারণ এরাই আমাদের মূল যন্ত্র, এরাই আমাদের হাতিয়ার। জানালা খোলা না রাখলে বাইরে থেকে আলো - বাতাস আসবে কী করে ? যোগদর্শন কিন্তু ঠিক এর বিপরীত কথা বলবেন । তারা বলেন জ্ঞান আহরণ করতে হলে , জগতের প্রকৃত স্বরূপ জানতে হলে ইন্দ্রিয়ের দ্বার রুদ্ধ করতে হবে , ইন্দ্রিয় অঙ্গ গুলোকে বন্ধ করতে হবে , আর এই জায়গাটি বুদ্ধি দিয়ে বুঝতে পারা বেশ শক্ত । কারণ আমরা দৈনন্দিন জীবনের অভিজ্ঞতায় সর্বদাই দেখেছি যে চোখ দিয়েই দেখতে হয় , কান দিয়েই শুনতে হয় , বড় জোর দূরবীক্ষণ বা অনুবীক্ষণ যন্ত্র দিয়ে চোখের ক্ষমতা , চাক্ষুষ পরিসীমা বাড়ানো যেতে পারে মাত্র। আর একটু এগিয়ে যদি কেউ বলে , জানার জন্য দেখা - শোনা এসবের কোন দরকার নেই, চোখ কান ব্যবহার করার দরকার নেই , তাহলে তাকে সাধারণ মানুষ পাগল বলে অভিহিত করবে ।তবু আমরা আর একটা উদাহরণ দিয়ে বিষয়টা বোঝার চেষ্টা করব।

ধরা যাক আমাকে যদি কেউ এসে জিজ্ঞাসা করেন আপনি কে ? ' আমি হয়তো প্রথমেই আমার নাম বলব । তারপর আরও কী কী বলব নির্ভর

করছে পরিবেশ - পরিস্থিতি এবং প্রশ্নকর্তা কী জানতে চাইছেন , তারপরে অফিসে গিয়ে বলব আমি সিভিল ইঞ্জিনিয়ার , ছেলের স্কুলে গিয়ে বলব আমি প্রীতমের বাবা , রাজনৈতিক দলের মিটিং - এ গিয়ে বলব আমি সি.পি.এম , আমি বাঙালি। তেমনি ভারতবর্ষের বাইরে গেলে বলব আমি ভারতবাসী । তেমনি করেই আমি হিন্দু বা মুসলমান, যুবক বা বৃদ্ধ , পুরুষ বা নারী । আমার কাছে এই সবগুলিই আমার পরিচয় , সব মিলিয়েই ' আমি ' । এই যে ভিন্ন ভিন্ন রূপে নিজেকে দেখা , ভিন্ন ভিন্ন রূপে নিজের প্রকাশ— এগুলির মধ্য দিয়েই আমার সংস্কার , বিশ্বাস , উপলব্ধি , অভিজ্ঞতা প্রকাশিত হয় । আমি বিশেষ রাজনৈতিক মতাদর্শে বিশ্বাস করি বলেই আমি সি.পি.এম বা কংগ্রেস , বিশেষ লোকধর্মে বিশ্বাস করি বলেই আমি হিন্দু বা মুসলমান , বিশেষ আদর্শবাদ বা মতবাদে বিশ্বাস করি বলে আমি গণতন্ত্রবাদী বা মার্কসবাদী । যোগদর্শন বলছেন , এই যে আমার ভিন্ন ভিন্ন রূপ এসব এক একটা মুখোশ যা আজ আমিকে ঢেকে রেখেছে , সরিয়ে রেখেছে আমার দৃষ্টি থেকে।

আমি যখন কোন ঘটনাকে দেখছি , আমার আত্মপরিচয় দিয়ে , আমার চশমা দিয়ে দেখছি তাকে। অবজেক্ট যেমন আছে দেখতে পাচ্ছি যে , বিষয়গত অবদানটা যোগ হয়ে যাচ্ছে তার সাথে । অনেকটা কোয়ান্টাম মেকানিজম - এর বক্তব্যের মতো যেখানে পর্যবেক্ষক, পর্যবেক্ষণযোগ্য কে পরিবর্তন করে ফেলেছে পরিমাপ করতে গিয়ে । চোখের আলো অনুরঞ্জিত করে ফেলেছে চোখে বাহিরের বস্তু , তাই General হলে SC/OBC দের সংরক্ষণের জন্য

দুঃখ পাচ্ছি , আবার অন্য মতাদর্শের হলে কোনও রাজনৈতিক দল ভোটে হেরে যাওয়ার আনন্দ পাচ্ছি , আবার general না SC/OBC । হলে বা সি.পি.এম না হয়ে কংগ্রেস হলে ঠিক উল্টোটি মনে হচ্ছে , কারণ দৃষ্টিকোণ টা বদলে যাচ্ছে । কোন ঘটনাকে শুধুমাত্র ঘটনা হিসাবে , বস্তুকে বস্তু হিসাবে দেখতে পাচ্ছি না কখনো । আমার নিজের পরিচয় আমার কাছে যা তারই আলোয় দেখছি সর্বদা ।

ধরা যাক আমি ভারতবাসী এবং আমি ডাক্তার ভারতের সঙ্গে পাকিস্তানের যুদ্ধ বেঁধেছে । পাকিস্তানের এক সৈনিক আহত হয়ে এল আমার কাছে চিকিৎসার জন্য । আমি কি চিকিৎসা করে তার কষ্ট লাঘব করার চেষ্টা করব , নাকি শত্রুপক্ষের লোক বলে ফিরিয়ে দেব শূন্য হাতে? যদি ফিরিয়ে দিই তাহলে আমি তখনকার মত আমার ভারতবাসী পরিচয়টিকে গুরুত্ব দিলাম কিন্তু মানুষ' পরিচয়টিকে অবহেলা করলাম । একটি মানুষকে মানুষ হিসাবে দেখতে পারলাম না। খণ্ড সত্য , বৃহত্তর সত্য দর্শনের পথে বাধা হয়ে দাঁড়াল । একরকমের আত্মপরিচয় আর একরকমের আত্মপরিচয়কে আবৃত করল , এক আমি আর এক আমিকে প্রকাশিত হতে দিল না। যোগদর্শন বলবেন ইন্দ্রিয়জ জ্ঞান , সংবেদনশীল জ্ঞান আমাদের এই খণ্ড সত্যই উপহার দিকে পারে অখণ্ড অবিকৃত পূর্ণ সত্যের সন্ধান দিতে পারে না । সেইজন্য পূর্ণ সত্যের সন্ধান পেতে হলে ইন্দ্রিয়ের দ্বার রুদ্ধ করতে হলে মনের দোলাচল বন্ধ করতে হবে , চিত্তের বৃত্তিময় হয়ে যাওয়াকে আটকাতে হবে , আমার নানা রূপে সাজা , না মুখোশ পরাকে বন্ধ করতে

হবে , না হলে সত্য ধরা দেবে বিকৃত হয়ে , আংশিক হয়ে , আমার ভাবনার রঙে রঙিন হয়ে । তাই প্রকৃত সত্যকে জানতে হলে দরকার প্রত্যক্ষ অভিজ্ঞতা, তাৎক্ষণিক উপলব্ধি, যেখানে কোন মধ্যম নেই। আর তা করতে হলে আমার মুখোশগুলোকে খুলে ফেলতে হবে এক এক করে , রুদ্ধ করতে হবে ইন্দ্রিয়ের দ্বার , চিত্তকে করতে হবে বৃত্তিহীন তবে অপরোক্ষ জ্ঞান । আবার প্রত্যক্ষ দিয়ে শুধু হবে না কারণ প্রত্যক্ষের জন্য লাগবে ইন্দ্রিয় , লাগবে মন , লাগবে বুদ্ধি ; লাগবে একাধিক মিডিয়াম , বাউলের ভাষায় সহজ হতে হবে । সহজ মানে কী ? ওই মুখোশগুলোকে খুলে ফেলা। যোগদর্শনের ভাষায় স্বরূপে অবস্থান ।

এই অন্যধরনের ভাবনাতে যিনি বিশ্বাস করেন , শুধু বিশ্বাস করেন তাই নয় , তাকে প্রাত্যহিক জীবনে অনুসরণ করার চেষ্টা করেন , তিনি অন্যদের থেকে কিছুটা আলাদা হবেনই । তার বাহ্যিক আচরণ , আচারব্যবহার , বিশ্বাস - অবিশ্বাস এবং সর্বোপরি জীবনধারা সবার সাথে মিলবে না , হয়তো কোথাও কোথাও বিপরীতমুখী হবে । এরকম লোককে ‘ পাগল ’ না বলে উপায় কি ? সোজা কথায় যে অন্যদের মত নয় , সবার থেকে আলাদা তাকেই তো আমরা পাগল ভাবি , পাগল বলি[77] । আর সেই আলাদা হওয়ার ধরনটা যদি এরকম মৌলিক হয় , ভিত্তিস্বরূপ হয় ,গুনাত্বক হয় তাহলে তো তাকে পাগল বলতে আর কোন বাধা নেই । এবার এই পাগল কথাটা শ্রদ্ধার সঙ্গে বলা হবে না অশ্রদ্ধার সঙ্গে বলা হবে , ভালোবাসার সঙ্গে বলা হবে না

[77] হালদার , সুভাশিষ; , পাগল আমি , ছাতনা : শ্রয়ন , ২০০৭ , পৃ : ৩১

বিদ্রুপের সঙ্গে বলা হবে সেটা নির্ভর করছে বক্তার সামাজিক পরিমণ্ডল , শিক্ষা , ব্যক্তিগত অনুভব , সহনশীলতা ও পরমতসহিষ্ণুতার ওপর [78]।

রাস্তার পাগল বা ভবঘুরে পাগল

একটি পাগল বসিয়া গান করছে । আর বহু লোক তাহাকে ঘিরে সেই গান শুনছে । পাগলের কণ্ঠস্বর বড় মধুর । সে গাইতেছে-

" তোমায় দেখবো বলে আমি ঘুরে ঘুরে সারা হলুম
এ ধারে — ওধারে — সে ধারে , যে ধারে দু'চোখ যায়
আমি খুঁজি খুঁজি নারি , যে পায় তারি
আমি খুঁজে খুজে সারা হলুম[79] "

এই তো তার গান , কিন্তু কণ্ঠস্বরের মাধুর্যে শ্রোতাগণের কর্ণে যেন অমৃত বর্ষণ করিতেছিল । না হলে এত লোক জমবে কেন ? সে পুনঃ পুনঃ ঐ গান গাইছে , মাঝে মাঝে কীর্ত্তনীয়াদের মত অখর দিচ্ছে । এই গান এতবার শুনলাম যে আমার মুখস্থ হয়ে গেল । অন্যান্য লোকেরা আসছে , দু - এক মিনিট শুনে যে যার মত চলে যাচছে । কিন্তু আমি আগ্রহ নিয়ে শুনছি । আর যখন একটু ফাক পাচ্ছি অমনি সামনের দিকে অগ্রসর হচ্ছি । পাগলের মুখে বুঝি কি মাধুরী আছে , নহিলে আমার চক্ষু দুটি তার মুখ থেকে অন্য দিকে যায় না কেন ? ক্রমে ক্রমে আমার অজ্ঞাতসারে আমি পাগলের সম্মুখে

---

[78] তদেব পৃ : ৫৩

[79] হালদার, শ্রীবিনোদবিহারী ; পাগল , দি গৃহস্থান পাবলিশিং হাউস এবং দি ইণ্ডিয়ান প্রেস , ক্যালকাটা , ১৩২১ (বাঃ) পৃ : -৩

গিয়ে দাড়ালাম । তাহার দৃষ্টি আমার উপর পড়া মাত্র সে উঠে দাঁড়াল , এবং নিজ দক্ষিণ হস্ত সহসা আমার বাম হস্ত ধারণ পূর্ব্বক বলিল বড় খিদে পেয়েছে আমায় কিছু খেতে দিবি- পাগল যেন আমার কে ! তার সে মধুমাখা কথা কটি আমায় বিভোর করিল । আমি বলিলাম " কি খাবে বাবা ? " পাগল বলিল " যা দিবি ছাই পাশ , যা তোর ছেদ্দা হয় "[৪০] ।

অপরিচ্ছন্ন ভবঘুরে

আমাদের দৈন্দিন জীবনে , আমাদের সমাজে কম - বেশী রাস্তায় বা ফুটপাথে কিছু জড়বস্তুর মানুষ দেখা যায় যাদের আমরা খুব সহজে চিনতে পারি যে , ওরা পাগল , সামাজিক জীবন ওদের জীবন বড়ই দুর্বিষহ , অনেক কষ্টকর , সারা দিন এখানে ওখানে ঘুরে বেড়াই উদ্দেশ্যহীন ভাবে। তাদের জীবনের কোন লক্ষ্য আছে কিনা তা বোঝা সত্যিই খুব কঠিন । বছরের পর পর তাদের জীবন চলতে থাকে এই ভাবে । কেউ বা পথ ভোলা পথিকের মত আবার কে অজানা স্থানে এসে সেখানে নিজের অস্থায়ী ঠিকানা করে নেই । নাম পরিচয় হীন এরূপ পাগল প্রায়শ : দেখা যায়। সমাজ জীবনে আমরা ওদের দেখে নানা রকম মন্তব্য করি।কিন্তু আসল ব্যাপারটা হল ওদের পোশাক পরিচ্ছদ এতটা অপরিচ্ছন্ন যে মানষিক ভাবে বিকৃত করে । বা ঘৃণা বোধের জন্ম হয় বা। আবার চাক্ষুস পত্যক্ষ করলেও নিজেদেরই খুব খারাপ লাগে । খারাপ লাগাটা স্বাভাবিক ব্যাপার কারণ আমরা সভ্য জাতি ও পরিচ্ছন্নতার পূজারী । নোংরা অপরিচ্ছন্নতা আমাদের মনের পবিত্রতাকে

---

[৪০] তদেব , পৃ : ৪

বিঘ্ন করে । তাই বোধ করি ওদের প্রতি আমাদের ভক্তি কোন ভাবে আকর্ষণ করবেনা।

জড়বস্তুর মানুষ

ওরা জড়বস্তুর মানুষ । ওরা ভবঘুরে । কাজ কর্ম নেই , তাই ওরা ঘুরে বেড়াই । কিন্তু ওদের উদ্দেশ্য কি ? কিন্তু ওদের আমরা জড় বস্তুর মানুষ বলে মনে করি কেন ? আসলে ওরা মানুষ কিন্তু সামাজিক জীবনে অপরিচ্ছন্ন , উদ্দেশ্যহীন ভাবে ঘুরে বেড়ায় । সমাজ গঠনের ক্ষেত্রে আমাদের সমাজ জীবনে কোন কাজে লাগে না । তাই তো সমাজ ওদের পাগল । বলে আখ্যা দিয়েছে । আমরা সমাজ জীবন , সবাই মিলেমিশে সমাজবদ্ধ জীবন তৈরী করেছি । কিন্তু ও সমাজ বদ্ধ । নয় — সামাজিক রীতিনীতি , আইন কানুন ওরা তোয়াক্কা করে না । কিন্তু একটা উদ্দেশ্য ওদের আছে — এটা জৈব প্রকৃতির নিয়মে তারা এখানে ওখানে ঘুরে বেড়ানো ... আর পেটের জ্বালা নিবারণের জন্য এখানে ওখানে হাত পাতা এখান থেকেই হৈতী হয় ওদের একটা জীবিকা । যে জীবিকা শুধুমাত্র নিজের অস্তিত্ব রক্ষার জন্য । নিজেকে বাঁচানোর জন্য । ভিক্ষা বৃত্তি । বাংলায় একটা প্রবাদ আছে পেটের জ্বালা বড় জ্বালা । এই জ্বালা নিবারণের জন্য কখনো বা উচ্ছিষ্ট ভোজন আবার কখনো বা ভিক্ষাবৃত্তি । কিন্তু ভবঘুরে পেশায় কিন্তু ভিক্ষাগ্রহণ করে না। শুধু যখন খিদে পাই তখন এরূপ আচরণ । এরূপ দৃশ্য সমগ্র দেশে দেখা যায় তেমনী আমাদের দেশেও । কিন্তু আমাদের এরূপ ঘটনার দৃষ্টিভঙ্গি কি ?

এরূপ অনেক উদাহরণ জীবনে দেখা যায়। কিন্তু কোন ক্ষেত্রে দেখা যায় তাদের নীরবতা আবার অযৌক্তিক কথপোকথন ।

যেহেতু আমার আলোচ্য কালপর্ব উনবিংশ ও বিংশ শতক । এই সময়ে পাগল ধারণার বিবর্তনও কিভাবে হয়েছে তা আমি বিভিন্ন সাহিত্যের মধ্য দিয়ে আলোকিত করার চেষ্টা করব । পাশাপাশি উক্ত সময়ের পাগলামি সংক্রান্ত কার্যকলাপ পরিচয় দেওয়ার জন্য তার ঐতিহাসিক প্রেক্ষাপট আলোচনা করার জন্য বিচ্ছিন্নভাবে বিভিন্ন কালপর্বের মধ্য বিভিন্ন ঘটনাগুলির উদাহরণ প্রসঙ্গত আলোচনার করার চেষ্টা করব ।

ভেগরেন্টস্ হোম । ভবঘুরে আবাস । লোকে বলে পাগল গারদ এখানে যাদের ঠাই হয় তাদের অধিকাংশ মানসিক ভারসাম্যহীনা পরিবারে অবাঞ্ছিত , রাস্তায় ছেড়ে দেওয়া মানুষজন । পশ্চিমবঙ্গ কিংবা ভিনরাজ্যের । এই গারদে যারা একবার ঢোকে তাদের আর বহির্গমনের কোনও উপায় নেই, যদি না ভবঘুরে নিয়ামক তাদের জন্য ব্যবস্থা করেন পুনর্বাসনের । আর সে সম্ভাবনাও খুব ক্ষীণ । কারণ এদের বেশির ভাগই শারীরিক এবং মানসিক ভাবে অসুস্থ । ঢাকুরিয়ায় শরৎ বোস রোডের চারদিকে পাঁচিল তোলা ভবঘুরে আবাস তেমনি এক পাগলা গারদ সেখানে থাকে এক আশ্চর্য পাগলা সূর্য ওঠার আগে ব্রাক্ষমুহূর্তে সে ঝাপ দেয় আবাসের এক গভীর পুষ্করিণীতে এবং গা - হাত- পানা মুছে পদ্মাসনে বসে যায় ধ্যানে তৎকালীন নিয়ামকও সমান পাগল । ১৯৯২-৯৩ সালের এক ভরদুপুরে হাজির হলেন সেই আবাসে । তাকে ডেকে পাঠালেন অফিসঘরে। নিজেতে- নিজে- থাকা

পাগলটি আসতে চায় না বড়াবে কর্তার সামনে । বুঝিয়ে সুঝিয়ে তাকে নিয়ে এলেন আর কে পাগল মহিলা অফিসার । বড়ো কর্তাটি মাঝে মাঝে বলতেন , ভগবান নাকি এই সব অসহায় ভবঘুরেদের সেবা করার জন্য তার বুক - মোচড়ানো কান্না শুনে পাঠিয়ে দিয়েছেন কিছু নিঃস্বার্থ পাগলা পাগলীদের । এই মহিলা অফিসারটি তাদের অন্যতম । কিন্তু কিছুতেই মুখ খুলতে চায় না সেই ভবঘুরে - গৌরবর্ণ সুদর্শন চল্লিশ ছুঁই ছুঁই পাগলা চোখ দুটি আয়ত । কপাল চওড়া । মাথা প্রায় কামানো । পরনে হাফ প্যান্ট । গায়ে কোচকানো জামা । নিয়ামক জিজ্ঞাসা করলেন , তোমার নাম কি , ভাই ? ঈষৎ মুখ তুলে সে তোতলানো গলায় বলল — ‘ জ্ঞানোজ্জ্বল । এ নাম কে দিয়েছেন ? উত্তরে বলল গুরু । তিনি ত্রৈলঙ্গস্বামী সম্প্রদায়ের । আসল নাম সীতারাম। তুমি ধ্যান কর ? হ্যা কার ধ্যান ? ওঁকারের । কিছু দর্শন হয় ? হ্যা , আলোর বর্ণ ? জ্ঞানোজ্জ্বল উত্তর দিল - শ্বেত । এবার নিয়ামকের মুখের দিকে সোজাসুজি তাকাল মণিপদ্মে ভ্রমরের মতো বসে থাকা পাগল জ্ঞানোজ্জ্বলা বলল , হিতকর্ম ছাড়া আপনার আর কোনও প্রারাব্ধ নেই । তারপর বিড়বিড় করে কী এক দুর্বোধ্য ভাষায় কথা বলে চলেছে সে , অপৃষ্ট ও সঙ্গতিহীন যেন - বা সেতুরচনার চেষ্টা করছে কোনও এক অলৌকিক জগতের সঙ্গে[81] ।

এরূপ অনেক পাগল সমাজের অলিতে ও গলিতে ঘুড়ে বেড়ায় । কেউ বা সামাজিক বঞ্চনার স্বীকার। আবার কেউ বা বিরহে মন ভোলা , কিংবা

---

[81] ভবঘুরে জ্ঞানোজ্জল , এইসময় (দৈনিক পত্রিকা) , ২ মে ২০১৩

বিবাগী । বাংলার সামাজিক জীবনে এই পাগলের যেমন ভিন্নরূপ অর্থ আছে তেমনী ভবঘুরে পাগলরা বস্তুত পক্ষে সমাজের আসল পাগল বলে পরিচিত । বাস্তব জীবনে এইরূপ অনেক উদাহরণ জীবনীমূলক গ্রন্থে পাওয়া যায় । যার একটি প্রকৃষ্ট উদাহরণ শিবশঙ্কর শ্রেণী পাগলের কথা নামক গ্রন্থটি এ প্রসঙ্গে আলোকপাত করা প্রয়োজন। লোকে আমায় বলে পাগল , কেন বলে তা আমি তো জানিনা , কি দোষে লোকের কাছে আমি উন্মত্ত , কি অপরাধে স্বদেশের লোক , আপনার লোক আমাকে উপহাস করে তা আমার হৃদয়ঙ্গম হয় না । যখন আমার হৃদয় কাদিয়া উঠে , প্রাণের ভিতর জ্বলিতে থাকে , তখন আমার মনের কথা লোককে জানাই , হৃদয়ের দ্বার খুলিয়া অন্তরের দন্ধাবশেষ দেখছি , তাদের নিকট কাদি, চক্ষের জল ফেলি । আবার যখন আনন্দে মন উথলিয়া উঠে ; হৃদয় নাচিতে থাকে , তখনও তাদের নিকট হাসি , আমার আনন্দেরভাগ তাদের দিই , তারাও হাসে , হাসির কারণ বলি শোনে, মনের গুপ্ত স্থান উদঘাটন করে দেখাই , দেখে । কিন্তু তারা বলে এসব পাগলামী , এ ভয়ানক রোগ , এ শোচনীয় অবস্থা । শুনে আমার ভয় হয় , মনে আতঙ্ক জন্মায় । কিন্তু আমার তো ইহা রোগ বলে জ্ঞান হয় না , শোচনীয় অবস্থা বলেও বোধ হয় না , মনে হয় , এ স্বাভাবিক অবস্থা । এ প্রকৃতি নির্দিষ্ট পথ । প্রকৃতি দেবী আমাদের কপট হতে শিক্ষা দেয় । । শৈশাবস্থা হতে তো আমাদের মুখে এক রকম হৃদয় আর এক রকম থাকে না , বাল্যকালেতো আমরা হৃদয়ের ভাব লুকাতে চাই না , সে সময় তো মধু পেটে বিষ থাকে না । হায় সে সময় কি মধুর সরলতায় , কি অমেয় প্রেমময় , সে সময় অপরের সুখ দুঃখে ; হরিয়ে , বিষাদে হৃদয়তন্ত্রী কেমন কাঁপিয়া

উঠে ; সে কাঁপা তো রসনারনহে অন্তরের মর্মস্থলের । সে সময় তো কুটিল পথে প্রবেশ করিনা । সে সময় তো আমরা ছলনা জানিনা । তবে কেমন করে বলব , যে স্বভাব হইতেই আমরা কুটিলতা শিক্ষা পাই , জন্ম থেকে আমরা ঐ পথের পথিক । সুতরাং কেমন করে স্বীকার করব , যে আমার এ অবস্থা অস্বাভাবিক । এ দশা অপ্রকৃতিক , তবে কেমন করেই বা বিশবাসক রিব , যে ঈশ্বর কুটিলপথই আমাদের জন্য নির্দিষ্ট কবিতা রেখেছেন [82]। আবার অতুলকৃষ্ণ বন্দোপাধ্যায় এই ভব সংসারকে এবং ঈশ্বরের সঙ্গে তার যে আত্মিক মেলবন্ধন এবং ঈশ্বরের প্রতি মানুষের আশক্তি তা থেকে অর্জিত জ্ঞানকেবিচিত্র রূপে বর্ণনা করেছেন । এজগৎ সংসার তার কাছে । পাগলের হাট ।

" ভবের ধাঁধাঁ তুমি ভগবানে
আজ মোরে গিয়াছিল প্রাণ
পাগলের হাতে - আমিও
পাগল বেশী জ্ঞান' [83]

পাগলের মনের খবর রাখা যেমন খুবই দূরহ ব্যাপার তেমনি পাগল কি চায় কি তাদের উদ্দেশ্য এই নিয়ে সামাজিক দৃষ্টিভঙ্গীর সঙ্গে ক্লিনিক্যাল দৃষ্টিভঙ্গীর দুস্তর পার্থক্য আছে । ভবঘুরেদের মনের খবর তাদের ব্যক্তি জীবনের ইতিহাস কি যদি তার কারণ অনুসন্ধান করা যায় বা ফুটপাথে পড়ে থাকা

---

[82] শ্রেণী,শিবশঙ্কর; পাগলের কথা , শ্রীচণ্ডীদাশ কতৃক প্রকাশিত ১২৯৪ , পৃ : ৫
[83] বন্দোপাধ্যায় , অতুলকৃষ্ণ; পাগলের হাট , অনাদি প্রিন্টিং , কলিকাতা , (১৯২১) পৃষ্ঠা ৫

কোনও এক পাগল , তার উক্ত অবস্থার জন্য কে দায়ী বা কারা দায়ী এর কারণ অনুসন্ধান করলে দেখা যাবে প্রতিটি ভবঘুরে পাগলের ব্যক্তিগত ইতিহাস আমাদের সামনে উঠে আসে । আর এখানে ইতিহাসের সঙ্গে পাগল ভাবনাচিন্তার সার্থকতা । অভিনব ভাবরসে পাগল আজ মত্ত। ভবের বিভিন্ন পাগল বিভিন্ন প্রেমদৃষ্টিতে বিদ্যমান । কখনওবা ভক্তি সাধনা তাদেরকে সম্পূর্ণ সতন্ত্র করে রেখেছে আর এটাই বাংলার সংস্কৃতির প্রেক্ষাপটে পাগল চর্চার স্বতন্ত্রতা। " বর্ষদ্বয় পরে যবে হেরিনু তোমায় অভিনব ভাবরসে মজালে আমায় অজস্র বর্ষণ করি প্রেমদৃষ্টিবান প্রভিন্ন করিলে মোর প্রেমও পরাণ কিছু দিন পরে বিয়ে ! আবার যখন আসনু তোমার পাশে আরাম কারণ , " জানত " সুরূপে ! তুমি কিরূপে তখন পাগল করিলে পুন পাগলের মন" [84] ।

শব্দতাত্ত্বিক ব্যাখ্যায় পাগল

পাগলের সামাজিক ব্যাখ্যা আলোচনা করার পূর্বে এই শব্দটির অর্থগত ও শব্দতাত্তিক ব্যাখ্যা আলোচনা করা অবশ্যই প্রয়োজন। পাগল কি এই শব্দটির কোথা থেকে উৎপত্তি হলো এবং তার অর্থ কিভাবে বিবর্তিত হলো তা পুংখানুপুঙ্খ ব্যাখ্যা করা অবশ্যই দরকার । শব্দের খেলায় এই তিনটি অক্ষর ' পা - গ – ল ' যুগ যুগ ধরে বিবর্তিত হয়েছে নানা রূপের বহিপ্রকাশ ঘটিয়েছে । অর্থের নির্মাণ ঘটিয়েছে । কখনও বা অর্থের বিনির্মানও ঘটিয়েছে । বাংলার সামাজিক ও সাংস্কৃতিক জীবনে পাগল বলতে কি বোঝায় । পাগল

---

[84] ভট্টাচার্য্য, শ্রদীননাথ ; পাগলের মনের কথা Hare Press , Calcutta , 1906 পৃষ্ঠা ৯

শব্দটি বিশেষণ । অর্বাচীন সংস্কৃত শব্দ থেকে উৎপত্তি। পাকল > পাগল শব্দটি বিবর্তিত হয়েছে[85] । পাগল শব্দটি অর্থ বিভিন্ন রকমভাবে ব্যবহার কার হয় সেই প্রাচীনকাল থেকে সংস্কৃত ভাষায় ' পাগল ' শব্দের মাধ্যমে বহুবিধ অর্থকে বোঝান হত। পরবর্তীকালেও এটি বিবর্তিত হয়েছে সমাজ জীবনে বিভিন্ন অর্থের প্রয়োগের মধ্যে। পাগল বলতে বোঝায় উন্মত্ত আবার কখনো বাতুল অর্থে প্রয়োগ করা হয় যেমন ব্রহ্মবৈবর্তপুরানের প্রকৃতি খণ্ডে বলা হয়েছে " পাগলায়ঙ্গহীনায় যঃ স্বকন্যাং দদাতি "[86]। আবার বাঙালীর জীবনে সেই পাগল যে কাণ্ডজ্ঞানহীন বা বিষয়জ্ঞানহীন কখনো বা না - সমঝ । উদাহরণ স্বরূপ বলা যেতে পারে " বাসনার বশে মন অবিরত , ধায় দশ দিশে পাগলের মত " । পাগল বলতে বোঝায় অবোধ , দুরন্ত যা শিশুদের আদরের ক্ষেত্রে প্রয়োগ করি । আবার দৈনন্দিন আচার ব্যবহারে অস্থির বা চঞ্চল , এই অর্থে পাগল বলি – " নয়ন পাগল হল না দেখিয়া তোমা [87]" । রবীন্দ্রসংগীতে ' পাগল ' শব্দের ব্যবহার হয়েছে – তবে এক্ষেত্রে পাগল হয়ে উঠেছে অন্যরকম ভাবে , কখনো উচ্ছৃঙ্খল কখনো বা অশান্ত । যেমন রবীন্দ্রনাথের একটি বিখ্যাত গান পাগলা হাওয়ার বাদল দিনে , আবার " পাগল নদী উঠে জেগে'[88] পাগল — বিমূঢ় অর্থে । আবার কখনও কখনও মানুষ বিশ্ব জগৎতের দিকে তাকিয়ে বার বার বিষ্ময় প্রকাশ করেছে । আর

---

[85] বন্দোপাধ্যায় , হরিচরণ ;-বঙ্গীয় শব্দকোষ , দ্বিতীয় খণ্ড , সাহিত্য একাডেমী ১৯৬৬ , নতুন দিল্লী , পৃঃ ১৩০০

[86] বসু , বরদাপ্রসাদ ;- শব্দকল্পদ্রুম , ১৮০৮ (শ) , পৃ : ১৪

[87] ঠাকুর , রবীন্দ্রনাথ; বিচিত্র প্রবন্ধ - পাগল , বিশ্বভারতী ১৩১৪ , পু : ৯৮

[88] শ্রী ধর্ম্মমঙ্গল , মানিক গাঙ্গুলি , বিরচিত , বঙ্গীয় সাহিত্য পরিষৎ , ১৩১২ , পৃঃ ১৭৩

এই বিস্ময় থেকে জেগেছে নানা প্রশ্ন । এ জগতের সৃষ্টি হল কিভাবে ? এই জগতের শেষ কোথায় ? জগতের কি কোন স্রষ্টা আছে ইত্যাদি । এভাবে বিষ্ময় আমাদের কাছে কখনো পাগল হয়ে দাড়িয়ে । ‘ মানব মন বিষ্ময়ে পাগল ’[89] - প্রেমবিহুল , ভাবে ভোলা বা আত্মহারা– ‘ আমার পাগল বাবা , পাগলী আমার মা[90] সমাজে কিছু মানুষ দেখা যায় আত্মভোলা রকমের হয়তো তার বেশী উদাসী বা বিবাগী । এই ধরনের মানুষ প্রেমের ক্ষেত্রে বিরহভাবে নিজেদের প্রতিপন্ন করে । তারা প্রেমের ক্ষেত্রে খুব বিহুল । যদিও প্রেমে পাগলের কোন মাপকাঠি থাকে না । তবু এই ধরনের আত্মহারা মানুষ সর্বদা একটু পাগল প্রকৃতির মনে হবে , যদিও তাদের মায়ার আকর্ষন “ খুব - ই প্রবল । হতে পারে তারা খুব - ই বাস্তববাদী বা আদর্শবাদী তবুও তার মধ্যে মাতোয়ারা এ বিষয় মনের মধ্যে বিশেষ ভাবে কাজ করে তাই সমাজ জীবনে ওরাও একধরনের পাগল । এছাড়াও বহুমাত্রিক শব্দের অর্থের মধ্যে খুঁজে পাওয়া যায় শোকোন্মত্ততা , কখনো বা শুধু উন্মত্ত আবার কখনো ক্ষেপা। খনার বচনে “ পাগলার চৌদ্দ পাগলীর আট , এই নিয়ে কাল কটি ” । পাগল –মত্তা , জ্ঞানহারা অর্থে – “ কালী সমর পাগলী ”[91] , বা “ ধায় উন্মত্ত পাগলী ’ [92], প্রেমবিরহ — “ ভালে সে নাগরী পাগল হয়েছে পাগলী ”[93]

---

[89] দত্ত, বিজিতকুমার ও অন্যান্য (সম্পাঃ) আকাদেমি বাংলা অভিধান , পশ্চিমবঙ্গ বাংলা আকাডেমি , ১৯৯৯ , কলিকাতা পৃঃ ৫০৭

[90] দত্ত, মাইকেল মধুসূদন; মেঘনাথ বধ কাব্য , পৃঃ ৯৬

[91] গিরীশচন্দ্র রচনাবলী দ্বিতীয় খণ্ড , পৃঃ ১২৭ ।

[92] বঙ্কিমচন্দ্র গ্রন্থাবলী , দ্বিতীয় খণ্ড , বসুমতী , ১৩১১ , পৃঃ ৫৬

[93] কারাম জার্জী প্রকাশিত , সাহিত্য দর্পণ , ১৯০২ , দ্বিতীয় খণ্ড পৃঃ ১৬০

দুরন্তপনা , দৌরাত্ম – " পাগলাই না করিহ , না ছড়াইয় ঝুঠ " [94] জ্ঞানহারা অর্থে – " কভু কাঁদে , কভু গায় , যেন পাগলীনি প্রায় "[95] ইত্যাদি ইত্যাদি ।

বাতুল : যার অর্থ উন্মত্ত বা পাগল , বাংলায় বিশেষণ শব্দ যোগে ব্যবহৃত হয় । তারাকুমার কবিরত্নের ' হিতোপদেশ বাতুলের অর্থ যেমন পুরোপুরি উন্মত্ততা ছুয়ে যায় না তেমনী কাশীদাসী মহাভারতের বাতুলের অর্থ আবার অন্যরকম । তবুও বাতুল শব্দের মধ্যে কিছু ফনা বা আত্মহারা বিষয় টি বোঝান হয় । যদিও পরবর্তীকালে বাতুল শব্দটি পরিবর্তিত হয়ে বাউলে পরিণত হয়েছে। চৈতন্যচরানামৃতে বাতুল কে দেখানো হয়েছে ভক্তিবাদের মধ্য দিয়ে । " কথায় কথায় বল বাতুল "[96] আবার বৈষ্ণব ধর্মের মধ্যে এই বাতুলতার প্রবণতা সবচেয়ে বেশী দেখা যায় । কখনও কখনও নারীভাবের বাতুলতা বা ভক্তি সাধন ভজনের বাতুলতা দেখা যায়[97] । যাইহোক আবার ভারতচন্দ্র রচনাবলী বা অমরকোষ -এ বিভিন্ন অর্থে বাতুল শব্দকে ব্যবহার করা হয়েছে যার অর্থ পাগল শব্দের সাথে অনেকটা সাযুজ্জ্য আছে । বাতুল-

[94] কথাসরিৎসাগর , দ্বিতীয় সংস্করণ , ১৮২৫ , ১৫ অধ্যায় , ৪৪ অনুচ্ছেদ পৃঃ ১০৫

[95] চন্দ্রমোহন তর্করত্ন , অমরকোষ টীকা , সংস্কৃত , ১ : ৮৯৬ ।

[96] মালতীমাধব , আর . জি ভাণ্ডারকর সংশোধিত । দ্বিতীয় অধ্যায় , পৃঃ ১০

[97] মহাবীর রচিত , জীবনানন্দ সম্পাদিত , দ্বিতীয় অধ্যায় , পৃঃ ২২

বিরক্ত অর্থে— " কহিল বিপ্র হইয়া বাতুল[98] , " মানুষী বাতুলী-[99] এক্ষেত্রে বাতুল অর্থে উন্মত্তা বা পাগলী ।

উন্মাদ : উন্মাদ বলতে কি বোঝায় , কাকে বলে উন্মাদ , উন্মাদের প্রকৃত অর্থ কি ? সমাজে কারা উন্মাদ বলে প্রতিপন্ন করে অপর কোন ব্যক্তিকে । এই প্রশ্নের সমাধান কোথায় ? যদি শব্দতাত্ত্বিক ব্যাখ্যায় উক্ত শব্দটি অর্থ বিশ্লেষন করা হয় তাহলে দেখা যায় উন্মাদ শব্দটি আমরা বিশ্লেষণ রূপে ব্যবহার করি । আক্ষরিক অর্থে দেখা যায় এই শব্দটি সংস্কৃত শব্দ থেকে উৎপত্তি (উন্মাদ = উৎ + মদ + অ) যার অর্থ ক্ষিপ্ত বা পাগল[100] " , যেটি স্ত্রীলিঙ্গ অর্থে উন্মাদিনী । উন্মাদ শব্দটি বাংলা ভাষায় বিবিধ অর্থে ব্যবহৃত হয় । অর্থাৎ বাঙালী সমাজজীবনে ভাষা ব্যবহারের তারতম্য , বিচিত্র অর্থের প্রয়োগ একমাত্র বাংলা ভাষায় দেখা যায় । উন্মাদ কখনো মত্ত বা ব্যাক্ষিপ্ত অর্থে ব্যবহৃত হয়, আবার , হতবুদ্ধি , ভ্রষ্টবুদ্ধি , বা হিতাহিতজ্ঞানহীন অর্থে ব্যবহৃত হয়েছে , *" কেহ বা না দিলা ... কামনদে উন্মাদ ভৈরবী "*[101] । উন্মাদ ও পাগল এই শব্দ দুটি কখনো একযোগেও ব্যবহৃত হয় । উদাহরণস্বরূপ পাগল কি উন্মাদ দশা তোর[102] ।

---

98 তুকারাম জাজী প্রকাশিত , সাহিত্যদর্পণ , ১৯০২ পুঃ ২ ।

99 সুশ্রুত সংহিতা , ৬ অধ্যায় , ৬২ অনুচ্ছেদ

100 মনুসংহিতা , তৃতীয় অধ্যায় , পৃঃ ১৬১ ।

101 কাশীনাথ পাণ্ডুবঙ্গ পর্বর , রামায়ণ সংস্কৃত , শক , ১৮১০ , ১.৫৪.১০

102 মনু , ৮,৬৭ ও মাত্র ২.৩২ বি

শব্দের অর্থের মধ্যে সূক্ষ্মাতিসূক্ষ্ম পার্থক্য । শব্দের অর্থ কত রকমের হয় , বিশেষ বিশেষ শ্রেণীর ক্ষেত্রে বা কোন বিশেষ ব্যক্তির ক্ষেত্রে শব্দ দ্বারা চিহ্নিত করা হয় । এখানেই শব্দ ও অর্থের তাৎপর্য । উন্মাদ কখনো হয়ে উঠেছে পাগল , আবার কখনো চিত্তসম্মোহন , চিত্তবিভ্রম , মতিভ্রংশ ইত্যাদি , যেমন— *“উদ্যান পুষ্পের সৌরভে আকাশ উন্মাদ হয়েছিল”*[103] আলঙ্কারিক অর্থে উন্মাদ সঞ্চারি ভাব বিশেষ[104] “ উন্মাদো মাতৃদোষেন ” চাণক্যনীতিতে ব্যবহৃত হয়েছে । অবিবেকতা বা বিচার মূঢ়তা— *‘হৃদয় উন্মাদকারী’* [105]। ভূতান্মাদ বা দেবোন্মাদ অর্থাৎ ভূতাদির আবেশের জন্য অন্যথাভাব, *“গ্রহাবেশলক্ষনৈরুন্মাদেরভিভূতঃ”* [106] , কামাবেশ অথে’– *‘উন্মাদতরলৈঃ কটাক্ষৈ’*[107] উৎসাহবিশেষ বীররভসাম্মাদ [108] বিকাশ অর্থে উন্মাদৎবীক্ষ্য পদ্মানাম[109] , কামাবেশ মানসিক ব্যাধিবিশেষ— *‘মানসোহয়মতোব্যাধীন্মাদঃ’* [110] উন্মাদ থেকে উন্মাদনা , এটি বিশেষণের বিশেষিত করা এরূপ অর্থে ব্যবহৃত হয় । (সং , উৎ + মদ্ + অ) যার অর্থ উন্মাদের ভাব , উন্মত্তের মত আচরণ , বা প্রবল উদ্দীপনা , সত্যেন্দ্রনাথ বসুর ভাষায় — যখন আমরা

---

[103] দ্যাসাগর , উত্তরচরিত , (সং, বাংলা) ১৪১৫ পৃষ্ঠা ১৬

[104] মহাভারত , বঙ্গবাসী , শকাব্দ ১৮২১.৬৪.২২

[105] বেণীমাধব দে প্রকাশিত , মেঘনাদ বধ কাব্য ১৩০৬ , পৃঃ ২৬৮ ।

[106] রবীন্দ্রনাথ ঠাকুর - গান , দ্বিতীয় সংস্করণ -পৃষ্ঠা ৮১

[107] হেমচন্দ্র গ্রন্থাবলী , হিতবাদী , ১৩০৬ , পৃঃ ১১৬

[108] গিরিশ - গ্রন্থাবলী , দ্বিতীয় ভাগ , বসুমতি , পৃঃ ১০৮

[109] চণ্ডিকা - বিজয় , রংপুর সাহিত্য পরিষ ?, ১৩১৬ , পৃঃ ২৪০

[110] চৈতন্যমঙ্গল - বঙ্গবাসী , ১৩০৮ (বঙ্গাব্দ) , পৃঃ ১১০ , ভক্তমাল গ্রন্থ , বলাইচাদ গোস্বামী সম্পাদিত , ১৩০৫ (বাং) , পৃঃ ৫৩

ছাত্র ছিলাম তখন মনের মধ্যে একটা উন্মাদনা ছিল । উন্মত্ত এই শব্দবিশেষ্য হিসাবে প্রয়োগ করা হয় , যার অর্থ বায়ুজন্য চিত্ত , বিভ্রমযুক্ত, বাতুল , বা ক্ষিপ্ত[111] , অতিমত্ত , বিচারবিমূঢ় , বা অবিবেক অর্থে উন্মত্তশব্দটির ব্যবহার দেখা যায় রামায়ণের বিভিন্ন ছত্রে যেমন — "বল'ন্মত্ত' [112], 'ভূতাবেশাদি হেতু বিভ্রম চিত্ত গ্রহবিষ্ট'[113] , 'উগ্র , হিংস্র ও মারাত্মক অর্থে উন্মত্তচণ্ডশ্বাদকুল'[114] , '*সরাপানাদি হেতু বিকৃতবুদ্ধি মদিরান্মত্ত , মহোমদিরোন্মত্ত। ব্যাক্ষিপ্তচিত্ত , নিরাকুল— উন্মতাং বিলপন্তীং মাম্'* [115] ও "ক্ষুভিত , তরঙ্গাকুল অর্থে উন্মত্তগঙ্গং নাম দেশ ' (সিদ্ধান্ত কৌমুদী)। এছাড়াও উন্মাদ শব্দটি নানারূপ বিভিন্ন সাহিত্য ও সংস্কৃত শ্লোকে প্রতিফলিত হয়ে । শব্দের এই অর্থের বিভিন্ন খেলার মধ্যে আমরা উন্মাদ উন্মত্তের একটা ধারণা পাই , যার সমাজের একটি আন্ত সম্পর্কের পরিচয় মেলে।সমাজ ও সভ্যতার মানুষের গুণাগুণ আচরণ যে বহিঃপ্রকাশ , আর কার্যকলাপের যে ধারণা তৈরী তা উন্মাদ শব্দের বিভিন্ন অর্থের মধ্যে খুঁজে পাই । উন্মত্তক (পুং) উন্মত্ত জন উন্মত্তদর্শন , বা উন্মত্তরূপ অর্থাৎ উন্মত্তসদৃশ , উন্মত্তলাপ্তি (ক্লীবলিঙ্গ) উন্মত্তের প্রলাপ , উন্মত্তবেশ (পুং) শিব , উন্মত্তভৈরব (পুং) ভৈরব বিশেষ ইত্যাদি , বিশেষ

---

[111] সরকার - অক্ষয়চন্দ্র (সম্পাদিত) , চণ্ডীদাস , ১২৮৫ , পৃঃ ৩

[112] চৈতন্যচরিতামৃত- বঙ্গবাসী , চৈতন্যাব্দ – ৪৮১ , পৃঃ ৮৫

[113] মাইকেল গ্রন্থাবলী - বঙ্গবাসী , ১৩০৭ , পৃঃ ১৬২ ।

[114] দাশরথি রায়ের পাঁচালী , বঙ্গবাসী , ১৩০৯ , পৃঃ - ২১৭

[115] কৃত্তিবাসী রামায়ণ , বঙ্গবাসী । বঙ্গীয় সাহিত্য পরিষৎ , পৃঃ ১০

করে মেঘনাদবধ কাব্যের উন্মত্ততা যার অর্থ ক্ষিপ্ততা বা পাগলামি[116] এই অর্থের সঙ্গে সমাজের একটা আন্তঃসম্পর্কের পরিচয় পাওয়া যায় ।

পাগলি

পাগলী শব্দটি শুনলেই আমাদের চোখের সামনে ভেসে উঠে নানা রূপের প্রতিচ্ছবি, সাধারণত পাগল মেয়েরাই আমাদের সমাজে পাগলী বলে পরিচিত । এই পাগলী জীবনের সঙ্গে জড়িয়ে থাকে অনেক কাহিনি , শৈশবে যে মেয়েটি স্নেহে পিতা মাতার কোলে লালিত পালিত , সেই মেয়েটি আজ হয়তো ফুটপথে ভবঘুরে অবস্থায় বা রেল স্টেশনের সন্নিকটে তাদের দিন যাপন করে । প্রতিদিন এরূপ অনেক পাগলি আমাদের কমবেশি চোখে পড়ে । এদের জীবনের কথা খুবই কম আলোকিত হয়েছে। কিন্তু ওরাও তো মানুষ , ওদের অবস্থা এইরকম কেন ? কেন তারা সংসার পরিজন ছেড়ে আজ পাগলি জীবন বেছে নিয়েছে ? যাকে আমরা পাগলি বলি সে কি নিজে জানে আসলে সে পাগলী কী না ; সমাজ তাদের কেমন ভাবে দেখে ? এরকম কৌতুহল মানুষের মধ্যে হওয়াটা স্বাভাবিক । মানুষিক রোগী , মন বিকার গ্রস্থ , বিকৃত মস্তিস্ক প্রভৃতি মেয়েরা একটা সময় সমাজের লাঞ্চনা বঞ্চনা সহ্য করতে করতে তারা বেরিয়ে পড়ে [117], সামাজিক বন্ধন ছিন্ন করে । তার পর শুরু হয় তার এক নতুন জীবন , পথেপথে ঘুরে বেড়ানো আর জৈবিক চাহিদার কারণে , হাত পেতে কিছু চাওয়া বা উচ্ছিষ্ট ভোজন

---

[116] কাশীদাসী মহাভারত , বঙ্গবাসী , দ্বিতীয় সংস্করণ , পৃঃ ৪৪৪

[117] ঘোষ , অরুণ; মন এক অন্তর , দে বুক স্টোর , কলিকাতা , ১৯৯৩ পৃ : ৫৫

করে ক্ষুধা নিবারণ ক্রমে ক্রমে ওই মেয়েটি পাগলি রূপে পরিচিতি হয় । সমাজ বিদ্যার বিভিন্ন দৃষ্টিতে ‘ পাগলী'কে ব্যাখ্যা হয়েছে । স্নেহে লালিত পালিত হয়েছে , আবার কখোন ঘৃনার চোখে ফুটপথে পড়ে থেকেছে। কোন পিতা যখন তার কন্যাকে আদর করে বলে— *“ Oh , My little pagli”* বা প্রেমিক যখন তার প্রেমিকাকে বলি “ ওরে আমার পাগলিরে ... ” এই ধরনের বাক্য প্রয়োগে পাগলি কখনো হয়ে ওঠে মমতাময় । আবার কখোন ভালোবাসার পাত্রী । আর যে সমস্ত পাগলিরা প্রকৃত মানুষিকরোগী সমাজথেকে বহিঃস্কৃত তাদের জীবন খুবিই কঠিন[118] , প্রতিটি মুহর্তে তারা অস্তিত্বের জন্য সংগ্রাম করে । পাগলিদের এই করুন দশার জন্য অনেকেই হয়তো ভাগ্য বা নিয়তিতে দায়ি করে[119] । কিন্তু এই ভাগ্য বা নিয়তি এ জন্য দায়ি কিনা তা আলোচনা করা মুখ্য বিষয় নয় । প্রকৃত পক্ষে বাস্তব জীবনের সমাজচিত্র তুলে ধরাই মূল উদ্দেশ্য । সমাজ থেকে বিতারিত যে পাগলিটি সারাক্ষন পথের দারে বসে থাকে তার সাথে এই সমাজের প্রকৃত সম্পর্কটা কোথায় ? একটা সুন্দর উদাহরণ দিলে বোঝা যাবে পাগলিদের মনেও ভালোবাসা আছে , পাগলিদের মনেও ইচ্ছা বাসনা থাকে । কিন্তু সে কেন পাগলি এটাই আমাদের মূল রহস্য [120]। শান্তিধর সম্পাদিত একটি ছোট গল্প গ্রন্থ “ পাগলি ” প্রসঙ্গ উল্লেখ করে ব্যাপারটি বোঝা যেতে পারে—

---

[118] নন্দী, ধীরেন্দ্রনাথ;, মনের বিকার , আনন্দ , কলিকাতা , ১৯৯২ পৃ : ৯২

[119] দে ,দীপক; মানুষের ভাগ্য , ভারতী প্রকাশনী , কলিকাতা , ১৯৯৩ পৃ : ১৭

[120] গঙ্গোপাধ্যায়, নারায়ন; পাগলকন্যা , ডি , এস , লাইব্রেরী , কলিকাতা পৃ : ২৫

" পঞ্চম শ্রেণির মেয়ে শম্পা দত্ত বিদ্যালয় থেকে ফেরার পথে রোজই একটি পাগলিকে তাদের বাড়ির বাইরে রকে বসে থাকতে দেখে । প্রায় প্রতিদিন পাগলি তাকে ইশারা করে ডাকে । আয় আয় এদিকে দেখবি আমার মেয়েকে । দেখ , আমার মেয়ে ঘুমিয়ে আছে , আয়না একবার । ইশারা করে সুন্দর ভাবে সম্পাকে বোঝায় , সম্পা পায়ে পায়ে তার কাছে যায় । ততক্ষণে পাগলিটি পুটুলি থেকে একটা বড় পুতুল বের করে ফেলেছে , এই দেখ , আমার মেয়ে , মেয়ের জামা ছিড়েগেছে , তুই একটা জামা দিবিরে , সম্পা বলে দেব । পরক্ষণেই সম্পা বলে কিন্তু তুমি এখানে বসে থাকো কেন ? তোমার বাড়ি নেই ? পাগলি তখোনাত অ - অ কোরে কী বলতে বলতে মেয়েকে পুটলিতে ভোরে কোথায় চোলে গেল । সম্পা সেদিকে অবাক হয়ে তাকিয়ে থাকল । এভাবেই চলতে থাকে সম্পা ও পাগলিটির কথোপকথন । কিন্তু হঠাৎ একদিন সম্পা খবর পায় পাগলিটি মারা গেছে , ছুটে যায় সম্পা পগলিকে দেখে ' হাও - হাও ' করে কেঁদে ওঠে" [121] ।

কিন্তু সম্পা পাগলিটির জন্য কাদলো কেন ? আসলে মায়া ভালোবাসা এগুলি হল মনের সঙ্গে আত্মার মিলন । মায়ার বন্ধনে যখন আমরা আবদ্ধ হয় সেখান থেকে বেরিয়ে আসা কিংবা মায়ার জিনিষ হটাৎকরে পৃথিবী ছেড়ে চলে যাওয়া । এই অনুভূতির বহিঃ প্রকাশ ঘটে অন্য রকমভাবে। যা ভাষা দিয়ে প্রকাশ করা যায় না [122]। এ প্রসঙ্গে কুমারেশ ঘোষের বিখ্যাত কবিতা

---

[121] ধর , শান্তি; (সম্পাদিত) ' পাগলী ' ; আন্ডার গ্রাউণ্ড গল্প সংকলন , ডাটকো প্রেস , হাওড়া , ১৯৯৬ , পৃ:4

[122] বসু , শ্রী নগেশচন্দ্র; উন্মাদ মন , দি পিপিলস্ প্রেস , কলিকাতা ১৮-৮৮ পৃ : ১২

" পাগলি " কবিতাটির বিষয়বস্তু আলোচনা করলে পাগলি জীবনের একটা স্পষ্ট পরিচয় পাওয়া যায়—

> *" ফুটপাথের ধারে মেয়েটি বসে । পরণে ময়লা কাপড় । গায়ে ছেড়া সেমিজ । রুক্ষ-সুক্ষ এলোমেলো কেশ । ধুলোয় মলীন তার দেহখানি । মেয়েটি আকাশের দিকে চোখ তুলে হাসছে । আবার চোখ নামিয়ে নিচ্ছে , পরক্ষণেই চাইছে আকাশের দিকে । আর তেমনী হাসি । কোন কারণ নেই তবুও হাসি । বিড় বিড় করে অযৌক্তিক কথাবার্তা । কখনো বা মনে মনে । বুঝলাম ও একখান পাগলী । ঈশ্বর ওর সর্বাঙ্গে রূপের তুলি বুলিয়েছেন ঠিকই , কিন্তু তুলিটা ভালো ধুয়ে নেননি । ওর ঘটে ঢেলে দেননি দু - চামচ বুদ্ধি আর মগজ । হয়তো হাতের কাছে খুজে পাননি তার মগজের পাত্রটা । তাই ঐ অপকর্ম । কিন্তু এজন্য ঐ পাগলীটার মনে কোন দুঃখ নেই । ক্ষোভ নেই । নালিশ নেই । বরং ওর চোখে মুখে বড়ই কৌতুহল । তাই আকাশের দিকে বারেবারে চেয়ে ও যেন বলছে । এই ভগবান , তুমি যে কত বড় আকার ধাড়ি । তারই নমুনা আমি বসে এই ফুটপাথে । লোকের সামনে । আর তুমি আছো লোকলজ্জার ভয়ে ঐ মেঘের আড়ালে লুকিয়ে ? "* [123]

সাহিত্যের বিভিন্ন আঙ্গিনায় পাগলিকে বিভিন্ন রকমভাবে আলোকপাত করা হয়েছে । রবীন্দ্রনাথের লিপিকায় বাণী ছড়ার ছবি ' যোগিন্দা ' , ' চণ্ডালিকা'নাটকে , সমাপ্তি'গল্পগুচ্ছ ' জীবনস্মৃতি'প্রবন্ধে ও রক্তকরবী ' নাটক এবং শুভদৃষ্টি ' ও ' বৈষ্টমি'গল্পে পাগলি হয়ে উঠেছে বিচিত্র অর্থের রূপকথা। আবার এই পাগলিকে রবীন্দ্রনাথ উন্মাদিনী রূপে দেখেছেন ' সোনারতরী '

---

[123] ঘোষ , কুমারেশ; (সম্পাদিত) , ' উন্মাদ ' সংখ্যা , ' অপকর্ম , জ্যোষ্ঠিমধুর পত্রিকা ১৯৮৭ , পৃ : ১১

, ' পূরবী , ' কল্পনা বর্ষশেষ ' , ' রাজা - প্রজা ' প্রবন্ধে , প্রগতি সংহার'গল্পে , ' ভগ্ন হৃদয়'ও ' তপতি ' নাটকে এবং ' বিহারীলাল'প্রবন্ধে বিভিন্ন অর্থে পাগলিকে বহুমাত্রিক রূপ দিয়েছেন । বাংলা সাহিত্যে সংস্কৃতির ও ভাবনা চিন্তায় পাগল রূপের যে বহিঃপ্রকাশ তার একটি অন্যতম উদাহরণ পাই নারী জীবনের মধ্যে । এই পাগলি হয়ে উঠেছে আদরে - উল্লাসে , স্নেহ - মমতায় , আবার কখনও ভালোবাসায়। সবমিলে পাগলি হলো একটি বহুমাত্রিক ধারণা ।

প্রেম ও পাগলামি

প্রেমে পাগলামি মানসিক অসুস্থতারই আরেক নাম । তরুণ বয়সে বিপরীত লিঙ্গের প্রতি জৈবিক আকর্ষণ স্বাভাবিক । কিন্তু এ আসক্তিকে সংযত করতে না পারলে জীবনের সম্বাবনা বিকাশের পক্ষে তা প্রতিবন্ধকতা হয়ে দেখা দিতে পারে । তবে প্রেম এক প্রকার সাময়িক উন্মাদ রোগ [124]। তথাকথিত প্রেম নামের জৈবিক আসক্তির কবলে পড়ে কত তরুণ - তরুণী যে ভুল সিদ্ধান্ত নেয় , জীবনের সম্ভাবনাকে নষ্ট করেছে , নিজের এবং পরিবারের জীবনে বিপর্যয় ডেকে এনেছে তার ইয়ত্তা নেই [125]। প্রেমে পাগলামি বা প্রেমরোগ আসলে মানসিক অসুস্থতারই অন্য নাম । সম্প্রতি ন্যাশনাল জিওগ্রাফিক ম্যাগাজিনের ফেব্রুয়ারি ২০০৬ সংখ্যায় ' লাভ দা কেমিকেল রি-একশন ' হবে শিরোনামের এক বিস্তারিত প্রতিবেদনে প্রকাশিত হয় ।

---

124 বন্দ্যোপাধ্যায় ,তারাশঙ্কর ; আরোগ্য নিকেতন , পৃ : ৪৩

125 রায়চৌধুরী ,অজিত কুমার; অকাল প্রেম , ন্যাশনাল পাবলিশার্স , কলিকাতা , ১৯৬০ , পৃষ্ঠা -২৭

ইতালির পিসা ইউনির্সিটির মনোবিজ্ঞানের অধ্যাপিকা ডেনাটোলা মারাজিতি তার সহকর্মীদের নিয়ে ২৪ জন নারী - পুরুষের ওপর কে জরিপ চালান । এদের সবাই গত ৬ মাসের মধ্যে প্রেমে পড়েছে বেং প্রতিদিন অন্তত ৪ ঘন্টা সময় এরা বাস্তবে প্রেমিক-প্রেমিকার সাথে কাটায় – নয়তো মনে মনে চিন্তা করে । এদের সাথে তুলনা করার জন্যে মারাজিতি বেছে নেন আরো দুটো গ্রুপ । একটি গ্রুপ অবসেসিভ কমপালসিভ ডিসঅর্ডার (ওসিডি) নামে এক মানসিক অসুস্থতায় আক্রান্ত । আরেকটি গ্রুপ এ দুটো থেকেই মুক্ত , অর্থাৎ তারা প্রেমেও পড়ে নি এবং মানসিকভাবেও অসুস্থ নয় । পরীক্ষায় দেখা গেল , প্রেমে পড়া আর মানসিকভাবে অসুস্থ দুই গ্রুপের মানুষের মস্তিষ্কেই সেরেটনিকের মাত্রা স্বাভাবিকের চেয়ে শতকরা ৪০ ভাগ কম । সেরেটনিন হলো মস্তিষ্কের এমন কে নিউরোট্রান্সমিটার যার পরিমাণ কমে গেলেই বিষন্নতা , অবসাদ , খিটখিটে মেজজা এবং ওসিডির মতো মানসিক রোগ দেখা দেয় । সাম্প্রতিক গবেষণা বলছে , প্রেমে পড়লেও একই অবস্থা হয়। কাজেই যৌক্তিকভাবেই বলা যায় , প্রেমে পড়লে মানুষ আর মানসিকভাবে সুস্থ থাকে না [126]। তার বিচারবুদ্ধি লোপ পায় এবং সে অন্ধ আবেগে ঝাপিয়ে পড়ে ভুল সিদ্ধান্ত নেয় । তবে মনোবিজ্ঞানীরা বলেছেন , এ আবেগের স্থায়িত্ব আবার খবুই কম । আজকে যাকে না পেলে বাঁচবো । ছয় মাস আগেও যে চেহারাটা একনজর দেখার জন্যে অস্থির হতো মন , এখন সে চেহারাটাই হতে পারে সবচেয়ে অসহ্য দৃশ্য । এর কারণ কী ?

---

[126] বসু , নগেশচন্দ্র; ' উন্মাদ মন ' , দি পিপিলস্ প্রেস , কলেজস্ট্রীট -১৮৮৮ , পৃষ্ঠা - ১০

বিজ্ঞানীরা বলেছেন , এর পেছনে আছে ডোপামাইন নামে এক নিউরোট্রান্সমিটারের ভূমিকা । প্রেমিক বা প্রেমিকাকে দেখলে মস্তিষ্কের একটি বিশেষ অংশ এই ডোপামাইন দ্বারা উদ্দীপ্ত হয় । এর প্রভাবে শরীরমনে তখন সৃষ্টি হতে পারে বাঁধভাঙা আনন্দ , অসাধারণ প্রাণশক্তি , গভীর মনোযোগ ও সীমাহীন অনুপ্রেরণা। এজন্যেই হয়তো যারা সদ্য প্রেমে পড়ে , হঠাৎ করেই তাদের মধ্যে এক ধরণের বেয়াড়া , একগুঁয়ে , দুঃসাহসী চরিত্র ফুটে ওটে । ঘর ছাড়বে , সিংহাসন ছাড়বে , জীবন দেবে ; তবু প্রেম ছাড়বে না — এমনই এক বেয়াড়াপনা দেখা যায় তাদের মধ্যে । বিজ্ঞানী বলেন , মাদকাসক্তির সাথে এ অবস্থাটার খুব মিল রয়েছে । মাদকাসক্তদের কিন্তু মাদক গ্রহণের পরিমাণ দিন দিন বেড়েই চলে । কারণ মাদকের পরিমাণ যা- ই হোক না কেন ব্রেন তাতেই অভ্যস্ত হয়ে পড়ে । ফলে পরিমাণ না বাড়ালে তারনেশা হয় না । প্রেমের ক্ষেত্রেও তা - ই । তীব্র আবেগের আতিশয্য খুব বেশি সময় ধরে থাকে না যদি না নতুন নতুন উত্তেজনা দেখা না যায় । কিন্তু বাস্তব জীবনে তো আর তা সম্ভব নয় । পূলে অল্পতেই ঘোলাটে হয়ে যায় আবেগের রঙিন চশমা । আসলে স্বর্গীয় , পবিত্র ইত্যাদি নানারকম বিশেষণ যুকতকরে যে প্রেমকে মহান বানানোর চেষ্টা চলে তা যে স্রেফ বংশধারা রক্ষার জন্যে নারী - পুরুষের জৈবিক চাহিদারই নামান্তর [127] তা বিজ্ঞানীদের কথায় স্পষ্ট হয়েছে । গবেষণায় দেখা গেছে , পারস্পরিক আকর্ষণের ক্ষেত্রে একজন পুরুষ বা একজন নারী অবচেতনভাবেই এমন

---

127 সেনগুপ্ত ,অচিন্তকুমার; প্রেমের গল্প , কলিকাতা , আনন্দ পাবলিশার্স , ১৯৫৯ , পৃষ্ঠা - ১১

সঙ্গীকে পছন্দ করে , যে তাকে সুস্থ - সবল একটি সন্তান উপহার দিতে পারবে । এক জরিপে দেখা গেছে , মহিলাদের কোমর ও হিপের বিহেষ গড়ন এবং পুরুষদের লম্বাচওড়া শক্ত গড়ন যা তাদের টেস্টোস্টেরন হরমোন উৎপাদন ক্ষমতা বেশি হওয়াকে নির্দেশ করে , তার ওপর নির্ভর করে কে কতটা আকর্ষণীয় হবে । আর নারী ও পুরুষের এ দুটো বৈশিষ্টয়ই তাদের সন্তান জন্মদানের সামর্থ্যকে সরাসরি প্রভাবিত করে । তাই বিজ্ঞানীদের পরামর্শ , প্রেমের পাগলামিকে আবেগের হাওয়া না দিয়ে ব্রেনের জৈব রাসায়নিক কার্যকারণ হিসেবই দেখুন । তাহলেও অন্তত আপনি এ দুর্দশা থেকে বাঁচার চেষ্টা করতে পারবেন ।

প্রেমে পাগল এরূপ অনেক কাহিনী আজ বাস্তবে ঘটে চলেছে । অতীতেও ছিল । কত কাহিনী , কত ইতিহাস রচিত হয়েছে — কৃষ্ণের প্রেমে রাধা পাগল , লায়লা মজনুর প্রেমের মত্ত , এরূপ শত শত গল্প উপন্যাস বাস্তব জীবন নিয়ে রঞ্জিত , কখনো রঙে-রসে সিনেমা রূপে উপস্থাপিত হয়েছে কাছে। ঠিক এরূপ একটি কাহিনী রচনা করেছে কোলের এক বিখ্যাত ঔপন্যাসিক অতীত বন্দ্যোপাধ্যায় ' পাগলিনী রাধা ' নাম উপন্যাসে। কাহিনীটা অনেকটা ত্রিকোন প্রেমের মত । তার পাশাপাশী যৌনতারমত্ততা । আর চুম্বকের দ্রুত মেরুর মত আকর্ষণ । সংক্ষিপ্ত আকারে বিষয় বস্তুটি হল — সজলকে দেখে রুমালি প্রথম বুঝতে পারে সে বড় হয়ে যাচ্ছে । তাই সজলকে ঘিরে তৈরীয় হয় তার উদ্দাম ভালবাসা এবং দুরন্ত শরীরী চাহিদা । পাগলিনী রাধার মতোই তার ঘর বাহির একাকার । সজল রুমলীর

প্রেমে আকৃষ্ট । কিন্তু তার জীবনে ছায়া ফেলে এক নারীর সলজ্জ প্রেমে নিবেদন । কঠিন জীবন সংগ্রাম এবং দুই নারীর দোলাচলে বিদ্ধ হতে হতে সে তার শেষ সিদ্ধান্তে পৌঁছে যায় । আর শুরু হয় মানসিক অসুস্থতা ,ও পাগল পনা।   তবু কেন যে এক বিষাদ গড়ে উঠেছে সজলের মধ্যে মনোরম বোঝেই না , মানসিকভাবে সুস্থ নয় । সে শুধু ডিপ্রেশনের শিকার নয় , রিপ্রেসনেও। মানসিক অবসাদ সম্পর্কেও সজলের কিছু পাঠ আছে— মনোঃসমীক্ষনের গোড়ার কথা যে কিছুটা তার পাঠ্য বিষয় থেকেই জানতে পেরেছে , যেমন মানসিক রোগী যদি দু'দণ্ড মন খুলে কথা বলতে পারে , যদি সে বলে তার কী মানসিক কষ্ট , কী তার অসুবিধা তা হলে সে অনেকটা সস্তি পায় । মন খুলে কথা বললে সব মানসিক রোগীই কিছুটা ভালো বোধ করে— এই ভাবে দীর্ঘ কাল রোগী সব কথা যদি বের করে নেওয়া যায় তা হলে বোধ হয় তার রোগ সেরে যায় ।[128]

পাগলামী ও ফৌজদারী দণ্ডাদেশ

অপরাধীর বিচার ব্যবস্থায় সাইকিয়াট্রিক এবং মনোবিজ্ঞানের বিষয়টি আলোচনা করা অবশ্যই প্রয়োজন । সেই প্রাচীন যুগের অপরাধী মন সম্পর্কিত ধারনা থেকে শুরু করে পরবর্তীকালে সাধারণ মানুষের মধ্যে একটি ধারনা আছে যে , অসৎ উদ্দেশ্য ছাড়া কোন অপরাধ সংঘটিত হয় না — এই ধারণাটি ব্রিটেনের আইনে স্বীকৃতি পেতে শুরু করে । পরবর্তীকালে ভারতীয় আইনে সুতরাং কোন অপরাধীর বিচার করতে হলে

---

[128] বন্দ্যোপাধ্যায়, অতীন; পাগলিনী রাধা , অঞ্জলী প্রকাশনী , কলকাতা- পৃষ্ঠা - 136-137

যে মানসিক ভাবে সুস্থ না অসুস্থ সেটি অবশ্যই বিবেচনা করতে হবে । কারণ একটি অপরাধের পরিকল্পনা করণ ও তার বাস্তবায়ন করতে গেলে একটি বিচার বুদ্ধি সম্পন্ন মনের প্রয়োজন । বিশৃঙ্খলা মন ' বা যে ব্যক্তির চিন্তা এলো মেলো হয়ে গেছে (মানসিক রোগী) তার পক্ষে কোন অপরাধমূলক কাজের পরিকল্পনা করা ও বাস্তবায়ন করা সম্ভব নয় । অন্য কথায় বলা যায় যে , একটি বিশৃঙ্খল মন কখনো অপরাধী হতে পারে না। শুধু মাত্র একটি অপরাধী মনই শাস্তি যোগ্য কাজ করতে পারে । প্রথম দিকে মানসিক অসুস্থতাকে অপরাধীর পক্ষ সমর্থনে যুক্তি হিসাবে ব্যবহার করা হত না , তবে সর্বোচ্চ কর্তৃপক্ষ কখনো কখনো , খুনের দায়ে দোষী সাব্যস্ত অপরাধীকে ক্ষমতা ঘোষণা করেন — যদি অপরাধী সম্পূর্ণভাবে ' পাগল ' বলে বিবেচিত বা প্রমাণিত হয় । প্রথম এডোয়ার্ডের রাজত্ব কালে (১২৭২-১৩০৭) অপরাধী অপ্রকৃস্থ অবস্থাকে বিচারালয়ে অপরাধীর পক্ষে ব্যবহার করা শুরু হয় যাতে শাস্তির পরিমান কিছু কমানো যায় । এই আশায় । চতুর্দশ শতাব্দীতে এটি একটি আইনে পরিণত হয় যে , যদি কোন ব্যক্তি সম্পূর্ণভাবে বা অবিরাম ভাবে পাগল বলে প্রমাণিত হয় , তাহলে অপরাধের বিচারের সময় তাকে নির্দোষ বলে দাবী করা যাবে । যে সব অপরাধ অপ্রকৃতিস্থ অবস্থায় বা মানসিক বিকারগ্রস্ত অবস্থায় সংঘটিত হয় , আজকের দিনের আদালত সেগুলির বিচারে সাহায্য করার জন্য বিচারকগন এবং আইনজীবিগন চিকিৎসক মনোবিজ্ঞানীদের সাহায্য চান । এখন প্রশ্ন হল , কেউ যদি অপ্রকৃতিস্থ বা আবেগ তাড়িত অবস্থায় শাস্তিযোগ্য অপরাধ সংঘঠিত করে , তাহলে যারা সুস্থ মস্তিষ্কে একই অপরাধ করে তাদের চেয়ে

সে কি কম অপরাধী হবে ? এসব ব্যাক্তি কে কি সমাজের আইন অমান্য করার অপরাধে বা মানুষের অধিকার ক্ষুন্ন করার অপরাধে আইনে পুলিশ কর্তৃক গ্রেপ্তার বিবেচনা করা যাবে না ? কিন্তু এসব ব্যক্তিকে বিচারের মুখোমুখী হতে অক্ষম বিবেচনা করা বা তাদের নির্দোষ দাবী করার পেছনে সদিচ্ছা থাকা সত্ত্বেও অনেক সময় বিচারের ফলাফলের তুলনায় তাদের উপর আরো বেশী শাস্তি চাপিয়ে দেওয়ার সম্ভাবনা থাকে[129]।

পাগলামীর অজুহাতে নির্দোষ দাবী

পাগলামীর অজুহাতে একজন অপরাধীকে নির্দোষ দাবী করা হল একটি আইনি যুক্তি - যাতে দাবী করা হয় যে , বিবাদীকে একটি অপরাধ মুলক কাজের জন্য দায়ী করা যাবেনা যদি উক্ত কাজটি মানষিক অসুস্থ অবস্থায় সংগঠিত হয়ে থাকে । কারণ মানসিক অসুস্থতা ব্যাক্তির চিন্তাধারাকে নষ্ট করে ফেলে অথবা ব্যকিত ন্যায় - অন্যায়ের মধ্যে পার্থক্য করতে পারেনা । পাগলামী বা মানসিক অসুস্থতার কারণে একজন অপরাধীকে নিরাপরাধ প্রমান করা বা লঘুদণ্ড কামনা করার প্রমান নিয়ে প্রচুর পরিমাণ লেখা হয়েছে , এ বিষয়ে আমরা বিভিন্ন সিনেমা গুলিতে তার প্রমাণ পাই । হার্ভাড বিশ্ববিদ্যালয়ে সাইকিয়াট্রিক এবং আইনের অধ্যাপক *Alan. A. Stone* (1975) , পাগলামির অজুহাতে অপরাধীকে নির্দোষ দাবী করার পিছনে কিছু কারণ আবিষ্কার করেছেন । দণ্ডনীয় অপরাধমুলক আইন এই যুক্তির উপরে

---

129 সরকার , নীহাররঞ্জন ; অস্বাভাবিক মনোবিজ্ঞান মানসিক ব্যাধির লক্ষণ কারণ ও আধুনিক চিকিৎসা পদ্ধতি জ্ঞানকোষ প্রকাশনী , ঢাকা , ২০০৩ , পৃষ্ঠা - ৮৮৭ , ৮৮৮

প্রতিষ্ঠিত যে , প্রত্যেক লোকের ইচ্ছার স্বাধীনতা আছে এবং তারা যদি অপরাধ করে , তাহলে তারা ইচ্ছা করেই তা করেছে । সেই জন্য তাদের দোষ দেওয়া যায় এবং তাদের শাস্তি দেওয়া উচিৎ । স্টোন বলেন অপরাধীকে পাগলামীর অজুহাতে নির্দোষ দাবী করার মাধ্যমে স্বাধীনতার ধারণাটিকে শক্তিশালী করা হয় । কিছু লোককে ব্যতিক্রম হিসাবে গণ্য করা হয় — যাদের ইচ্ছার স্বাধীনতা নেই , যারা ' পাগল ' বা অপ্রকৃতিস্থত বলে বিবেচিত । এই সব লোকদের মানসিক ক্রুটির জন্য অথবা ন্যায় - অন্যায় বা ভালো - মন্দের মধ্যে পার্থক্য নির্ণয় করার ক্ষমতা না থাকার জন্য , অথবা উভয় করানে তাদের কাজের জন্য তাদের খুব কম পরিমারে দায়ী করা হয় । অপরাধমুলক কাজের জন্য আইনগত ভাবে দায়ী করতে হলে যতটুকু স্বাধীন ইচ্ছা থাকার প্রয়োজন ততটুকু স্বাধীনতা তাদের থাকে না এবং ব্যতিক্রমী দৃষ্টান্তগুলো ছাড়া আর সবারইচ্ছার স্বাধীনতা আছে । সুতরাং পাগলামী অজুহাতে অপরাধীকে নির্দোষ দাবী করার অর্থ হল একটি ব্যতিক্রম , যা নিয়মকে প্রমাণিত করে । সুতরাং অন্য সবারই ইচ্ছার স্বাধীনতা আছে । সুতরাং পাগলামী অজুহাতে অপরাধীকে নির্দোষ দাবী করার অর্থ হল একটি ব্যতিক্রম , যা নিয়মকে প্রমাণিত করে । সুতরাং অন্য সবারই ইচ্ছার স্বাধীনতা আছে । এর ফলে আদালত ধরে নিতে পারেন যে , অন্য সব আসামীর ভালোমন্দ বিচার করার ক্ষমতা আছে । কিন্তু মানুসিক বিকৃতগস্থ বা পাগলদের সেই ক্ষমতা থাকে না । অপরাদ এবং অপরাধীকে সার্বিকভাবে বিশ্লেষন করতে অপরাধ তত্ত্বকে স্বভাবতই বিজ্ঞানের নানা বিভাগের সাহায্যে নিতে হয়েছে । বিশেষ করে মনস্তত্ত্ব বিভাগের সাহায্যে বর্তমান ক্রিমিনলোজি

এগিয়ে গেছে ব্যাপক ভাবে । অপরাধ কার্য অনুষ্ঠিত হওয়ার কোন ধরনের মনস্তাত্ত্বিক কারণ কাজ করেছে তা নির্ণয়ের চেষ্টা করা । অপরাধীর অপরাধ জীবনকে বিশেষভাবে বিশ্লেষন করে তার পর্যালোচনা করাও এই বিভাগের কাজ [130] ।

মানুষ কেন অপরাধ করে , তার কারণও নির্নয়ের চেষ্টা করেছেন অপরাধ বিষয়ক মনস্তাত্ত্বিকরা। নানা তত্ত্বও এ সম্বন্ধে দিয়েছেন তারা । কিন্তু পরবর্তী কালে নিজেরাই আবার ঐ সব তত্ত্ব ও যুক্তিকে খণ্ডন করে বলেছেন , যেগুলি আদৌ অপরাধ সংগঠনের প্রাথমিক ব্যাখ্যা নয় । আধুনিক মনস্তত্ত্বিকরা অপরাধ সংগঠনের ক্ষেত্রে ব্যক্তির চেতন এবং অচেতন মনের পারস্পরিক দ্বন্দ্ব ও সংঘাতের ওপর বিশেষ গুরুত্ব আরোপ করেছে । প্রকৃতপক্ষে অপরাধ বিশ্লেষণে এই সর্বাধুনিক তত্ত্বের অধিকাংশ মানুষ কেন অপরাধী হয়ে উঠেনা , তার ব্যাখ্যা একমাত্র এই তত্ত্ব দিতে পারে । অপরাধ বিষয় সমাজতত্ত্ব কোন কোন সামাজিক পরিবেশ অপরাধীর আচার আচরণকে প্রভাবান্বিত করতে পারে তা নির্ণয় করার চেষ্টা করে । সমাজতাত্ত্বিক নানা সামাজিক দৃষ্টিকোন থেকে অপরাধীকে বিশ্লেষন করার চেষ্টা হয়ে থাকে[131] ।

---

[130] ভট্টাচার্য, সদানন্দ , (সম্পাদিত) এনসাইক্লোপিডিয়া , ক্যালকাটা পাবলিশিং হাউস , কলকাতা , ১৩১৯ , পৃষ্ঠা -৩৫২

[131] তদেব , পৃষ্ঠা - ২৫

প্রসঙ্গ ভারতে প্রচলিত উন্মাদ আইনের কয়েকটি ধারা উল্লেখ করা প্রয়োজন —১৯১২ সালে ভারতীয় উন্মাদ আইন নামে একটি আইন প্রণয়ন করা হয় , যাতে ভারতের কেন্দ্রিয় ও প্রাদেশিক সরকার গুলোকে পাগলাগারদ প্রতিষ্ঠা করার লাইসেন্স প্রদানের ক্ষমতা দেওয়া হয় । উক্ত আইনের সংক্ষিপ্ত কয়েকটি ধারা নিম্নরূপ :

- উন্মাদ ব্যক্তি কোন অপরাধ সংঘটিত করে আইনে পুলিশ কর্তৃক গ্রেপ্তার করা হলে , উন্মাদ ব্যাক্তির আত্মীয় স্বজন কর্তৃক গ্রেপ্তার করা হলে , উন্মাদ ব্যক্তির আত্মীয় স্বজন কর্তৃক পেশকৃত দরখাস্ত প্রাপ্তির পর আদালত ব্যাক্তির অতীত ইতিহাস সম্পর্কে তথ্য সংগ্রহ করবে।
- আদালত উক্ত ব্যাক্তি উন্মাদ কিনা সে বিষয়ে নিশ্চিত হওয়ার জন্য চিকিৎসকের সার্টিফিকেট গ্রহন করবে ।
- অনুসন্ধান পরিসমাপ্তির পর উক্ত ব্যক্তি উন্মাদ বলে প্রমাণিত হলে চিকিৎসার জন্য তাকে মানসিক হাসপাতালে পাঠানো হবে ।
- আদালত থেকে হাসপাতালে প্রেরণের সময় যে চিকিৎসক উক্ত ব্যাক্তিকে উন্মাদ বলে সার্টিফিকেট দিয়েছিলেন , তাকে এই সার্টিফিকেট দিতে হবে যে , ভ্রমন বা স্থানান্তরের জন্য উন্মাদ ব্যক্তির দৈহিক সামর্থ আছে ।
- হাসপাতালে প্রেরণের সময় আদালতের ম্যাজিস্ট্রেটকে অবশ্যই ভ্রমেণর সময় রোগীর খাদ্যের সুবন্দোবস্ত করতে হবে

- এই আইন অনুযায়ী কোন ব্যক্তি , যেমন আত্মীয় স্বজন বা উকিল , রোগীকে চিকিৎসার জন্য ছেড়ে দেওয়ার জন্য আদালতে দরখাস্ত করতে পারেন । এ ধরনের দরখাস্ত করাতে হলে দরখাস্তকারীর নাম সহ নিম্নলিখিত তথ্য পেশ করতে হবে :
- রোগীর নাম , বয়স ঠিকানা , রোগী বিবাহিত কি অবিবাহিত , রোগীর নিকটতম আত্মীয় স্বজন ও তার সঙ্গে সম্পর্কযুক্ত ব্যক্তিদের নাম ও ঠিকানা , রোগীর সম্পত্তির বিবরর ।
- সরকারী উকিল ছাড়া অন্য কেউ অপরাধীকে চিকিৎসার্থে হাসপাতালে নিতে চাইলে আদালতের মাধ্যমে এফিডেভিট জমা দিতে হবে । কোন সরকারী উকিল দরখাস্ত করলে এফিডেভিট (হলফনামা) -র প্রয়োজন নেই । কিন্তু যে কোন দরখাস্তের সঙ্গে যেকোন দুজন রেজিস্টার চিকিৎ : দের সার্টিফিকেট দিতে হবে ।
- দরখাস্ত গ্রহনের পর আদালতের অনুসন্ধানে রোগী সত্যি সত্যি উন্মাদ বলে পরিগণিত হলে পূর্বোক্ত নিয়মে তার চিকিৎসার জন্য তাকে মানসিক হাসপাতালে পাঠানো হবে [132]।

মানসিক ব্যাধিগ্রস্তদের আইনের আশ্রয় দেওয়ার জন্য উকিল ‘ অদম্য চিত্তাবেগ ’ ধারণাটি প্রবর্তন করে মক্কেলকে কঠোর শাস্তি থেকে বাঁচানোর চেষ্টা করে । এই ধারণা অনুযায়ী যদি একটি বিকৃত বা অস্বাভাবিক চিত্তাবেগ বা তাড়না যা ব্যক্তি নিয়ন্ত্রন করতে পারেনি , ব্যাক্তিকে অপরাধ সংগটনে

---

[132] সরকার , নীহাররঞ্জন , অস্বাভাবিক মন বিজ্ঞান , জ্ঞানকোষ প্রকাশনী , ঢাকা , পৃষ্ঠা - ১-৮৮

বাধ্য করে , তাহলে উন্মত্ততা বা পাগলামীর জন্য তাকে শাস্তি দেওয়া উচিত হবে না । অপ্রতিরোধ্য চিত্তাবেগের ঘটনা এরূপ অনেক মামলা আমরা এই সমাজে দেখতে পাই [133]।

উনবিংশ শতকের প্রথম দিকে উল্লেখিত ন্যায়-অন্যায় এই পরীক্ষা নিউ হ্যাম্পশায়ার বাদে অন্য সব রাষ্ট্রের মত ভারতবর্ষেও ব্যবহৃত হতে থাকে । ১৯৮০ সালের আঠোরোটি রাষ্ট্র ন্যায়-অন্যায় পরীক্ষা এবং অপতিরোধ্য চিত্তাবেগের ধারণাটি একত্রে ব্যাবহার করা হয় । যাইহোক ভারতীয় বিচার ব্যবস্থার সঙ্গে সম্পর্কযুক্ত সাইক্রিয়াট্রিক বিভাগের একটি সমিতি ঘোষনা করেন যে , কোন ব্যক্তি ন্যায় - অন্যায় এর পার্থক্য বুঝতে পারে কিনা তার মাধ্যমে আধুনিক কালে উন্মত্ততা বা মানষিক বৈকল্যোর পরীক্ষা করা যায় না । অন্য কথায় উন্মত্ততার আধুনিক বৈকল্যোর পরীক্ষা করা যায় না । অন্য কথায় উন্মত্ততার আধুনিক ধ্যান ধারনায় ন্যায় - অন্যায় সম্পর্কিত বোধের কোন স্থান নেই । অর্থাৎ মানষিক ব্যাধিগ্রস্ত ব্যাক্তির ক্ষেত্রে বিবাদী তার কাজের জন্য আইনগতভাবে অপরাধী সাব্যস্ত হবে না । যদি তার অপরাধটি মানসিক ব্যাধি বা মানসিক ত্রুটির ফলে সৃষ্টি হয়ে থাকে[134]।

যখন কোন ব্যক্তিকে অপরাধে দোষী কিন্তু মানুষিক ভাবে অসুস্থ বা উন্মত্ত (guilty but Mentally ill) হিসাবে বিচারে সাব্যস্ত করা হয় , তখন ব্যক্তিকে দোষী সাব্যস্ত হওয়ার দরুণ একটি অপরাধের জন্য স্বাভাবিক ভাবে

---

133 তদেব , পৃষ্ঠা - ৮৮৯

134 তদেব , পৃষ্ঠা - -৮৯০

যে শাস্তি পাওয়ার কথা তাই দেওয়া হয় । কিন্তু তার সঙ্গে সঙ্গে দণ্ডভোগ করার সময় মানসিক ব্যাধির চিকিৎসা করারও ব্যবস্থা রয়েছে । এই ব্যবস্থার সুপারিশ মেনে দেখা যায় পাগলামী অজুহাতে অপরাধীকে কঠোর দণ্ডাদেশ মুক্ত করার প্রয়াস পাশাপাশি guilty but Mentaly ill আইনের মাধ্যমে মানষিক চিকিৎসা করার ব্যবস্থা করা হয়। সাধারন ভাবে উন্মত্ততার জন্য অপরাধীকে মুক্ত করতে হলে , যাকে বলা হয় ইনস্যানিটি ডিফেন্স (Insanity defense) একটি বিমূর্ত নীতিকে বাস্তব ক্ষেত্রে প্রয়োগ করতে হয় । যে কোন মামলার মতই এক্ষেত্রে আইনের বিভিন্ন শব্দের বিভিন্ন অর্থ করা হয় । একই শব্দকে আসামী , আসামী পক্ষের উকিল , পাবলিক প্রসিকিউটর , বিচারক এবং জুরী (যদি থাকে) প্রত্যেকেই Insanity defense আইনের শব্দগুলোর পৃথক অর্থ করে । তাছাড়া বিচারে সাক্ষ্য প্রদান ও বিভিন্ন হতে পারে । এগুলো নির্ভর করে সাওয়াল ' বা প্রশ্নকারীর বুদ্ধিমত্তা ও বিবাদীর এবং বিবাদী পক্ষের উকিলের উপস্থিত বুদ্ধির উপরে । তদুপরি , যেহেতু শুধুমাত্র অপরাধ সংঘটিত করারসময় বিবাদীর মানসিক অবস্থা বিবেচনা করা হয় , সেহেতু অনেক সময় তা এটর্ণী , বিচারক বা জুরীদের অথবা সইক্রিয়াট্রিষ্টদের অতীতের স্মৃতিচারণমূলক বিবরণ অথবা আন্দাজের উপরে ভিত্তি করে নির্ধারণ করা হয় । সেই জন্য বিবাদীর সাইক্রিয়াট্রিষ্টদের সঙ্গে সরকারি সাইক্রিয়াট্রিষ্ট বা মনোবিজ্ঞানীদের মতানৈক্য দেখা দেয় । আরেকটি বিষয় মনে রাখা দরকার । সেটি হল এই যে , উন্মত্তা ও মানসিক ব্যাধি বা মানসিক ত্রুটির মধ্যে পার্থক্য আছে । একজন মানসিক ব্যধিগ্রস্ত হলেও তার অপরাধের জন্য তাকে দায়ী করা যেতে পারে

। যদিও উন্মত্ততা বা উন্মাদ হওয়া শব্দটি একটি আইনি শব্দ , এটি মনোবিজ্ঞানিক শব্দ নয় । অতএব দেখা যায় কোন মামলায় বিবাদী পক্ষ যে কোন প্রকারে নিজের মাক্কেলকে উন্মাদ বলে প্রমান করার চেষ্টা করে । এই উন্মাদনা কিভাবে হয় , না মানুষিক ক্রটির । আর মানসিক বিকারগ্রস্ত বা অস্বাভাবিক মনবিকৃত গ্রস্ত মানে ইনসেন্স । এইভাবে সুকৌশলে অপরাধীকে নিয়ে বিচার ব্যবস্থায় নানা খেলা চলে । বিচারের প্রধান উপজীব্য বিষয় হয়ে উঠে সে উন্মাদ কিনা তা প্রমাণের চেষ্টা এবং বিপক্ষ দাবী করে সে উন্মাদ নয় ইত্যাদি [135] ।

ভয়ংঙ্কর পাগল

পাগলদের মধ্যে একটা অংশ আছে যারা সম্পূর্ণ আলাদা Crime Deperatment সবসময় তাদের ভয়ঙ্কর বলে মনে করে । এই ধরনের ঘটনা আমাদের দেশে আইনের পরিভাষায় তাদের Insane Criminals বলে । আসলে কোন অপরাধী যখন ভয়ঙ্কর অপরাধ করে তখন তাদের কি বলা হবে । ভারতীয় আইনশাস্ত্র অনুযায়ী তাদের 'Criminal Lunatic' বা 'Insane Criminal' বলে আখ্যা দিয়ে থাকে । আসলে ইতিপূর্বে এই সব ভয়ঙ্কর অপরাধী কি বলা হবে এই নিয়ে নানা বিতর্ক ছিল ! অপরাধের মাপকাটি যখন মাত্রাতিরিক্ত ভাবে ছাড়িয়ে যায় বা কোন অপরাধের কার্যকলা বা যে ঘটনাটির জন্য সে অপরাধী হয়ে সেই ঘটনা টি ভয়ঙ্কর (dangers) হয় । তাহলে উন্মত্ত ' এর আওতায় পরে । অর্থাৎ সে অপরাধী এবং

[135] তদেব , পৃষ্ঠা -৮৯১

পাগল কিন্তু এক্ষেত্রে সাধারণ পাগলের মাপকাঠি তারও কার্যকলাপের এতটা ভয়ঙ্কর যে তাই সে উন্মত্ত বা 'Criminal Lunatic'। সামাজিক জীবনে সুস্থ মানুষের কার্যকলাপ সব সময় স্বাভাবিক বলে স্বীকৃত । কিন্তু কোন মানুষ যদি এই সমাজের অতি বিপদ আশঙ্ক হয়ে পরে তাহলে তাকে সমাজ কি বলবে ? ধরা যাক একজন মানুষ , সে দিন দুপুরে দু - চার মানুষকে কুপিয়ে খুন করলো । সেই খুনীকে আমরা কী বলব ? বাংলায় একটা প্রবাদ আছে । রাগের কোন ধর্ম নেই তর্কের খাতিরে মানছি কথা ঠিক । কিন্তু একটা মানুষ কতটা পরিমান রাগতে পারে যে এক সাথে কয়েকজন মানুষকে ধারালো অস্ত্র দিয়ে খুন করতে পারে । যদি বলেন ঐ সব খুনী টি স্বাভাবিক অবস্থায় ছিল না বা মাত্রাতিরিক্ত ভাবে অস্বাভাবিক হয়ে গিয়েছিল সেই কারণে এমন ঘটনা করে ফেলেছে । এরূপ অনেক ঘটনা আমরা পত্র - পত্রিকায় দেখতে পাই । (এই কারণেই আইন কানুন বা অনুশাসন শাস্তি কিন্তু লোক যদি পরবর্তী আবার এরূপ আচারণ করে তাহলে তার ভয়ঙ্কর অস্বাভাবিকত্ব তাকে আমরা কী বলব । Crime Department এরূপ অনেক উদাহরণ আছে কেউ জীবনে ২০ টি খুন করে কেউ বা ৫০ টি কেউ বা শতাধিক । অর্থাৎ তার যে এই ভয়ঙ্কর অস্বাভাবিকত্ব বা খুনের নেশা এটা কোন সুস্থ মানষিক অবস্থার লক্ষন নয় । যদি সে সুস্থ মানষিক না হয় তাহলে কি ? অবশ্যই বিকৃত মানষিক রোগের মানুষ । অর্থাৎ তার এক ধরনেরভয়ঙ্কর রোগ যেটা মাঝে কোন কোন কারণ বশত করে ফেলে এরূপ

ভয়ঙ্কর কার্যকলাপ । অর্থাৎ যে উন্মাদ । বিচার ব্যবস্থায় বা আইনের পরিভাষায় তাকে ভয়ঙ্কর উন্মত্ত বলে অভিহিত করে [136]।

এই ভয়ঙ্কর উন্মত্ত আবার দুটি শ্রেণীতে ভাগ করা যেতে পারে – একটি ' পাগল অপরাধী ' এবং অপরটি উন্মত্ত অপরাধী ' । প্রসঙ্গত এই দুটি বিষয় একটু আলোচনা করা দরকার । অপরাধীর শ্রেণী ও তাদের অস্বাভিক স্বরূপ নিয়ে ক্রিমিনোলজিস্ট বিভিন্ন মতামত দিয়ে থাকে । যদিও ক্রিমিট্যাল ও উন্মাদ দুটি সম্পূর্ণ আলাদা বিষয় তবুও সামাজিক জীবনে তাদের এমন কিছু কার্যকলাপ যা বেশির ভাগ ক্ষেত্রে সমাজের কাছে গ্রহনীয়তা নয় – তাই ' insane criminal " ও ' criminal insane ' -এর জটিল ব্যাখ্যায় না গিয়ে খুব স্বাভাবিক ভাবে বলা যায় – যদিও উভয় পৃথক পৃথক ভাবে এক ধরনের পাগল । এক্ষেত্রে অ্যামেরিকান ক্লাসিক স্কুলের ক্রিমিনোলজিস্টরা মতামত ব্যক্ত করেছেন তাদের অপরাধ যেহেতু এমন সব কার্যকলাপ দ্বারা হয় সেটা স্বাভাবিক মানুষের কাছে অসম্বভাব্য । সুস্থ ও স্বাভাবিক ভাবে এই ধরনের কার্য যেহেতু হয় না – যদিও এক্ষেত্রে প্রতিশাশোধ স্পীহা তাদের মনের মধ্যে কাজ । আর সেখান জন্ম তীব্র ও বিকৃত মনোভাব । অতএব ' পাগল অপরাধীদের ক্ষেত্রে কিছুটা অপরাধের মাত্র কম হয় কিন্তু উন্মত্ত অপরাধী অপরাধের মাপকাঠি সীমাহীন যেটা আমাদের কাছে খুব - ই ভয়ঙ্কর । ক্রিমিনোলজিস্ট ' পাগল অপরাধী ' ক্ষেত্রে যে মতামত ব্যক্ত করেছেন তা

---

[136] Paul E. Bowers , " The Dangerous Insane " Journal of American Institue of Criminal Law and criminology " , Vol . 12 , No. 3 North western University . Nov - 1921 pp - 370 .

হল- " The insane criminal is an individual who has become insane or whose insanity was discovered after he was sent to prison , or an individual who becomes insane while serving Serintence in Prison.[137]"
কিন্তু যে সব অপরাধী একেবারে উন্মত্ত , যারা চরম ও নৃশংস ভাবে কোন অপরাধ সংগঠন করে তাদের এই ভাবে সংজ্ঞায়িত করেছেন- The Criminal insane individual is a person whom the court has found to be insane at the time of trail or insane at the time he committed a criminal or dangerous act . He is an individual who is postively dangerous to the welfare of society because he is unable to control his conduct hy reason of mental discase or Lack of mental development .[138]

রণোন্মত্ততা ও উগ্র-জাতীয়তাবাদের পাগলামী

পাগলামি বা উন্মত্ততা এরূপ অনেক উদাহরণ বিশ্ব ইতিহাসে লক্ষ্য করা যায় । দ্বিতীয় মহাযুদ্ধের কুখ্যাত অধিনায়কদের অনেকেই অস্বাভাবিক আচারণের প্রকৃষ্ট উদাহরণ রূপে পরিগণিত হতে পারে। তার মধ্যে রোনান্মত্ত হিটলারের সবচেয়ে বেশী উল্লেখযোগ্য। এছাড়াও মুসোলিনী , গোয়েরিং , গোয়েলস্ প্রভৃতি রণ নায়কদের অনেকের আচরণই অস্বাভাবিক আচরণের পর্যায়ে পড়ে ।[139] বিংশ শতাব্দীতে সব থেকে ভয়ঙ্কর অমানবিক ও প্রতিক্রিয়াশীল

---

[137] তদেব . পৃষ্ঠা - ৩৭১
[138] ঘোষ ,অরুণ; অস্বাভাবিক মনোবিজ্ঞান , এডুকেশনাল এন্টারপ্রাইজ , কলিকাতা , ১৯৬৫ , P - ২৪
[139] দাশ , সুস্নাত; ফ্যাসিবাদ বিরোধী সংগ্রামে অবিভক্ত বাংলা , প্রাইমা পাবলিকেশনস্ , কলকাতা , পৃষ্ঠা - ৯

ভাবাদর্শ রূপে ফ্যাসীবাদের আত্মপ্রকাশ সমগ্র মানব সভ্যতার সামনে এক কালান্তক বিপর্যয়ের সৃষ্টি করেছিল । বিশ্ব সভ্যতার ইতিহাসে এরকম প্রলয়ঙ্কর ভাবাদর্শ ইতিপূর্বে আর দেখা যায়নি। সব থেকে বিষ্ময়ের বিষয় হল , যে ইউরোপে ছিল সাম্য - মৈত্রী - স্বাধীনতা ; উদারনৈতিকতা ও সমাজতান্ত্রিক ভাবাদর্শের ধারক ও বাহক সেই ইউরোপেই হয়ে উঠল এই নিকৃষ্ট মতাদর্শের সূতিকাগার । বিংশ শতাব্দীর প্রথমার্ধে রাশিয়ায় সমাজতান্ত্রিক বিপ্লবের বিজয়ের অবশ্যম্ভাবী ফল ছিল মানব সমাজের হিতকারী শক্তিরূপে কমিউনিজমের উত্থান । সমাজ বিকাশের ঐতিহাসিক দ্বান্দিক নিয়মে কমিউনিজম - ই হতে চলেছিল আগামী দিনের মানব সভ্যতার প্রধান চালিকা শক্তি [140]। আর এই চালিকা শক্তি বা সমাজ বিকাশের এই অনিবার্য ধারটিকে অবদমন করার উদ্দেশ্যে হিটলারী ভাবাদর্শের কার্যকলাপ মানব সমাজ এর উপর জোর করে চাপিয়ে দেওয়ার লক্ষ্যে পন্থা অবলম্বন করেছিল , তার মধ্যে এক ধরণের উন্মাদনা বৈশিষ্ট্য লক্ষ্য করে বাঙালী মনোবিজ্ঞানের অধ্যাপক অরুণ ঘোষ রণ-উন্মত্ত হিটলার রূপে অবিহিত করেছেন । এমনকি তিনি মনোবিজ্ঞানের ভাষায় হিটলারকে অস্বাভাবিক আচারণের প্রকৃষ্ট উদাহরণ রূপে গণ্য করেছেন ।

ফ্যাসিবাদী কার্যকলাপের উন্মাদনা ও হিংস্ররূপ সাধারণ মানুষও মেনে নিতে পারেনি । এপ্রসঙ্গে চিন্মোহন সোহানবীশ লিখেছেন , " ... ইহা চাষীদের

---

140 দাশ, সুস্নাত ; সাম্রাজ্যবাদ ও ফ্যাসীবাদ বিরোধী সংগ্রামে বাংলা ; সমাজ সমীক্ষা ; প্রসঙ্গ গণতন্ত্র , উনবিংশ বর্য , প্রথম - দ্বিতীয় বর্ষ , উন্ডিয়ান স্কুল অব সোসাল সায়েন্সেস , (সম্পাদিত) পার্থরাখা কলকাতা , ২০১৩ পৃষ্ঠা - ৫৯

মাঝে বিপুল উন্মদনারসৃষ্টি করল " [141] কিন্তু এক্ষেত্রে উন্মাদনার ' অর্থ একটু অন্যরকম হিটলারের কুৎসিৎ ও নৃশস নরহত্যা ও ফাসীবাদী কার্যকলাপে সেদিন সারা বাংলার মানুষ এই আদর্শের বিরুদ্ধে পথের নেমেছিল , তৈরী হয়েছিল গনজাগরণ । কিন্তু কেন এই গণ আন্দোলন ? কেন এই গণজোয়ার ? এমনকি সাংস্কৃতিক আন্দোলনের মধ্যে তৈরী হয়ে ফ্যাসীবাদের বিরুদ্ধে । কারণ এক সুস্থ মননশীল মানুষ কখনোই এরূপনারকীয় হত্যা দেখে চুপ - চাপ বসে থাকতে পারেনা । সেই অর্থে সেদিন বাংলার মানুষ সেদিন পথে নেমেছিল , বুদ্ধিজীবি থেকে শুরু করে কৃষকসমাজও মেতে উঠেছিল , হিটলারের উন্মত্ত কার্যকলাপের বিরুদ্ধে । হিটলারের কার্যকলাপ ও উগ্রজাতীয়তাবাদ কখনোই সমগ্র পক্ষে শুভ নয় । এটা উপলব্ধি করেছিল প্রথমে বামপন্থী দলের সংগঠনরা , এমনকি হিটলার নিজে তার আত্মজীবনি উল্লেখও করেছেন— " আমি জানতাম বামপন্থী দলের লোকেরা আমাদের বাঁধা দেবে" [142] । কারন বামপন্থী জানত ফ্যাসীবাদী আদর্শ কখনোই সমাজেরমঙ্গলসাধক হতে পারেনা । ঠিক তেমনী বাংলার বিভিন্ন বামপন্থী সংগঠনরা এটা গভীরভাবে অনুধাবন করেছিল । তাই সেদিন কসলে রাজপথে নেমেছিল যেমন করেই হোক বন্ধ করতে হবে এই উন্মত্ত কর্মকান্ডকে । হিটলার সত্যিই মানষিক ব্যাধিগ্রস্থ ।

---

[141] হিটলার, অ্যাডলফ, (ভাষান্তর : পরিতোষ মজুমদার) ; মাইন ক্যাম্ফ , বেঙ্গল পাবলিশার্স , কলকাতা , ১৯২৪ , পৃ : ৩৪২

[142] তদেব , পৃষ্ঠা -২

ফ্যাসীবাদ কেন , কখন ও কিভাবে আত্ম প্রকাশ ঘটেছিল সে সম্পর্কে নানা ধরণের তাত্তিক ব্যাখ্যা রয়েছে । কিন্তু বক্তব্যের বিষয় তা নয় । মুলত ফ্যাসীবাদী কার্যকলাপের মধ্যে হিংস্র উন্মত্ততা কিভাবে ফুটে উঠেছিল সেটি আলোকপাত করা । আবার ফ্যাসীবাদী কার্যকলাপ সে এই সভ্যতার সংখ্যা গরিষ্ঠ মানুষ কোন ভাবেই মান্যতা দেয়নি তার অনেক উদাহরণ আমরা ইতিহাসের পাতায় দেখতে পাই । এ প্রসঙ্গে প্রখ্যাত ইতিহাস বিদ অধ্যাপক সুস্নাত দাশ এর একটি গবেষণামূলক গ্রন্থ " ফ্যাসিবাদী – বিরোধী সংগ্রামে অবিভক্ত বাংলা বিশেষ ভাবে উল্লেখযোগ্য। ফ্যাসিবাদী চরিত্র বিশ্লেষণ করতে গিয়ে আর.পি. দত্ত বলেছেন যে, এর কোনও সুসংবদ্ধ সংজ্ঞা নির্দেশ করা যায় না । তবে একথা অত্যন্ত সুনির্দিষ্ট ভাবে বলা যায় যে , ফ্যাসীবাদী রাষ্ট্র হলো ফিন্যান্স ক্যাপিটলের মালিকদের নিষ্ঠুরতম সন্ত্রাসবাদী একনায়কতন্ত্র যা বিকৃত মস্তিষ্কের উন্মদনার এক রূপ । এছাড়াও পার্লান্টোরী গণতান্ত্রিক অধিকার বাতিল করা পরিশেষে ও সামরিক একনায়কতন্ত্রের প্রতিষ্ঠা , যা ধনতান্ত্রিক স্বৈরশাসনের তীব্রতার একটি রূপ ।[143] আবার ফ্যাসীবাদী আদর্শের ' নিকৃষ্টতম জীবন দর্শনের আরো পরিচয় পাওয়ায় হিটলারের আত্মজীবনী ' মেইন ক্যাম্ফ এবং রোজেনবার্গ রচিত মাইথাস ' নামেক নাৎসী দর্শন থেকে । এই ভয়ঙ্কর গ্রন্থ দুটি থেকে ফ্যাসীজমের আদর্শ ও কর্মপন্থার মধ্যে রাজনৈতিক উন্মদনার পরিচয় পাওয়া যায়।

ডাইনি প্রথা ও উন্মত্ততা

[143] তদেব , পৃষ্ঠা -৪

সাঁওতাল সমাজে ডাইনি প্রথার নেপথ্যে একধরণের উন্মত্ততার পরিচয় মেলে । মুলত সাঁওতাল সমাজে উন্মত্ত নারীদের ডাইনী নামে অভিযুক্ত । যদিও প্রচলিত হিন্দু সমাজে যদি কোন নারী অস্বাভাবিক আচারণ করে বা অপ্রকৃতস্থ অবস্থা এমন কোন কার্যকলাপ করে যার বহি : প্রকাশ ঘটে ভয়ঙ্কর কার্যকলাপের মধ্য দিয়ে তাহলে সমাজ তাকে ' পাগলী ' বলে অবিহিত করে । আবার কখনো কখনো নারীদের মধ্যে দেখা যায় ভর করেছে এবং এর ফলে নানা অযৌক্তিক কথাবার্তা বলছে তাহলে আমাদের সমাজে তাকে বলা হল ' ভূতে পেয়েছে । এই ভূতে পাওয়ার কারণে সমাজে তাকে বলে " পাগলী । অর্থাৎ সনাতন হিন্দু সমাজে ডাইনি প্রথায় বিশ্বাস নেই বরং সেটি লোক সমাজে ' পাগল হয়ে যাওয়া ' বা ভূতে পাওয়া ইত্যাদি নামে প্রচলিত । যা কিনা ওঝার বাড়ি গিয়ে ঝাড় - ফুক ইত্যাদি করা হয় । তেমনি আবার মুসলিম সমাজে ডাইনি প্রথায় বিশ্বাসী নেই কোন ব্যক্তি বিশেষের মানষিক ভারসাম্যের বিচ্যুতি ঘটলে বা অস্বাভাবিক কার্যকলাপ , বা উন্মত্তের মত আচারণ করলে , লোক বিশ্বাস অনুযায়ী বলা হয়– " জিনে পেয়েছে । যাই হোক , ডাইনি ' , ' ভূতে পাওয়া ' বা ' জিনে পাওয়া ইত্যাদি শব্দগুলি কে একটি সমাজের এক এক রকম ভাবে প্রচলিত । আসল ব্যাপার হল মানুষিক ত্রুটি বিচ্যুতি । আর এরই ফলে অদ্ভুদ আচারণ , অস্বাভাবিক কার্যকলাপ যেটা সভ্য সমাজের ভাষায় পাগলামী । আবার এই পাগলামী যখন চরম পর্যায়ে পৌঁছায় তখন উন্মত্ততা। যেটা সাঁওতাল সমাজে ' ডাইনি ' বা ' ডান ' নামে অভিযুক্ত করে ।

ডাইনি প্রথা সাঁওতাল সমাজে এক বিশেষ সমস্যায় পরিণত হয়েছে । সাধারণত তাদের সমাজে কোন নারীর অস্বাভাবিক , ভয়ঙ্কর বা অদ্ভুদ কার্যকলাপে সমাজ যখন ক্ষতিগ্রস্থ হয় তখন তাকে ' ডাইনি ' নামে অভিযুক্ত করা হয় । আর পুরুষদের ক্ষেত্রে ' ডদান ' বলে অবিহিত করা হয় । তবে এই প্রথা বেশীর ভাগ ক্ষেত্রে নারীর ক্ষেত্রে লক্ষ করা যায় । সাঁওতালদের প্রচলিত বিশ্বাস অনুযায়ী যাবতীয় ক্ষতি , রোগ – শোক ইত্যাদির পশ্চাতে অতিপ্রাকৃতের অনিষ্ট – স্পৃহা রয়েছে। এই স্পৃহা ফলবতী হবে সমাজস্থিত কোন ব্যক্তির মাধ্যমে অতিপ্রাকৃত শক্তি সম্পন্ন কোন ব্যক্তি ইর্ষা-দ্বেষবশে কখনও বা আধিভৌতিক আত্মাকে নিকট প্রতিবেশী বা আত্মীয়ের ক্ষতিকর কর্ম করাতে প্রবৃত্ত করতে পারে । ক্ষতিগ্রস্ত ব্যক্তি সমাজ নেতৃত্বের কাছে আবেদন করতে পারে বা কোন কোন সময় নিজেই প্রতিশোধমূলক ব্যবস্থা গ্রহন করে ।[144]

আবার ডাইনি অভিযোগে বিচার , নানা ধরণের অত্যাচার বা অবশেষে হত্যা ; পশ্চিমবঙ্গের সাঁওতাল অধ্যুষিত প্রতিটি জেলায় এই প্রথা প্রচলিত আছে । সমস্যাটি বিহার ও উড়িষ্যায়ও আছে। যেখানে আদিবাসীদের মধ্যে রীতিবদ্ধ প্রবল কার্যক্রম ও রাজশক্তির সঙ্গে যোগাযোগ অপেক্ষাকৃতবেশী ; সেখানে এই ধরনের হত্যার ঘটনা সেই অনুপাতে কম । তার অর্থ এই নয় যে , সেসব জায়গায় ডাইনি অভিযোগ একেবারে নেই । ডাইনি — অভিযোগ

---

[144] চৌধুরি ,অসিতবরণ; সাঁওতাল সমাজ , ডাইনি ও বর্তমান সংকট , প্রকাশক , এ . মুখার্জি অ্যাণ্ড কোং প্রা : লি : ১৯৮৫ pp - ১০৩

অবশ্যই আছে — সেটা সামাজিক নিয়ন্ত্রনের একটা রূপ— কিন্তু বিচারের কঠোরতা অপেক্ষাকৃত কম । পশ্চিমবঙ্গে বিভিন্ন জেলায় ডাইনি - বিচার ও হত্যা সম্বন্ধে শ্রী সোমনাথ চক্রবর্তীর সুলিখিত প্রবন্ধে বাকুরা , মেদিনীপুর , বীরভূম , বর্ধমান , পুরুলিয়া ও মালদহের এর প বেশ কিছু ঘটনা উল্লেখযোগ্য । শ্রী সোমনাথ চক্রবর্তী প্রায় তিন বছরে পশ্চিমবঙ্গে দশটি এই সম্পর্কিত ৩৬ টি ঘটনা পেয়েছেন। উক্ত সময়ের মধ্যে বিভিন্ন বয়সের ছাব্বিশজন ব্যাক্তি পঁচিশ ঘন্টায় মৃত্যুমুখে পতিত হয়েছে । ডাইনি সম্পর্কিত একচল্লিশটি ঘটনার মধ্যে একত্রিশটি উপজাতিদের মধ্যে সংঘটিত হয়েছিল যার মধ্যে ত্রিশটি সাঁওতালদের[145] ।

---

[145] তদেব , পৃষ্ঠা -১০২

অধ্যায়- ৩

ঔপনিবেশিক বাংলার উন্মাদ আশ্রম

(১৮০০ – ১৯০০ খ্রীঃ)

ঔপনিবেশিক বাংলার উন্মাদ আশ্রম ও মনশ্চিকিৎসার অবস্থা আধুনিক ইতিহাস চর্চার একটি গুরুত্বপূর্ণ বিষয় । চিকিৎসাবিজ্ঞানের ইতিহাসের পাঠে আমরা এতদিন প্রশ্নাতীতভাবে বিজ্ঞানের বিজয়ের যে কাহিনি বা ন্যারেটিভ এর সঙ্গে পরিচিত , সেটি ইতিহাসের অনুসন্ধানে একটি বিশেষ প্রেক্ষিত মাত্র। যদিও ঔপনিবেশিক স্বাস্থ্যনীতির ইতিহাসটি ছিল একটি প্রভূত্বকারী প্রেক্ষিত বা ডমিন্যান্ট পারসপেকটিভ । এই প্রভুত্বকারী ভাবনা শুরু হয়েছিল ঔপনিবেশিক শাসন ও শৃঙ্খলায় যেটি পাশ্চাত্য চিকিৎসাবিজ্ঞানের চিন্তা ও কৃৎকৌশলের প্রতি এক ধরনের সহজাত উৎকর্ষের ধারণা থেকে। ঔপনিবেশিক সময়ে রচিত স্বাস্থ্যনীতিগুলির এই প্রভূত্বকারী অবস্থানের চেহারা বাংলায় বেশ পরিষ্কার দেখতে পাওয়া যায়। ঔপনিবেশিক চিকিৎসার দৃষ্টিভঙ্গিই ছিল একচেটিয়া (monopolistic) , বহুত্ববাদী (pluralistic) নয়। আলোচ্য অধ্যায়ে গভীর ও সূক্ষ্ম বিশ্লেষণের

মধ্য দিয়ে ঔপনিবেশিক বাংলায় উন্মাদ আশ্রমের ইতিহাস যে গুরুত্বপূর্ণ প্রশ্নগুলি আনুসন্ধান করেছি সেগুলি নিয়ে আলোচনা করব।

উনবিংশ শতাব্দীর প্রথম দিকে, 'মস্তিষ্ক বিকৃতি'-র কারণ আনুসন্ধান সংক্রান্ত বিষয়টি চিকিৎসাবিদ্যার বিকাশের প্রাথমিক পর্যায়ে ছিল। যাঁরা এই প্রকার ত্রুটি অধ্যয়ন করতেন, তাঁরা চেষ্টা করছিলেন যাতে মানসিক স্বাস্থ্যকে চিকিৎসাশাস্ত্রের একটি অংশ হিসাবে প্রতিষ্ঠা করা যায়। এই কারণে ব্রিটিশরা 'কেবলমাত্র নেটিভ'-দের জন্য উন্মাদাশ্রম প্রতিষ্ঠা করছিল সমগ্র ভারতবর্ষ জুড়ে, বিশেষ করে তাদের ঔপনিবেশিক সাম্রাজ্যে বেঙ্গল প্রেসিডেন্সিতে। এই উন্মাদাশ্রমের উদ্দেশ্য ছিল সেই সমাজে মানসিক অসুখে অক্রান্ত ব্যক্তিদেরকে উপশম করা। কিন্তু দেখা যায় ব্রিটিশদের তত্ত্বাবধানে থাকা উন্মাদাশ্রমগুলির রিপোর্ট পরীক্ষা অধ্যায়ন করে দেখলে দেখা যায় যে, উন্মাদাশ্রম গুলি মূলত জোর করে শ্রম নিষ্কাশন করার স্থান ছিল যেখানে ব্রিটিশ সাম্রাজ্যের জন্য পণ্য উৎপন্ন করা হতো। বাস্তবে উন্মাদাশ্রমগুলিতে মানসিকভাবে অসুস্থ ব্যক্তিদের প্রায় কোনো পুনর্বাসনই প্রদান করা হতো না।

ভিক্টোরীয় যুগের নীতিনিষ্ঠায় জারিত উন্মাদাশ্রমের বার্ষিক রিপোর্টগুলি নিয়ে গবেষণা করলে এটি লক্ষ্য করা যায় যে চিকিৎসার রিপোর্ট গুলির তথ্য ছিল লাভের অংশে পরিপূর্ণ । সেই উন্মাদাশ্রমে থাকা রোগীদের অধিকাংশরাই ছিল ভারতের প্রথাগত ভাবে ভবঘুরে , যাদের কোনো হিসাব ছিল না এবং

যাদের নিয়ন্ত্রণ করা সম্ভব ছিল না। জনসাধারণের স্বাস্থ্য, বিশেষ করে মানসিক স্বাস্থ্যের উপরে ব্রিটিশ ঔপনিবেশিক রাজত্বের ফলাফল নিয়ে ইতিপূর্বে কোনো গবেষণা হয় নি, তাই এই বিষয়টি উন্মাদ আশ্রমের ইতিহাসে আলোকপাত করা একান্ত প্রয়োজন।

ঔপনিবেশিক চিকিৎসা ব্যবস্থা তার কর্তৃত্ব কায়েম করছিল ভারতীয় চিকিৎসা ব্যবস্থা আর ভারতীয় শরীরের ওপর, সেইসময় চিকিৎসাবিদ্যার পেশাদারি নিয়মবিধি চালু হচ্ছিল তার ভারতীয় প্রতিদ্বন্দ্বীদের বেআইনি ঘোষণা করেই। শরীর ও আধুনিক রাষ্ট্রের মধ্যকার সম্পর্কগুলি গভীরভাবে জটিল। যেভাবে বুর্জোয়া সভ্যতা এই শরীর প্রত্যয়টির (concept) ওপর গুরুত্ব দেয়, তা প্রাধনতান্ত্রিক সামাজিক ব্যবস্থার থেকে আলাদা। এই বুর্জোয়া সভ্যতায় ' কৃষক-শরীর , আদিবাসী-শরীরকে ভেঙে-চুরে , নতুন অভ্যাসের ফাদে ফেলে দেয় , কিন্তু এই পরিবর্তন একদিনে হয় না । পুরোপুরি ঘটেও না কোন সময় । পরিবর্তনের পথটিও মসৃণ নয় । স্থান - কালভেদে জনগোষ্ঠীর সঙ্গে সরকারের সংঘর্ষ দেখা যায় . এই অসম ও বন্ধুর পরিবর্তন প্রক্রিয়ায় রাষ্ট্রের হাতে অস্ত্র থাকে নানা ধরনের – আইন ব্যবস্থা , সেনাবাহিনী, অর্থনীতিকব্যবস্থা। কিন্তু একটি বিরাট ' অস্ত্র ' আধুনিক শরীরবিদ্যা ও চিকিৎসাবিজ্ঞানভিত্তিক স্বাস্থ্যনীতি[146] । দীপক কুমারও তার সাম্প্রতিক গবেষণায় বলেছেন যে , ঔপনিবেশিক চিকিৎসা ব্যবস্থাটি শাঁখের করাত এর মতো । দুই ব্যবস্থার অন্তর্নিহিত পার্থক্যগুলির ওপর জোর

---

[146] D. Arnold, Colonizing the Body: state medicine and epidemic disease in nineteenth century India, Oxford University Press ,New Delhi 1993, p. 108.

দিলেও শেষ অবধি ঔপনিবেশিক ব্যবস্থা একটি বৈজ্ঞানিক আধিপত্য বিস্তারের উদ্দেশ্যেই কাজ করেছে । ভারতীয় চিকিৎসাবিদ্যার প্রতিনিধিদের সঙ্গে ঔপনিবেশিক চিকিৎসা ব্যবস্থার বিরোধের দিকটি[147] । ভিন্ন প্রেক্ষিত থেকে রচিত অনুসন্ধানগুলি থেকে একটা বিষয় বেরিয়ে আসে যে , ঔপনিবেশিক রাষ্ট্রব্যবস্থার স্বাস্থ্যনীতি গড়ে উঠেছিল আধুনিক রাষ্ট ও তার রক্ষাকারী শরীরগুলিকে সুস্বাস্থ্যে রাখার উদ্দেশ্য নিয়েই । সেনাবাহিনী আর আমলাদের স্বাস্থ্যরক্ষাই ছিল তাদের গোড়ার দিকের কাজ ।

ভারতীয় চিকিৎসাবিজ্ঞানের ইতিহাসে এই ঔপনিবেশিক চিকিৎসাবিদ্যাকে যেভাবে 'জ্ঞান উন্মোচনের দিশারী ' হিসাবে দেখানো হয়ে থাকে , তা যথার্থ নয় । ঔপনিবেশিক সমাজে উন্মাদ আশ্রমের যে চিকিৎসা ব্যবস্থা , আধুনিক রাষ্ট্রের অন্যান্য যন্ত্রগুলির মতোই নিজেকে প্রতিষ্ঠা করেছে অসংখ্য স্থানীয় ও দেশজ প্রতিরোধগুলিকে হিংসা আর কঠোর নিয়ন্ত্রণের মধ্য দিয়ে নীরব করার প্রচেষ্টায় । এই প্রতিরোধের পাশাপাশি কিন্তু ছিল সমঝোতা আর অবধাবস্থান। ছিল নিজেদের মতো করে এই পশ্চিমি যুক্তিকাঠামোর স্বাস্থ্যচর্চাকে বদলে নেওয়া ও উন্মাদ আশ্রম প্রতিষ্ঠার মাধ্যমে শাসন প্রভুত্ব কায়েম করা ।

---

147 D.Kumar , Science and the Raj :A study of British India , Oxford Univesity Press, 2006, see Introduction

ঔপনিবেশিক স্বাস্থ্যব্যবস্থায় গড়ে ওঠা বাংলার পাগল ও পাগলাগারদের ইতিহাস নিয়ে খুব বেশি গবেষণা ইতিপূর্বে হয়নি । যদিও এ প্রসঙ্গে দেবযানী দাস'এর " Houses of madness" (oxford university press, 2015) নামক গবেষণা গ্রন্থটি খুবই উল্লেখযোগ্য,উক্ত গ্রন্থে তিনি উনিশ শতকের উপর উন্মাদ আশ্রম গুলি স্বল্পপরিসরে উপস্থাপন করেছেন। এছারাও ভারতীয় অ্যাসাইলামগুলি নিয়ে কিছু লেখা ভারতীয় ও অ-ভারতীয় গবেষকরা প্রকাশ করেছেন । যদিও ঐ প্রবন্ধ গুলিতে পাশ্চাত্য মনশ্চিকিৎসার নতুন বিশেষণে ভারতীয় মন কীভাবে ক্যাটেগরিভুক্ত হল সে নিয়ে আলোচনা প্রায় নেই । ছন্দক সেনগুপ্ত অবশ্য *মনশ্চিকিৎসার আঞ্চলিক ইতিহাসচর্চা* করেছেন কলকাতার প্রেক্ষাপটে। কিংবা ওয়ালট্রড আরনস্ট- এর বাংলার নেটিভ উন্মাদ আশ্রমের প্রবন্ধ মূলক গবেষণা খুবই উল্লেখযোগ্য । কিন্তু উনিশ শতকে বাংলায় উন্মাদ আশ্রমের প্রতিষ্ঠার যে যাত্রাপথ হয়েছিল তার পরিপূর্ণতা বিকশিত হয়েছিল বিংশ শতকের প্রথম অর্ধ-কালীন সময়ে অর্থাৎ উন্মাদ আশ্রম থেকে মানসিক হাসপাতালে যে উত্তরণ তা ঔপনিবেশিক বাংলার ইতিহাসে একটি গুরুত্বপূর্ণ ক্ষেত্র । কিন্তু এই বিষয়টি নিয়ে আজ অবধি কোন পূর্ণাঙ্গ কোন গবেষণা হয়নি।

আবার ঔপনিবেশিক চিকিৎসা ব্যবস্থার কৃৎকৌশলে কীভাবে ' ভারতীয় মন ' বাঁধা পড়ে ও ' সুস্থ আচরণ ' এর বিধি - ব্যবস্থা তৈরি হয় , তা আলোচিত হয়নি । ছন্দক সেনগুপ্ত'র তাঁর দীর্ঘ আঞ্চলিক ইতিহাসের বিবরণীতে নেই তাদের কথা , যারা এই চিকিৎসা ব্যবস্থার লক্ষ্য ছিলেন । কীভাবে এই মানসিক রোগী ও তাদের বাড়ির লোকেরা প্রচলিত

চিকিৎসাপদ্ধতিগুলি থেকে সরে আসছিলেন , আর কেনই বা সরে আসছিলেন ? কীভাবে আমাদের বৈচিত্র্যময় স্থানীয় পদ্ধতিগুলির ওপর নিয়ন্ত্রণ কায়েম করা হচ্ছিল এবং সেগুলিকে ' অ-বৈজ্ঞানিক হিসাবে জন সাধারণের মধ্যে প্রকাশ করা হয়েছিল ? কিন্তু অনন্যাও গবেষণার বাংলার উন্মাদ আশ্রম ও ব্রিটিশ উপনিবেশবাদের চরিত্র ও তাদের লক্ষ্য আসলে কি ছিল এই নিয়ে তেমন কোন পরিপূর্ণ আলোচনা নেই বললেই চলে ।

আবার এইও সত্য উন্মাদ আশ্রম সঙ্গে উপনিবেশবাদের চরিত্র বোঝার কাজটি অবশ্য অতটা সরল নয় । কারণ ঔপনিবেশিক স্বাস্থ্যের কর্ণধারদের বিভিন্ন বিবরণীগুলিকে কীভাবে পাঠ করতে হবে সে বিষয়টি জটিল । এছাড়াও দেখতে হবে সেইসব যোগাযোগ বা সম্পর্কগুলি যেখানে স্থানীয় প্রতিরোধ প্রতিবাদ-সমঝোতা কাহিনি নানাভাবে বিবৃত হয়েছে । সর্বোপরি এসে পড়ে ঔপনিবেশিক উন্মাদ আশ্রম ও মনশ্চিকিৎসার সঙ্গে সম্পর্কের বিবরণীগুলি কোন অবস্থান থেকে বিশ্লেষণ করা হচ্ছে । কারণ , ক্ষমতার প্রতিষ্ঠান ও তার বিন্যাসগুলিকে শনাক্ত না করে উপনিবেশবাদের চরিত্র নির্ণয় বোধহয় মুশকিলের কাজ ।

ইতিপূর্বে উন্মাদ আশ্রম নিয়ে যে চর্চার কথা অলোচিত হয়েছে তা পাশ্চাত্য মনশ্চিকিৎসার ক্ষমতাকে মেনে নেওয়ার মধ্যে সীমাবদ্ধ । কিংবা আলোচিত হয়েছে এই নব বিজ্ঞানের সুযোগ থেকে নেটিভ মনঃচিকিৎসক দের বঞ্চিত করে রাখার কথা । পশ্চিমের রচনাগুলির প্রধান উদ্দেশ্য ,

প্রত্যক্ষ বা পরোক্ষভাবে পাশ্চাত্য চিকিৎসাবিজ্ঞানে তাদের প্রগতির কাহিনি বলয় তৈরি করা , তাই শহরের প্রত্যন্তদেশে বা গ্রাম মফঃস্বলে ছড়িয়ে থাকা অসংখ্য মনশ্চিকিৎসা ব্যবস্থার ইতিহাসগুলি আমাদের পিছিয়ে থাকা অবস্থার প্রতিনিধিত্বকারী বর্ণনা হিসাবেই রচিত হয় । কিন্তু এই পশ্চিমি বিজ্ঞানকে আমরা যেভাবে গড়েপিটে নিয়েছি ঔপনিবেশিক কালে , তার মধ্যেও রয়েছে ভারতীয় মৌলিক চিন্তার অস্তিত্ব , যা সেই পাশ্চাত্য বিজ্ঞানের তত্ত্ব দিয়েই তাকে প্রশ্ন করেছে । আশিস নন্দী প্রথম ভারতীয় সাইকো-অ্যানালিস্ট ডা. গিরীন্দ্রশেখর বসুর জীবনকে কেন্দ্র করে এই নব বিজ্ঞানচর্চার বিষয়টি বিস্তারিতভাবে আলোচনা করেছেন । তিনি দেখিয়েছেন , কীভাবে গিরীন্দ্রশেখর ফ্রয়েডের সময়কালে , তার প্রথম অনূদিত গ্রন্থ পড়ার আগে থেকেই এ বিষয়ে অনুসন্ধিৎসু হয়ে ওঠেন এবং মনঃসমীক্ষণের তত্ত্বে তার মৌলিক চিন্তার উন্মেষ ঘটান । শ্রী নন্দী দক্ষতার সঙ্গে বিশ্লেষণ করেছেন গিরীন্দ্রশেখরের জীবনী ও কাজকে ; পাশাপাশি আর এক ইউরোপীয় মনঃসমীক্ষক ডা .বার্কলে হিলকে রেখে । ১৯০৭ সালে , অক্সফোর্ড মেডিক্যাল স্কুলের গ্র্যাজুয়েট বার্কলে হিল যখন ইন্ডিয়ান মেডিক্যাল সার্ভিসে যোগ দেন , তার আগেই তিনি ফ্রয়েডের জীবনীকার - শিষ্য আর্নেস্ট জোন্স - এর কাছে সাইকোঅ্যানালিসিস - এর প্রশিক্ষণ শুরু করেছিলেন । সম্ভবত গিরীন্দ্রশেখরের কাছে তিনি এই প্রশিক্ষণ শেষ করেন । ডা . হিল একজন হিন্দু নারীকে বিয়ে করে ভারতেই থেকে যান, রাঁচির বিখ্যাত উন্মাদাগারের প্রতিষ্ঠাতা হিসাবে নয়।

শ্রী নন্দীর তাঁর "At the Edge of psychology: essays in political and culture" (Oxford, 1990) গ্রন্থে দেখিয়েছেন হিল- এর পাশ্চাত্যধর্মী ' অ্যাগ্রেসিভ সাইকোঅ্যানালিসিস ' এর পাশাপাশি গিরীন্দ্রশেখরের মৌলিক জ্ঞানচর্চার উপাদানগুলি । তাই গিরীন্দ্রশেখরকে নন্দী আক্ষেপাত্মক ব্যঞ্জনায় বলেছেন ' স্যাভেজ ' ফ্রয়েড ; মনঃসমীক্ষণের যে মৌলিক তত্ত্ব ঔপনিবেশিক ভারতের মনোবিজ্ঞানচর্চায় inhouse critique হিসাবে চর্চিত ছিল তাকে তিনি প্রভুত্বকারী ন্যারেটিভ ' এর এক গুরুত্বপূর্ণ সমালোচনা হিসাবে উপস্থাপিত করেছেন[148] । নন্দী ছাড়াও , সুধীর কাক্কার ওঝা , গুণিন , পীর , জ্যোতিষী ইত্যাদিদের সাথে দীর্ঘ সাক্ষাৎকারের বিবরণী থেকে বিশ্লেষণ করেছেন ভারতীয় সাইকোথেরাপি'র নানান বৈচিত্র্যপূর্ণ অথচ স্বতন্ত্র ধারাগুলির অস্তিত্ব , যা ঔপনিবেশিক চিকিৎসার নিয়ন্ত্রণকে উপেক্ষা করেও আজ টিকে আছে তার কার্যকারিতার গুণে । দেবোরা পুলে ভট্টাচার্য আলোচনা করেছেন বাংলার পটভূমিতে ' পাগলামি ' র প্রত্যয় (concept) ও তার সামাজিক - সাংস্কৃতিক অর্থ নিয়ে । এবং তিনিও বলেছেন মনশ্চিকিৎসার ইতিহাসে বাংলায় তার বহুত্ববাদী (pluralistic) প্রয়োগের কথা । মনশ্চিকিৎসায় রোগের বর্গ বিভাজন বা ক্যাটাগরি ফরমেশন ' নিয়ে আলোচনা করতে গিয়ে সামাজিক মনশ্চিকিৎসাবিদ অজিতা চক্রবর্তী মন্তব্য করেছিলেন যে : নানান সংশোধন সত্ত্বেও মনশ্চিকিৎসার প্রধান ধারাটি দৃঢ় ভাবে প্রোথিত রয়েছে ক্রেপলিনের

---

[148] Nandi, Ashis; At the Edge of psychology : essays in political and culture, Oxford Universiy press, 1990. See Introduction.

উনবিংশ শতকের বিভাগীকরণে সেখানে একটি কেন্দ্রীয় বিন্যাস (central pattern) - এর মধ্যে পশ্চিমের অসুস্থতাগুলিকে ' স্ট্যান্ডার্ড ধরা হয় এবং স্থানীয় বিন্যাস (local pattern) - গুলিকে তার সামান্য পরিবর্তিত রূপ (minor variations) বলে মেনে নেওয়া হয় । তাই আজ , ঔপনিবেশিকতা আর মনশ্চিকিৎসার ইতিহাসচর্চা করতে গেলে , ভারতীয় ঔপনিবেশিক তথা আধুনিক মননে যে বিভিন্ন দ্বন্দ্বগুলি আকীর্ণ হয়েছিল তার খোঁজ করার মতন জটিল কাজগুলিকে এড়িয়ে যাবার কোনো উপায় নেই । এমনকি বর্তমান সময়ে যে বিতর্ক সামাজিক - মনশ্চিকিৎসা ও মনোবিজ্ঞানে উঠেছে এই প্রভুত্বকারী জ্ঞানচর্চার উদ্দেশ্য এবং প্রভাবকে নিয়ে , তার সূত্রগুলিও উপ্ত রয়েছে ঔপনিবেশিক সময়কালে ।

আলোকপ্রাপ্তি বা এনলাইটেনমেন্ট পরবর্তী সময়ে ব্রিটিশ উপনিবেশ গুলিতে মানসিক রোগের চিকিৎসা বিষয়ে যে সব আধুনিক পরিবর্তন ঘটছিল সে সবই চালু করার ব্যাপারে ঔপনিবেশিক কর্তাদের একাংশও বিরোধী ছিল এবং পাগলাগারদের পরিসরে যে আধুনিক মনশ্চিকিৎসার জ্ঞান-উৎপাদন শুরু হল , তার বিশেষ আদলটি তৈরি হয়েছে আশ্রম প্রতিষ্ঠার মধ্য দিয়ে, এই মূলত রচনায় বেঙ্গল প্রেসিডেন্সিকে আনুসরন করে কিছু উদাহরন দিয়ে আনুসন্ধান করব পাগলাগারদের ইতিহাস থেকে কিভাবে মানসিক হাসপাতালের আবির্ভাব হল। কারণ এখানেই ব্রিটিশ ঔপনিবেশিক চিকিৎসাবিদ্যা তার উৎকর্ষের নমুনাগুলিকে নির্মাণ করেছিল । এরপর আলোচ্য অধ্যায়ে সরকারি মুখপত্র ' ইন্ডিয়ান মেডিকেল গেজেট ' ও বিভিন্ন প্রতিবেদনের সূত্রের মাধ্যমে অ্যাসাইলাম পাগলদের কে কিভাবে দেখা হতো

সেগুলি আলোকপাত করবো । এই আখ্যান নির্মাণের কেন্দ্রে থাকবে উনিশ শতক থেকে বিংশ শতকের মধ্যবর্তী কালীন সময় পর্যন্ত (১৮০০-১৯৪৭ খ্রীঃ) ঔপনিবেশিক বাংলায় উন্মাদ আশ্রম কে কেন্দ্র করে পাগলদের রোগ নিরাময়ের আধুনিক জ্ঞান গড়ে তোলার প্রশ্নটি[149]। এছারাও আলোচ্য অধ্যায়ে অন্যান্য যে প্রশ্নগুলি অনুসন্ধান করার চেষ্টা করেছি সেগুলি হল ।

I. ঔপনিবেশিক বাংলায় উন্মাদ আশ্রম প্রতিষ্ঠার মূল উদ্দেশ্য কি ছিল।
II. উন্মাদ আশ্রম প্রতিষ্ঠার ইতিহাসে ঔপনিবেশিক বাংলায় সর্বাধিক উন্মাদ আশ্রম প্রতিষ্ঠা কেন হয়েছিল ?
III. ভিক্টরিয় নীতি, অনুশাসন ও অপর দিকে হিতবাদী দর্শনের যে প্রচার ঔপনিবেশিক শাসককুল করত তাঁর ফলপ্রসু কতটা হয়েছিল? না কি এই নীতি অনুশাসনের পশ্চাতে অন্য কোন দুরাভিসন্ধি কাজ করেছিল?
IV. উন্মাদ আশ্রম বা মানসিক হাসপাতাল প্রতিষ্ঠার ক্ষেত্রে স্বদেশী কতটা ভূমিকা পালন করেছিল।
V. উন্মাদ আশ্রম থেকে মানসিক হাসপাতালের উত্তরণ কিভাবে হয়েছিল ?

বিজ্ঞান ও তার কৃৎকৌশলের বিবর্তনবাদী ইতিহাস রচনার এই প্রাধান্যকে প্রশ্ন করতে গেলে আমাদের এই আত্মপর্যবেক্ষণ দরকার যে কীভাবে , কোন মতামত বা কনসেন্ট দিয়ে আমরা এই কর্তৃত্বকে স্বীকৃতি দিই বা অনুমোদন করি । আর যখন করি না , তখন কীভাবে তার বিরোধিতা করি । আমার এও মনে হয়েছে যে , ঔপনিবেশিক মনশ্চিকিৎসার ইতিহাসচর্চায় আজ খুঁটিয়ে দেখা দরকার সেইসব প্রাতিষ্ঠানিক জায়গাগুলি যেখানে চাপা পড়ে

149 ভট্টাচার্য, জয়ন্ত সম্পাদিত, ভারতের পটভূমিতে চিকিৎসা বিজ্ঞানের ইতিহাস, অমিত রঞ্জন বসু, পাগলামি বিষায়ক নতুন জ্ঞান উনিশ শতকের বাংলায় পাগলাগারদের মন চিকিৎসা চর্চা ,অবভাস, কোলকাতা,২০০৯ পৃষ্ঠা নং ২০৩

গেছে অগণিত রোগী আর তার বাড়ির লোকেদের কাহিনিগুলি । এই প্রতিষ্ঠানগুলির বিবরণীতেই ভারতীয় শরীরের আর মনের নতুন চেহারা গড়ে তোলা হচ্ছিল আধুনিক রাষ্ট্রের উপযোগী ব্যক্তি হিসাবে । সে ব্যক্তি , বিজ্ঞানের মাপে আর আধুনিকতার দাবিতে একটি একক, যাকে মানসিক রোগের ম্যানুয়ালে ছাপা যে কোনো কোডে মাপা যায় । এই নীরবতার অঞ্চলগুলিকে সরব করার ইচ্ছে যে ইতিহাসবিদ রাখতে চান তাকে প্রশ্নবোধক মনে অনুসন্ধান করতে হবে কীভাবে সুপারস্টিশন ‘ বাইগটরি’ (bigotry) , ‘ডেসপটিজম’ (despotism) এইসব বিশেষণ ব্যবহার করা হচ্ছিল স্থানীয় পদ্ধতিগুলির প্রতি এবং ঔপনিবেশিক মনশ্চিকিৎসাকে ভূষিত করা হচ্ছিল ‘ মানবিক ’ এবং জ্ঞানের একমাত্র দিশারী হিসাবে । আমাদের দেখতে হবে এই ‘ নব বিজ্ঞানের প্রসারের ক্ষমতার স্তর , বিন্যাস ও তার ক্রিয়াকৌশলগুলি , সেখানেই ধরা পড়তে পারে তার প্রতিরোধী বিন্যাসগুলি এবং ইতিহাসচর্চার এই বিবর্তনবাদী প্রভুত্বকারী ধারাটির সামনে উপস্থিত হবে একাধিক প্রশ্ন । শুধু বোধহয় আধুনিক রাষ্ট্রের ক্রিয়াকলাপের বিশ্লেষণে নয় , আজকের সব থেকে বড় চ্যালেঞ্জ বাোধহয় আধুনিক ভারতীয় মননের গঠনকাঠামোর নির্মাণে ঔপনিবেশিক প্রত্যয়ের উপাদানগুলিকে চিহ্নিত করা , বা এও ভাবতে থাকা যে , ভারতীয় মন ’ বলে কোনো একক গঠনের প্রয়োজনীয়তা কোনো প্রভুত্বকারী তত্ত্বকে জোরদার করে । তাই প্রভুত্বকারী ন্যারেটিভ - এর প্রতি প্রশ্নসূচক দৃষ্টি কে লক্ষ্য রেখে ব্রিটিশ উন্মাদ আশ্রম থেকে স্বদেশী মানসিক হাসপাতালের উত্তরন কিভাবে হল তা আলোচ্য অধ্যায়ের একটি মূল অনুসন্ধান ।

কেন উন্মাদ আশ্রম ?
ঔপনিবেশিক শাসনের যৌক্তিকতা

ইংল্যান্ডে ব্রিটিশরা উন্মাদদের 'নিয়ন্ত্রণ' করেছিল আটকে রেখে, ভারতে তাদের প্রবেশের শতবর্ষের আগে। ভারতীয়দের বিপরীত দিকে, পাশ্চাত্য চিকিৎসা ঐতিহ্য অনুসরণকারী ব্রিটিশরা বেছে নিয়েছিল সেইসব আইন তৈরি করতে, যা সংজ্ঞায়িত করতো, কাদের উন্মাদ বলা যাবে এবং তাদের সাথে কীরকম ব্যবহার করা উচিত হবে। ব্রিটিশদের উন্মাদাবস্থা সম্পর্কে ধারণা উদ্ভূত হয়েছিল সম্পূর্ণ অন্য প্রকারের সাংস্কৃতিক প্রভাবে; আর এই প্রভাবগুলি ভারতের সাথে প্রায় মেলেই না, বিশেষ করে তাদের সাংস্কৃতিক ও ধর্মীয় ঐতিহ্যের সাথে। উন্মাদ সম্পর্কে ব্রিটিশদের সংজ্ঞার একটি উদাহারণ দেখা যায় অষ্টাদশ শতাব্দীর একটি গ্রন্থে, কমেন্টারিজ অন দ্য ল-জ অফ ইংল্যান্ড-এ: উন্মাদ অথবা মস্তিষ্ক বিকৃতির শিকার হলেন সেই ব্যক্তি যিনি কোনো অসুখ, দুঃখ অথবা অন্য কোনো দুর্ঘটনার কারণে তাঁর বোধশক্তি ও তাঁর যুক্তি ব্যবহারের ক্ষমতা হারিয়ে ফেলেছেন। একজন উন্মাদ হলেন সেই ব্যক্তি যাঁর মনের মধ্যে চক্রাকারে চলতে থাকে, মাঝে মাঝে তিনি তাঁর বোধশক্তি ব্যবহার করতে পারেন, এবং মাঝে মাঝে তিনি তা ব্যবহার করতে পারেন না, আর এটি ঘন ঘন নির্ভর করে তার মনের অবস্থার উপরে।

উন্মাদাবস্থার শব্দাবলী এমন নমনীয়ভাবে করা হয়েছিল যাতে বিভিন্ন প্রকারের সমস্যা এবং সামাজিকভাবে সমস্যাজনিত আচরণ তাতে অন্তর্ভুক্ত করা যায়। ভিক্টোরীয় নীতিবোধ, শ্রেণী-বিভাগ এবং কর্ম-সংস্কৃতির সাথে ব্রিটিশরা তাদের উপনিবেশে প্রদান করেছিল তাদের নিজস্ব উন্মাদাবস্থার ব্যাখ্যাটিও। পূর্বে ব্রিটিশ ইস্ট ইণ্ডিয়া কোম্পানী আধিপত্য বিস্তার করার সাথে সাথে, তারা ভারতে ব্রিটিশ আদর্শের উন্মাদাশ্রম শুরু করেছিল এবং বেঙ্গল প্রেসিডেন্সিতে তারা প্রথম উন্মাদাশ্রম স্থাপণ করেছিল ১৭৯৫ খ্রিস্টাব্দে; কিন্তু এই উন্মাদাশ্রম নির্দিষ্টভ ছিল "উন্মাদ সিপাই"-দের জন্য।

উনবিংশ শতাব্দী যত এগিয়েছিল, তত চিকিৎসাবিজ্ঞানের একটি নতুন ধারা সূচনা হয়েছিল, নতুন নতুন চিকিৎসাপদ্ধতি এবং বৈজ্ঞানিক আবিষ্কারের ফলে, মানসিক অসুস্থতার কারণ কী, সেই বিষয়ে নানাপ্রকার ভাবনা-চিন্তা হয়েছিল, বিশেষ করে পাশ্চাত্যের চিকিৎসকদের ভিতরে, কারণ মানসিক অসুস্থতা নির্ণয় ও চিকিৎসার প্রশিক্ষণ সেই সময়ের চিকিৎসা-শিক্ষণের অন্তর্ভুক্ত ছিল না । পাশ্চাত্যে সাধারণত উন্মাদদের আটকে রাখা ছিল পরিচর্যার একটি গুরুত্বপূর্ণ দিক; এই প্রথা বন্ধ হতে শুরু করেছিল মধ্য-উনবিংশ শতাব্দীতে । সেই সময়ের বিভিন্ন মেডিকাল জার্নাল এবং বার্ষিক রিপোর্ট খতিয়ে দেখলে দেখা যাবে যে মানসিক অসুস্থতার বিষয়ে তৎকালীন মানুষদের বোঝার একান্ত অভাব ছিল। এই ধরনের একটি প্রবন্ধ, যেটি লিখেছিলেন ছিলেন ভারতীয় এক উন্মাদাশ্রমের সুপারিন্টেন্ডেন্ট ডঃ টি. এ. ওয়াইজ, ১৮৫২-র মান্থলি জার্নাল অফ মেডিকাল সায়েন্স-এ প্রকাশিত হয়েছিল। ওয়াইজ অনুমান করেছিলেন যে উন্মত্ততা ও ভারতীয় পরিবেশ

ভারতে "উন্মাদগ্রস্ততার মরশুম" তৈরি করেছিল, যেটি লক্ষ্য করা গেছিল উনিশ শতকের মধ্যবর্তী দশক গুলিতে[150]। (Wise, 1852)। ১৮৫৩-র সাইকোলজিকাল মেডিসিন অ্যান্ড মেন্টাল প্যাথোলজি নামক ব্রিটিশ জার্নালে, ওইয়াজের সহকর্মীরা তাঁর প্রবন্ধের সমালোচনায় লেখেন যে তাঁর অনুমান অনেকটা কুসংস্কারাচ্ছন্ন[151]।

জনগণের প্রতি ব্রিটিশ উৎকর্ষতা প্রদর্শন

ব্রিটিশরা অতি উৎসাহিত ছিল ভারতীয় জনগণকে ব্রিটিশ উৎকর্ষতা প্রদর্শন করতে । ১৮৪৪ সালে ব্রিটিশদের দ্বারা সংগৃহীত পরিসংখ্যান থেকে এটি জানা যায় যে, তৎকালীন ইংল্যান্ডের তুলনায় ভারতে উন্মাদগ্রস্ততার হার কম ছিল। ব্রিটিশ উৎকর্ষতার ভ্রান্ত ধারণার বশবর্তী হওয়ার একটি উদাহরণ দেখা যায় ডঃ ম্যাকফার্সনের লেখায়: "আমরা নিজেরাই এই ধন্ধে আছি যে উন্মাদগ্রস্ততা কি সভ্য দেশের তুলনায় অসভ্য দেশে কম হয় কি না – এটি নিঃসন্দেহে ভিন্ন রূপ গ্রহণ করে থাকে – একজন উচ্চ-শিক্ষিত ব্যক্তি হয়ত একই ভাবে প্রভাবিত হবেন না যেমন একজন অশিক্ষিত, এবং কুসংস্কারাচ্ছন্ন ব্যক্তি হন – কিন্তু এটি সম্ভব নয় যে সভ্য সমাজে উন্মাদগ্রস্ততায় ব্যক্তিদের বেশি গুরুত্ব দেওয়া হয়, এবং তাই জনসংখ্যায়

---

150 J. Wise, 'General Paralysis of the Insane', in *Indian Medical Gazette*, iv, 1852.

151 B, Kymberly C., Lunacy For Profit: The Economic Gains Of 'Native-Only' Lunatic Asylums In The Bengal Presidency, 1850s-1870s, Journal of South Asian Studies . 02 (01) 2014. 01-10

উচ্চ সংখ্যায় উন্মাদদের দেখা মিলবে” (MacPherson, 1856)। এই উদাহরণে, ডঃ ম্যাকফার্সন ভিক্টোরীয় নৈতিকতার সাথে উন্মাদদের পরিচর্যা সংশ্লিষ্ট করে দিয়েছিলেন; ব্রিটিশরা মনে করতে তাদের উচ্চ নৈতিক আদর্শ ছিল, এবং তাই তারা 'বাধ্য' হতো উন্মাদদের গুরুত্ব দিতে[152]।

ব্রিটিশদের নৈতিক কর্তব্য

ব্রিটিশরা মনে করতো যে ভারতীয় উন্মাদদের সাহায্য করা তাদের 'নৈতিক' কর্তব্য, কিন্তু কিছু সীমাবদ্ধতা ও শর্তসহ। সবচেয়ে গুরুত্বপূর্ণ হল, উন্মাদাশ্রমগুলিকে শ্রেণীবিভক্ত করা হবে ইউরোপীয় এবং কেবলমাত্র নেটিভদের জন্য। চিকিৎসার প্রধান পন্থা ছিল পরিষ্কার-পরিচ্ছন্নতা, ভিক্টোরীয় নৈতিকতা এবং কর্ম-সংস্কৃতি[153]। বার বার ব্রিটিশরা বলেছেন যে তাঁরা বলপ্রয়োগের বিরোধী; এর বদলে তাঁরা মনে করতে যে সম-স্তরের মানুষজনের থেকে চাপ উন্মাদদের দৃঢ় নৈতিক ভিত্তি তৈরি করবে এবং তার ফলে শক্তিশালী কর্ম-সংস্কৃতি গঠিত হবে (McClelland and Payne, 1863)। কিন্তু দেখা যায় যে, এই নৈতিকতাকে ব্যবহার করা হয়েছিল মুখোশ হিসাবে, যাতে এক স্থানে স্থিত নয় এমন ভারতীয়দের প্রতি ব্রিটিশদের ভয় ঢাকা যায় এবং তাদের সমাজ থেকে অপসারণের একটি যুক্তি দেওয়া যায়।

---

[152] Mills, James H, Madness,Cannabis and Colonialism. The “Native only” Lunatic Asylum of British India, 1857-1900, Macmillan Press, London,2000, p-11

[153] D. Arnold (ed.), *Imperial Medicine and Indigenous Societies* (Oxford University Press New Delhi 1988), p. 17.

এটি এছাড়াও সেইসব যাযাবর ও ভবঘুরেদের সমস্যার সমাধা ন করবে, যা ব্রিটিশদের মতে, ভারতের রাস্তায় ভিড় বাড়ায় এবং ব্রিটিশদের নিয়ম-শৃঙ্খলা ও সভ্যতাকে নষ্ট করে।

১৮৫৭ সালটি ব্রিটিশ ঔপনিবেশিক ভারতের ক্ষেত্রে মহাপ্রলয়ের বছর হয়ে উঠেছিল, যেখানে ঔপনিবেশিক শাসনের বিরুদ্ধে বিপ্লব, ব্রিটিশদের বিপর্যস্ত করেছিল। মিলস যুক্তি দিয়েছিলেন যে ১৮৫৭ সালের বিপ্লব ভারতীয়দের প্রতি ব্রিটিশদের দৃষ্টিভঙ্গী পরিবর্তন করেছিল, যার ফলে ব্রিটিশরা তাদের দেখতে শুরু করেছিল খুব বিপজ্জনক জাতি হিসাবে যাদের আরো বেশি করে অধীনস্ত করা প্রয়োজন; এই অনিরাপত্তা-বোধদের বিশেষ লক্ষ্য ছিল 'ভবঘুরে' গণ। ব্রিটিশরা প্রাথমিক পদক্ষেপ গ্রহণ করতে তৈরি ছিল যা তাদের ভবিষ্যতের আক্রমণ থেকে সুরক্ষিত করতে পারবে, যাতে অন্তর্ভুক্ত হবে "যা কিছু করা, ভারতীয়দের কাছে থেকে অস্ত্রশস্ত্র কেড়ে নেওয়া থেকে শুরু করে সম্ভাব্য বিপজ্জনক ও অনিশ্চিত ব্যক্তিবর্গকে সমাজ থেকে সরিয়ে ফেলা[154]। পরবর্তী বছরে দ্য ইণ্ডিয়ান লুনাটিক অ্যাসাইলামস অ্যাক্ট ১৮৫৮ পাস করা হয়, যার প্রভাব ভারতীয় জনগণের উপর নানাভাবে পড়েছিল। প্রথমত, এই আইনের দ্বারা ভারতীয় শাসন ব্যবস্থা ইস্ট ইণ্ডিয়া কোম্পানির কাছ থেকে ব্রিটিশ সরকারের কাথে হস্তান্তরিত হয়েছিল। এখানে এটি মনে রাখা জরুরি যে, এর মধ্যে উন্মাদাশ্রমের পরিচালনার ভারও

---

[154] Mills, James H, Madness,Cannabis and Colonialism. The "Native only" Lunatic Asylum of British India, 1857-1900, Macmillan Press, London,2000,PP 70

অন্তর্ভুক্ত ছিল। এই আইনের ধারা ৪ এবং ৫ বিশেষ করে বর্ণনা করেছে উন্মাদ যাযাবর এবং ভবঘুরেদের সংগ্রহ করার প্রক্রিয়া, এবং সে ক্ষেত্রে প্রয়োজন হবে একজন ম্যাজিস্ট্রেটের যিনি তাঁদের আইনত উন্মাদ ঘোষণা করবেন, যার পরে তাদের একটি কেবলমাত্র নেটিভদের জন্য উন্মাদাশ্রমে কারাদণ্ডিত করা হবে। এর ফলে এই বিষয়ে নিশ্চিত হওয়ার কোনো কারণ নেই যে সেই ব্যক্তিগণ চিকিৎসাগত দিক দিয়ে সত্যি সত্যিই উন্মাদ হবেন[155]।

ভিক্টোরীয় যুগে নৈতিক দায়িত্ববোধ

ভিক্টোরীয় যুগে নৈতিক দায়িত্ববোধ ছিল একটি মৌলিক মূল্যবোধ। সেইসব উন্মাদরা, যারা তাদের নিজেদের রক্ষা করতে পারে না, তাদের রক্ষা করা ছিল চিকিৎসক সমাজের মূল দুশ্চিন্তা, বিশেষ করে সেই উন্মাদদের যদি ভবঘুরে বা যাযাবর হিসাবে শ্রেণীবিভক্ত করা হয়। ভবঘুরেদের বিষয়টি ইংল্যান্ডে বারবার আলোচিত হচ্ছিল। প্রথম ভবঘুরেদের আইন, যা বিশেষ করে ভবঘুরেদের মধ্য উন্মাদগ্রস্ততার সমস্যার বিষয়টি দেখেছিল, সেটি লিপিবদ্ধ হয়েছিল ১৭১৪ খ্রিস্টাব্দে (Donnely, 1983)। ব্রিটিশরা এই বিষয়টিও লক্ষ্য করেছিল যে ইংল্যান্ডে কপর্দকশূণ্য (পপার) মানুষেরাও তাদের দারিদ্র্য থেকে পালাতে চেষ্টা করছিলেন; সৎ কপর্দকশূণ্যদের কাছেও উন্মাদাশ্রমের একটি আকর্ষণ ছিল, ঠিক যেমন একজন অলস চোরের কাছে লক্ষ্যের আকর্ষণ থাকে ("Lunatic Asylum

---

[155] Ibid, pp-6

Reports, 1883)। ভারতে, দেশীয় সাংস্কৃতিক দর্শন ব্রিটিশদের সাথে মিলত না। ভারতীয় ইতিহাসে যাযাবরদের দৃঢ় শিকড় ছিল, বিশেষ করে ধর্মীয় তপস্যার ক্ষেত্রে। দুর্ভাগ্যবশত, ১৮৫৭ সালের ঘটনার জন্য আংশিকভাবে, যাযাবর এবং ভবঘুরেরা তাদের নিজস্ব জীবনযাত্রা চালিয়ে নিয়ে যেতে ব্যর্থ হয়েছিল, কারণ ব্রিটিশরা তাদের নিজেদের সুরক্ষা বিষয়ে দুশ্চিন্তায় ভুগছিল।

বাংলায় উন্মাদ আশ্রমের ইতিহাস মূলত সমগ্র ভারতের মনোরোগ চিকিৎসার ইতিহাসের একপ্রতিচ্ছবি তুলে ধরে, কারন মানসিক চিকিৎসার সুত্রপাতের ক্ষেত্রে বাংলা ছিল ঔপনিবেশিক শক্তির প্রধান কেন্দ্র । তৎকালীন আমলে ইস্ট ইন্ডিয়া কোম্পানির জন্য বাংলা ছিল খুবই গুরুত্বপূর্ণ স্থান, অর্থাৎ বৃহৎ পরিসরে কাঠামোগত উন্নয়নের কেন্দ্রবিন্দু হয়ে ওঠে এই অঞ্চল, এবং উন্মাদ আশ্রম স্থাপিত হয় সেখানে প্রথম। উনিশ শতকের প্রথমদিকে ভারতের গোয়াতে সর্বপ্রথম পর্তুগীজরা "ইউরোপিয়ান" চিকিৎসা পদ্ধতি সূচনা করে, তবে উন্মাদ রোগীদের জন্য একটি পৃথক পাগলাগারদ স্থাপনের সম্পূর্ণ ধারণাটি ছিল ব্রিটিশদের। সুতরাং, বাংলায় উন্মাদ আশ্রমের ইতিহাস অনুসন্ধান করতে গিয়ে জানা যায় আসলে মানসিক আশ্রম প্রতিষ্ঠার সাথে সাথে এই চিকিৎসার আরম্ভ হয় , তার আগে নয়। বাংলায় উন্মাদ আশ্রম চিকিৎসা প্রতিষ্ঠার ইতিহাস এবং লোকহিত-ব্রতের দিকে অগ্রসর হওয়ার পথে প্রায় এক শতাব্দী কিংবা তারও বেশি সময় জুড়ে এর যে ক্রমবিকাশ ঘটেছিল।

পটভূমি

ভারতে মানসিক রোগীদের আশ্রয়স্থল বা পাগলাগারদ সর্বপ্রথম প্রতিষ্ঠিত হয় বোম্বেতে (১৭৪৬),তবে ১৭৮০ সালের পূর্বে বাংলায় এ ধরণের কোন স্থাপনার প্রচেষ্টার বিষয়ে তেমন কিছু জানা যায় না। বেঙ্গল প্রেসিডেন্সিতে সরকারি ভাবে প্রথম উন্মাদ আশ্রম প্রতিষ্ঠিত হয় ১৮০৪ খ্রিস্টাব্দে ইনসেন অ্যাসাইলাম নামে। বক্সারের যুদ্ধের (১৭৬৪) পর পর বাংলা, বিহার ও উড়িষ্যার দেওয়ানী ব্রিটিশ ইস্ট ইন্ডিয়া কোম্পানির হাতে দেওয়া হয় এবং ব্রিটিশ ক্ষমতার কেন্দ্রবিন্দু তখন মাদ্রাজ থেকে কলকাতায় স্থানান্তরিত হয়। ক্ষমতা, রাজস্ব ও কূটনৈতিক পরিপ্রেক্ষিত থেকে বাংলা তৎকালীন সময়ে ইস্ট ইন্ডিয়া কোম্পানির সবথেকে গুরুত্বপূর্ণ স্থান হয়ে ওঠে। ব্রিটিশ শাসন আমলের প্রথমদিকে, পাগলাগারদ স্থাপন করা হয় সমাজের প্রতিরক্ষার্থে, মানসিক রোগীদের রোগ নিরাময়ের স্বার্থে নয়; এবং মূলত তা প্রতিষ্ঠা করা হয়েছিল ইউরোপিয়ান সৈন্য এবং কিছু দেশী সিপাহীদের (ভারতীয় সৈন্য) পৃথক করে রাখার জন্য যারা ইস্ট ইন্ডিয়া কোম্পানির অধীনে চাকরিরত ছিল। ভারতে সম্পূর্ণ ভিন্ন পরিবেশ এবং এখানকার উষ্ণ আবহাওয়ায় ইংরেজদেরকে খাপ খাইয়ে নিতে হয়েছিল, কিংবা বলা চলে তারা এখানে মানিয়ে নিতে বাধ্য ছিল। তাছাড়া, তৎকালীন রাজনৈতিক অস্থিরতার কারণে তাদের জান-মানের নিরাপত্তা খুব একটা ছিল না, এ সকল বিষয় স্বভাবতই তাদের মানসিক পীড়ার কারণ হয়। এই গুরুত্বপূর্ণ সময় ও পরিস্থিতিতে পাগলা বা মানসিক রোগীদের জন্য একটি পৃথক আশ্রয়স্থলের প্রতিষ্ঠার প্রয়োজনীয়তা উপলব্ধি করা হয়,

ওয়ারেন হেস্টিং থাকাকালীন সময়ে (১৭৭৩-১৭৮৫), দ্য পিটস ইন্ডিয়া অ্যাক্ট (১৭৮৪) –এর সূচনা করা হয় এবং ইস্ট ইন্ডিয়া কোম্পানির সকল কার্যক্রম একটি বোর্ডের নিয়ন্ত্রণাধীন করা হয়। এই আইন অনুসারে, কোম্পানির সকল কার্যক্রম ও ভারতে এর আধিপত্যের ওপর চূড়ান্ত নিয়ন্ত্রণ দেওয়া হয় ব্রিটিশ সরকারকে। কাঠামোবদ্ধ পুনর্গঠন ও পদক্ষেপসমূহ নেওয়া হয় লর্ড কর্নওয়ালিসের আমলে (১৭৮৬-১৭৯৩)। এই আমলেই কলকাতা মেডিকেল বোর্ডের কার্যবিবরণীতে কলকাতার প্রথম প্রতিষ্ঠিত পাগলাগারদের উল্লেখ পাওয়া যায়,

কোলকাতা মেডিকেল বোর্ডের ১৭৮৭ সালের ৩রা এপ্রিলের কার্যবিবরণীতে শল্যচিকিৎসক জি এম কেন্ডারডাইনের একটি আবেদন পত্র পাওয়া যায়, যিনি ছিলেন পাগলাগারদের ভারপ্রাপ্ত চিকিৎসক।সেই একই কার্যবিবরণীতে ১৭৮৭ সালের ২৪শে মে তারিখে উল্লেখ করা রয়েছে এই শল্যচিকিৎসকের প্রয়াণের কথা, তিনি মে মাসের ১৯ তারিখে পরলোক গমন করেন এবং সেখানে তাঁর নাম উল্লেখ করা রয়েছে অপ্রকৃতিস্থ ইউরোপিয়ানদের ভারপ্রাপ্ত চিকিৎসক হিসেবে। এই প্রতিবেদন গুলি থেকে জানা যায় যে, নিশ্চয়ই ঐ সময়ে একটি পাগলাগারদের অস্তিত্ব ছিল যা ইউরোপিয়ান রোগীদেরকে চিকিৎসা সেবা প্রদান করত। পূর্ববর্তী কার্যবিবরণীগুলোয় আরও উল্লেখ করা আছে যে মিঃ কেন্ডারডাইন মানসিক রোগীদের জন্য আরেকটি ভবন প্রতিষ্ঠা করতে চেয়েছিলেন। মেডিকেল বোর্ড পাগলাগারদের জন্য একটি সাধারণ ভবনের ভিত্তিপ্রস্তর স্থাপনের সুপারিশ দেয় এবং জনৈক সহকারী শল্যচিকিৎসক উইলিয়াম ডিককে সেই ভবনের

দায়িত্ব দেয়, এই তথ্যটি ১৭৮৭ সালের ৭ই মে তারিখের একটি চিঠিতে উল্লিখিত রয়েছে। মাত্র দুই সপ্তাহের মধ্যে ব্রিটিশ সরকার এটির অনুমোদন দেয়। মিঃ ডিককে প্রতি মাসে ২০০ টাকার পারিশ্রমিকের বিনিময়ে দায়িত্ব প্রদান করা হয়। পরবর্তীতে, মিঃ ডিক তাঁর নিজের খরচে একটি পাগলাগারদ প্রতিষ্ঠার প্রস্তাবনা দেন। কোম্পানি এর জন্য প্রতি মাসে ৪০০ টাকার ভাড়া দিতে রাজি হয়। মহিলা রোগীদের জন্য আরেকটি ভবন প্রতিষ্ঠা করা হয় যার ভাড়া ছিল প্রতি মাসে ২০০ টাকা। কিন্তু ঔপনিবেশিক শাসনে বাংলায় পাগলাগারদ প্রতিষ্ঠিত হয়েছিল এদেশীয় প্রজা বা নেটিভদের কথা বিবেচনা করে নয়। প্রধানত ইউরোপীয় শাসককুলের শরিক, সরকারি কর্মচারী কিংবা ভদ্রবংশীয় সাহেবদের জন্যই পাগলাগারদ।

পলাশির যুদ্ধ, কোম্পানির দেওয়ানি লাভ, পিটের ভারত আইন এবং নানা প্রশাসনিক সংস্কার বাংলায় কোম্পানির। কর্তৃত্বকে সুদৃঢ় করেছিল। কর্ণওয়ালিশের সময় থেকে রাজস্ব আদায়ের সুস্থির কৃৎকৌশল উদ্ভাবনের সঙ্গে সঙ্গে, বিচার ব্যবস্থা, পুলিশী প্রশাসন ও সমষ্টি উন্নয়ন প্রকল্পও গৃহীত হয়। যে বঙ্গদেশের অধিবাসীরা এতদিন কোম্পানির বিজনেস পার্টনার বলে পরিচিত ছিল, তারা এখন সম্পূর্ণ ঔপনিবেশিক শাসনে স্রেফ 'প্রজা' বলে গণ্য হলো। এই নতুন রাষ্ট্রের জন্ম হয়েছিল হিংসার মধ্য দিয়ে। এই নবজাতকের পিতৃত্বের সমূহ গৌরব যে সরকার দাবী করেন তার ক্ষমতার অন্যতম স্তম্ভ হলো এক শৃঙ্খলাবদ্ধ, নিয়ম-নিরঙ্কুশ, অনুগত, বাধ্য সেনাবাহিনী। এই সেনাবাহিনী যত সুশৃঙ্খল হবে, ঔপনিবেশিক কর্তৃত্ব তাতো হবে নিচ্ছিদ্র। বস্তুত সে-কারণেই প্রশাসনিক কঠোরতার দ্বারা

ঔপনিবেশিক প্রজাবৃন্দের উপর কঠিন নজরদারির মাধ্যমে গণশান্তি এবং গণশক্তি বজায় রাখা বাংলার কোম্পানির বাণিজ্যস্বার্থের অন্যতম প্রাথমিক পূর্বশর্ত হয়ে দাঁড়ায় ।

কিন্তু যেসব ইউরোপীয় ভারত শাসন করতে এসেছিল, যারা পুলিশী প্রশাসনে খবরদারি করত ,যারা সেনাবাহিনীতে যোগ দিয়ে কোম্পানির কিংবা মহারাণীর সাম্রাজ্য বিস্তারে সাহায্য করত, তাদের অধিকাংশই ছিল নিম্ন মধ্যবিত্ত সম্প্রদায়ের সাহেব। বিলেতের এইসব তৃতীয় শ্রেণীর সাহেবরাই বাংলায় এসে,স্যুটেড-বুটেড 'এলিট' সেজে নেটিভদের উপর ছড়ি ঘুরিয়েছিল । যারা সত্যিকারের 'পাক্কা সাহেব' , লর্ড পরিবারের ছেলে কিংবা অভিজাত সাহেবদের স্বজনবন্ধু তাদের সঙ্গে এই অজ্ঞাত কুলশীল সেনা পুলিশদের সামাজিক - সাংস্কৃতিক ব্যবধান ছিল দুস্তর । এরা অভিজাত সাহেবদের বরাবরই করুণা ও অবজ্ঞার পাত্র । এদের আচার - আচরণ , রীতিনীতি , সভ্যতা অভিজাত সাহেবদের লজ্জায় অবনত করত [156] । এই সাহেবরা যদি আবার পাগল হয়ে যায় , রাস্তায় রাস্তায় ছেড়া পান্তালন পরে , উস্কোখুস্কো চুলে ঘুরে বেড়ায় , তাহলে নেটিভদের কাছেও এলিট সাহেবদের ইজ্জত থাকে না । কারণ , এরাও নেটিভদের কাছে । বিশুদ্ধ আগমার্কা সাহেবদেরই জাতভাই বলে বিবেচিত হতো । তাই ওদের গর্হিত আচরণ , পাগলামী , ইউরোপীয়দের জাতিগত গৌরব ধারণায় টোল খাইয়ে দেবে । প্রধানত নিম্ন

---

[156] David Arnold, European orphans and vagrants in India in the Nineteenth Century ', Journal of Imperial and Commonwealth History " , VII, 1979, pp. 106 – 14.

শ্রেণীর ইতর ইউরোপীয় পাগল সেনা পুলিশ বা সাধারণ সরকারি কর্মচারীদের আটক করে রাখতেই তৈরি হয়েছিল বাংলার পাগলাগারদ[157]।

গোটা উনবিংশ শতক জুড়ে লুনাটিক অ্যাসাইলামের বাৎসরিক প্রতিবেদনগুলিতে ‘ মরাল ট্রিটমেন্ট’ বা নৈতিক চিকিৎসা নিয়ে প্রচুর লেখা পাওয়া যায়। ঔপনিবেশিক কর্তারা মানবিক মূল্যবোধের কথা প্রায়ই লিখতেন[158] , যদিও সে সব প্রয়োগ কমই করতেন । লুনাটিক অ্যাসাইলামগুলিতে অষ্টাদশ ও উনবিংশ শতক জুড়ে এই নতুন চিকিৎসাব্যবস্থা নানাভাবে মানসিক রোগ বিষয়ক ভারতীয় ধারণা (কনসেপ্ট) গুলিকে নানান চাপের মধ্য । দিয়ে ব্রাত্য প্রমাণিত করার চেষ্টা করছিল । পঞ্চাশ বছর আগে , এক ভারতীয় মনশ্চিকিৎসক এদেশের মনশ্চিকিৎসার ইতিহাসকে দেখেছিলেন মানসিক হাসপাতাল প্রতিষ্ঠার ইতিহাস হিসাবে [159]। কিন্তু শতক ঘুরতে না ঘুরতেই , ১৮২০ - র মধ্যে ঔপনিবেশিক সরকার বাংলা , মাদ্রাজ আর বোম্বাই প্রেসিডেন্সিতে অনেকগুলি অ্যাসাইলাম তৈরি করে ফেলে। রাস্তায় ঘুরে বেড়ানো পাগল ও অপরাধীদের এবং নিম্নবর্গের

---

[157] সামন্ত, অরবিন্দ, রোগ রোগী রাষ্ট্র ; উনিশ শতকের বাংলা প্রগ্রেসিভ প্রকাশনী , কলাকাতা , ২০০৪ পৃষ্ঠা – ৪৩- ৪৪

[158] Millingen, J.G; Medical Superintendent, London Aphorisms on the Treatment and Management of the Insane with Consideration on Public and Private Lunatic Asylum . উক্ত ম্যানুয়াল টি আনুসরন করে ঔপনিবেশিক শাসকগন ভারতের উন্মাদ আশ্রমের ব্যবস্থাপনা ও চিকিৎসা বিষয়ক নিতী নির্ধারণ করতেন। ম্যানুয়াল টি প্রথম ভারতের ইনস্পেক্টর জেনারেল অফ আর্মি হসপিটাল এর অধিকর্তা আনুসরন করে লুনাটিক আসায়লামে প্রয়োগ করেন।

[159] ভট্টাচার্য, জয়ন্ত সম্পাদিত, ভারতের পটভুমিতে চিকিৎসা বিজ্ঞানের ইতিহাস, অমিত রঞ্জন বসু, পাগলামি বিষায়ক নতুন জ্ঞান’ উনিশ শতকের বাংলায় পাগলাগারদের মন চিকিৎসা চর্চা, অবভাস, কোলকাতা ,২০০৯ পৃষ্ঠা - ২০২

ইউরেশিয়ানদের জন্য যে , ' লুনাটিক অ্যাসাইলাম ' বা পাগলাগারদ থেকে ‘ মেন্টাল হসপিটাল ’ বা মানসিক হাসপাতালের যে যাত্রাপথটি ঔপনিবেশিক শাসন তৈরি করেছিল , তার জ্ঞানচর্চা সংগঠিত হয়েছিল ভিন্নভাবে। ঐ জ্ঞানচর্চার সূত্রপাত যেখানে , অর্থাৎ পশ্চিমে , তার থেকে ভিন্নভাবে । এই ‘শিফট’ বা সরে আসার ব্যাপারটা ঘটছে এমন একটা ক্ষেত্রে , যেখানে একটি বিশ্বজনীন জ্ঞানচর্চাকে দাবি করা হচ্ছে উন্নত হিসাবে । কিন্তু সেই স্বঘোষিত উন্নত জ্ঞানচর্চার দাবিকে বোঝাপড়া করতে হয়েছে বিভিন্ন প্রতিরোধের সঙ্গে । এধরনের প্রতিরোধ আসছিল নেটিভ পাগল পুরুষ নারী , এবং সেই সমাজের অনুসৃত নানা সংস্কৃতি থেকে । আর একধরনের প্রতিরোধ ছিল খোদ ঔপনিবেশিক সংস্কৃতির মধ্যেই ।

ঔপনিবেশিক বাংলার উন্মাদ আশ্রম

প্রাপ্ত প্রাথমিক তথ্য ও বিভিন্ন গৌন উপাদানের ভিত্তিতে আলোচ্য অধ্যায়ের মূল প্রতিপাদ্য ঔপৌনিবেশিক অধ্যায়ে বাংলার উন্মাদ আশ্রম ও মানসিক হাসপাতাল প্রতিষ্ঠার ইতিহাস আলোকপাত করা । ১৮০০ খ্রীঃ থেকে ১৯৪৭ খ্রঃ পর্যন্ত সময়কালে বাংলার বিভিন্ন উন্মাদ আশ্রম ও মানসিক হাসপাতালগুলির ইতিহাস সংক্ষেপে আলোচনা করার চেষ্টা করেছি । বিশেষ করে এই অধ্যায়ে অনুসন্ধানমূলক দৃষ্টিভঙ্গী নিয়ে উন্মাদ আশ্রমের ইতিহাসকে দুটি পর্বে বিভিক্ত করা হয়েছে । প্রথম পর্বে ১৮০০ থেকে ১৯০০ খ্রীঃ পর্যন্ত ঔপৌনিবেশিক শাসনের উন্মাদ আশ্রম (Lunatic Asylum / Insane Asylum) এবং দ্বিতীয় পর্বে ১৯০১ থেকে ১৯৫০ খ্রীঃ

পর্যন্ত মানসিক হাসপাতাল (Mental Asylum / Mental Hospital) কেন গড়ে উঠেছিল তা আলোচনা করেছি ।

প্রথম পর্বে (১৮০০-১৯০০ খ্রীঃ) ডিকের পাগলা গারদ (১৮০৪), বিয়ার্ডস্মোরের উন্মাদ আশ্রম (১৮১৭),রসা উন্মাদ আশ্রম (১৮০৫) দুলান্দা নেটিভ ইনসেন্স অ্যাসাইলাম , ভবানীপুর মেন্টাল অ্যাসাইলাম (১৮৫৫), ঢাকা লুনাটিক অ্যাসাইলাম (১৮১৫) , পাটনা লুনাটিক অ্যাসাইলাম (১৮২১) ,মেস মারিক হাসপাতাল (১৮৪৫), হাজারিবাগ উন্মাদ আশ্রম (১৮৭৬) ময়দাপুর লুনাটিক অ্যাসাইলাম (১৮৭৬) ও বহরমপুর লুনাটিক অ্যাসাইলাম (১৮৮৬) , ইত্যাদী বিষয়গুলির প্রতিষ্ঠান ভিত্তিক ইতিহাস আলোচনা করা হয়েছে ।

দ্বিতীয় পর্ব (১৯০১-১৯৫০ খ্রীঃ) বঙ্গ দেশে উন্মাদ আশ্রমের বদলে যে মানসিক হাসপাতাল প্রতিষ্ঠা হয়েছিল তার ইতিহাস আলোচনা করা হয়েছে । এক্ষেত্রে Indian Lunacy Policy - ১৮৫৬ , ও Indian Lunacy Act- ১৮৫৮ এবং Indian Lunacy Act- ১৯১২ ইত্যাদি বিষয়গুলি পরিপেক্ষিতে উন্মাদ আশ্রম ও মানসিক হাসপাতালের ঐতিহাসিক পর্যালোচনা করা হয়েছে এবং বিভিন্ন উন্মাদ আশ্রমের স্থানান্তরনের বিষয় ও নতুন মানসিক হাসপাতাল কোথায় কোথায় স্থাপিত হয়েছিল সেগুলি কালানুক্রমিক অনুসারে পর্যালোচনা করেছি । যেমন - কেন্দ্রীয় মানসিক হাসপাতাল , রাঁচি (১৯১৮) , গোবরা লেপার হাসপাতালের মানসিক ওয়ার্ড (১৯১৬) বঙ্গীয় উনাদ আশ্রম (১৯৩৫) , পরবর্তীকালে দত্তনগর মেন্টাল হাসপাতাল) , কোলকাতা মেডিকেল কলেজ - মনচিকিৎসা বিভাগ (১৯৩৩) , মানকুন্ডু মেন্টাল

হাসপাতাল (১৯৩৩) , গোবরা লেপার অ্যাসাইলামে মানসিক ওয়ার্ড (১৯১৬) , লুম্বনী পার্ক মেন্টাল হাসপাতাল (১৯৪০) , ইত্যাদী হাসপাতালগুলির ঐতিহাসিক বিবরণ আলোকিত করেছি। সর্বপরী ঔপৌনিবেশিক শাসনতন্ত্রে পাশ্চাত্য বিজ্ঞান ও চিকিৎসা পদ্ধতির সঙ্গে লুনাটিক অ্যাসাইলাম ও মেন্টাল হাসপাতালের যে সম্পর্ক তা উপস্থাপন করার চেষ্টা করেছি ।

ইউরোপের উপযোগবাদ, হিতবাদী দর্শন, খ্রিস্টীয় মানবিকতা ব্রিটিশ ভারতের শাসককুলকে জনকল্যাণকর আদর্শ ও কর্মে প্রণদিত করেছিল— এই ডিসকোর্স ইতিহাস মহলে প্রচলিত। বলা হয় বেন্টিঙ্ক , রিপন প্রমুখ শাসকের প্রশাসনিক সংস্কার উনবিংশ শতাব্দীর এই জনপ্রিয় দর্শনকেই পুষ্ট করেছিল । ব্রিটিশ ঐতিহাসিকরাও জনকল্যাণমূলক সংস্কার কর্মের মাধ্যমে ঔপনিবেশিক শাসকরা এদেশে 'প্রাচ্যদেশীয় স্বৈরাচারের জায়গায় জ্ঞানদীপ্ত ' উদার মানবিকতার তত্ত্ব প্রতিষ্ঠা করেছেন। কথাটি কতদূর সত্যি , কিংবা আদৌ সত্যি কিনা , সে-নিয়ে ঐতিহাসিক মহলে বিতর্ক আছে । যারা প্রচলিত এবং প্রতিষ্ঠিত নিয়মবিধিকে ভঙ্গ করে , সমাজে যাদের ভাবনা এবং কর্মসম্পাদনা সামাজিক শৃঙ্খলার পক্ষে বিপজ্জনক , ঔপনিবেশিক শাসক তাদেরকে সমাজ জীবনের সীমান্তে রাখার চেষ্টা করেছিল । আর যারা সামরিক, বেসামরিক বা নাগরিক আইন ভঙ্গ করতো , তাদের জন্য বানিয়েছিল জেলখানার মতো প্রতিষ্ঠান। কিংবা স্বাস্থ্যহীনতা এবং শরীর সমাজে ব্যাধিসংক্রমণের সম্ভাবনা সৃষ্টি করত , সরকার তাদের জন্য তৈরি করেছিল হাসপাতাল । একইভাবে , যাদের আচার, আচরণ , কথাবার্তা

সমাজের প্রচলিত ঔপনিবেশিক বিধিব্যবস্থার সঙ্গে সামঞ্জস্যহীন কিংবা অসংলগ্ন মনে হতো , সরকার তাদের জন্য তৈরি করেছিল উন্মাদ আশ্রম।

সুতরাং এর মধ্যে ঔপনিবেশিক সরকারের শুভেচ্ছা এবং হিতাকাঙ্ক্ষা যতটা প্রবল ছিল , তার চেয়ে প্রবলতর ছিল সমাজ এবং রাষ্ট্রকাঠামোকে সুস্থির এবং সংযত রাখার প্রচেষ্টা । ফলে শরীর , যা নিতান্তই ব্যক্তি সংস্থান , তাকে ব্যক্তিগত আয়ত্ত থেকে বৃহত্তম সামাজিক প্রয়োজনের আওতায় আনা হয়েছিল । শরীরের এই সামগ্রিক সামাজিকীকরণ বাংলায় ব্রিটিশ ঔপনিবেশিকতাবাদের একটি বিশিষ্ট দিক ।

পাগলাগারদের অভ্যন্তরে প্রবেশ করলে ঔপনিবেশিক সরকারের এই স্বরূপটি ধরা পড়ে । নামে পৃথককৃত সামাজিক নিয়ন্ত্রণব্যবস্থা হলেও , এই নিয়ন্ত্রণ প্রচেষ্টার মধ্যেও বৃহত্তর রাজনৈতিক ও আর্থ সামাজিক প্রেক্ষাপটটি সরকার আড়াল করতে পারেনি । জেল , হাসপাতাল ও উন্মাদ আশ্রমের বাইরে, ব্রিটিশ সরকার ঔপনিবেশিক নীতির যে কেন্দ্রীয় সত্যটি প্রতিষ্ঠা করতে চেয়েছিল তা হলো উত্তরোত্তর অর্থসংস্থান ও রাজস্ববৃদ্ধি , যার দ্বারা ব্রিটিশ বাণিজ্য-ব্যবস্থার সুস্থির উন্নয়ন ঘটানো যায়। উন্মাদ আশ্রম প্রতিষ্ঠানের মতো স্বতন্ত্রকারী সামাজিক নিয়ন্ত্রণ প্রচেষ্টাতেও এই ভাবনা প্রতিফলিত হয়েছিল ।

ইংরেজ ইস্ট ইন্ডিয়া কোম্পানি বাংলায় এসেছিল অর্থ লিপ্সার সন্ধানে । এই

সহজ সত্যটি পাগলাগারদের গল্পেও প্রতিষ্ঠিত । তারপর ঔপনিবেশিক রাষ্ট্রে শ্রেণী বিভাজন , বর্ণবিদ্বেষ , স্বজাতিগর্ব এই সূত্রেই সে কায়েম করেছিল । রাষ্ট্রকাঠামোয় সরকার যেমন পদমর্যাদার ক্রমবিন্যাস করেছিল , পাগলাগারদেও সেই পদক্রম বজায় ছিল । পাগলাগারদের কর্মী সংগঠনে জাতি , বর্ণ , শ্রেণী অগ্রাধিকার পেত । সুতরাং দেখা যাচ্ছে , ঔপনিবেশিক বাংলায় পাগলাগারদ প্রতিষ্ঠার মধ্যে দিয়ে সরকারের মানবিক সদিচ্ছা যতটা না প্রকাশিত , তার চেয়ে অনেক অনেক বেশি উচ্চকিত ঔপনিবেশিক রাষ্ট্রের বর্ণগরিমার ভূমিকাটি । পাগলাগারদেও ' সুস্থ ' সরকারের জাতিগৌরব ও সাংস্কৃতিক শ্রেষ্ঠত্ব প্রতিষ্ঠার প্রচেষ্টা রীতিমতো বিচ্ছুরিত ।

জ্ঞানের অহমিকা , মানবিকতার দোহাই এবং নিজেদের বেশি শিক্ষিত প্রমাণ করার চেষ্টা রয়েছে , তাদের লিখিত বয়ানের ছত্রেছত্রে । রিপোর্টগুলিতে দেখা যায় বর্ণ , জাতি ও শ্রেণি , সবরকমের বৈষম্যের নিরিখে যারা তলায় , তাঁদের অশেষ দুর্ভোগ পোহাতে হত । পরিসংখ্যান দেখাচ্ছে যে বেশিরভাগ রুগীরই মৃত্যু হত ভিতরের অস্বাস্থ্যকর পরিবেশের কারণে ডায়ারিয়া আর অন্যান্য সংক্রমণে । চিকিৎসা বলতে আটক রাখা , মাঝে মধ্যে মরফিয়া জাতীয় ওষুধ দেওয়া , আর বিনা পয়সায় খাটানো । এই খাটুনি থেকে কর্তৃপক্ষ ভালোই মুনাফা করত।

উনিশ শতকের ঔপনিবেশিক কাঠামোয় বাংলায় পাগলাগারদের মনশ্চিকিৎসাবিদ্যার যে ভাষ্যগুলি উপস্থাপন করলাম তার প্রধান দিক ছিল

পাগলকে নিয়ন্ত্রণে রাখার জন্য নানারকম নিয়মাবলি তৈরিতে । আর চিকিৎসার ব্যাপারটা বেশ আরবিট্রারি বা আন্দাজি ছিল । পাগলাগারদগুলি গড়ে তোলা হয়েছিল ইউরোপের বাঁধন-হীন চিকিৎসার ধারণায় এবং আইন শুধু তাদেরই আটকে রাখতে চেয়েছিল যারা আদালত ও ডাক্তারের দ্বারা চিহ্নিত হবে 'পাগল' বলে। কিন্তু বিংশ শতকের প্রথম অর্ধে পাগলদের নিয়ে দেশীয় উদ্যোগে যে চিকিৎসা সুরু হয়ে তা ছিল সম্পূর্ণ বৈজ্ঞানিক ।

যে বেঙ্গল প্রেসিডেন্সির ব্রিটিশ ঔপনিবেশিক প্রশাসন খুতা ক্ষমতা লাভ করার লক্ষ্য নিয়ে চলেছিল, এর প্রয়োগ হয়েছিল জনসাধারণের স্বাস্থ্য পরিচালনা মাধ্যমে, যার একটি বিশেষ ক্ষেত্র উন্মাদাশ্রম। দেশীয় জনগণের উত্থান ঘটানোর ভিক্টোরীয় নীতি ব্যবহার করা হয়েছিল যাতে সত্যিকারের মানসিকভাবে অসুস্থ নয় তাদের জন্য যুক্তি তৈরি করা যায়। কিন্তু উন্মাদাশ্রমের পণ্য থেকে যে অর্থ পাওয়া গিয়েছিল, তা সেই উন্মাদাশ্রমের ভালোর জন্য পুনর্বিনিয়োগ করা হয় নি।

অধ্যায় -৪

উন্মাদ আইনের ইতিহাস ও সরূপ

ঔপনিবেশিক বাংলায় প্রভাব (১৮৫৮- ১৯১২ খ্রীঃ)

মানসিক ভাবে অসুস্থরোগীদের আলাদা সেবা ও চিকিৎসার জন্য আশ্রয়ভিত্তিক প্রতিষ্ঠান ও তাদের জন্য আইন-কানুন তৈরি করার একটি দীর্ঘ ইতিহাস রয়েছে। পূর্বে সাংগঠনিক উন্মাদ আশ্রমগুলি পশ্চিমা দেশগুলিতেই বেশী দেখতে পাওয়া যেত, তবে গুরুত্বপূর্ণ ব্যতিক্রম থাকা সত্বেও ভারতীয় সমাজে উন্মাদ আশ্রম প্রতিষ্ঠা ও তাদের চিকিৎসা মধ্যযুগে ও প্রাক-আধুনিক যুগেও ছিল কিন্তু পাগলদের জন্য সুনির্দিষ্ট কোন লিখিত আইন ছিলনা। এদেশে মানসিক রোগীদের উন্মাদ আশ্রম প্রতিষ্ঠা ব্রিটিশ উদ্ভাবন বলে মনে করা হয়, কিন্তু এই ধারণা সম্পূর্ণ ভ্রান্ত। সেক্ষেত্রে বলা যেতে পারে পাগল দের জন্য একটি পৃথক আইন তৈরি এটি সম্পূর্ণ ব্রিটিশদের উদ্ভাবন বলে মনে করা হয়। অর্থাৎ ব্রিটিশদের আগমনের পূর্বে পাগলদের জন্য পৃথক কোন আইনের কথা জানা যায় না বরং প্রাক ব্রিটিশ যুগে ভারতে উন্মাদ আশ্রম প্রতিষ্ঠা ও বিভিন্ন চিকিৎসার কথা জানা যায় , ঔপনিবেশিক কাল পর্বের পূর্বে বিশেষ করে বঙ্গদেশে দেশীয় পদ্ধতিতে উন্মাদ রোগের চিকিৎসা করা হতো । সেক্ষেত্রে চরক সংহিতায় মানসিক ব্যাধিগুলির প্রকারভেদ ও চিকিৎসাবিধি সম্পর্কে বিস্তৃত বিবরণ থাকলেও

এদেশীয় সমাজে পাগলদের জন্য পৃথক কোন আইন প্রাক ঔপনিবেশিক যুগে ছিল না ।

প্রসঙ্গত বলা যায় যে ১১৭৩ সালে বাগদাদের আলমেরাফটান বা হাউস অফ গ্রেস নামে একটি উন্মাদ চিকিৎসালয় চিকিৎসালয় প্রথম পাগলদের জন্য কিছু নিয়ম কানুন তৈরি করেছিল। কিন্তু এই নিয়ম কানুন ছিল সম্পূর্ণ চিকিৎসা কেন্দ্রিক। যেখানে পার্সিয়া অঞ্চল থেকে পাগলদের আনা হত, এবং তাদের মানসিক রোগ থেকে মুক্তি না পাওয়া পর্যন্ত চিকিৎসা করা হত। ১৫৬০ সালে সুলেমানিয়া উন্মাদ আশ্রয় প্রতিষ্ঠা করা হয়, সেখানে সুপরিকল্পিত নিয়ম-কানুনের কথা জানা যায়।

ভারতে সুলতানি আমলে উন্মাদ চিকিৎসালয়ের কথা জানা যায়, কিন্তু সেই আমলে পাগল সম্পর্কে কোন ফরমান-নামা বা আইন-কানুন প্রচলিত ছিল কিনা তা আজও একটি অনুসন্ধানের বিষয়। সুলতানি আমলে মধ্যপ্রদেশের মান্ডুর কাছে অবস্থিত 'ধরা' নামক স্থানে একটি মানসিক রোগীদের জন্য হাসপাতাল ছিল, এটি মাহমুদ খিলজি (১৪৩৬ - ১৪৬৯ খ্রিঃ) প্রতিষ্ঠা করেছিল, এবং মাওলানা ফজুলার লাহ হাকিম ছিলেন এখানকার চিকিৎসক। তিনি ইউনানি চিকিৎসা পদ্ধতিতে পাগলদের চিকিৎসার ক্ষেত্রে ইতিবাচক ভূমিকা পালন করে। নাজাবুদ্দিন-আন-হামদ (১২২২ খ্রিঃ) মানসিক রোগীদের বিষয়ে বিশেষ গবেষনা, কিন্তু প্রশাসনিক

ব্যবস্থায় কোন পাগল আইন প্রচলন ছিল কিনা তার কোন কোন প্রমাণ পাওয়া যায় না[160]।

ঔপনিবেশিক কাল পর্বে ভারতে কিছু স্পষ্ট দলিলের ভিত্তিতে বলা যায় যে পাগল দের তদারকি ও নিয়ম নীতি প্রথম পর্তুগিজদের দ্বারা শুরু হয়েছিল, আবার বাংলা প্রেসীডেন্সিতে প্রথম বিয়ার্ডস্মর ও ডিক সাহেবের তত্ত্বাবধানে নিজস্ব নিয়ম ও কানুনের মাধ্যমে পাগল দের দেখভাল করা হতো। তবে সপ্তদশ শতকে গোয়াতে আশ্রয়ভিত্তিক প্রতিষ্ঠানে পাগলদের আলাদা আলাদা করে রাখা এবং তাদের আইনি তদারকি করা ব্রিটিশরা প্রথম শুরু করেছিল[161] । ১৭৭৪ সালে ভারতীয় আইন প্রবর্তনে একটি দ্বৈত শাসন ব্যবস্থা গঠন করা হয়েছিল, যার মাধ্যমে বাংলার প্রায়ভেট উন্মাদ আশ্রম গুলির   এই নিয়ন্ত্রণ করা হতো প্রেসিডেন্সি বোর্ডের মাধ্যমে । কোলকাতার গভর্নর জেনারেল কর্তৃক তত্ত্বাবধান করা হতো[162]। কিন্তু

---

[160] O. Somasundaram, *The Indian Lunacy Act 1912*, Indian Journal of Psychiatry, January 1987, 29(1), pp. 10

[161] The Indian lunacy manual For Medical officers and the General public, A summary of the lunacy acts and rules regulating the admission into Detention in, and discharge from government lunatic asylums of Private and public patients Compiled by Major r. Bryson, Indian medical service, third edition, Revised by Captain P. Hbffernan, Indian medical service, Thacker Spink & co, Calcutta, 1913.

[162] A Few remarks On the Provision made For the Insane in India with suggestions for its extension and improvement, without encroaching on the public treasury, for private circulation, Printed by Stewart & Murray, old bailey, London1849

পরবর্তী কালে ঔপনিবেশিক শাসন ব্যবস্থা যত সুদৃঢ় হল আইনি ব্যবস্থায় ততো আমূল পরিবর্তন হল। ঠিক তেমনি পাগলদের উপর প্রশাসনিক ও চিকিৎসা নিয়ন্ত্রন করার জন্য শাসন ব্যবস্থার অঙ্গ হিসাবে তৈরি হল উন্মাদ আইন ।

উন্মাদ আইন কি ? কিংবা, কেন এই পাগল আইন ? এই দুটি গুরুত্বপূর্ণ প্রশ্ন আলোকপাত করার পূর্বে আভিধানিক অর্থে ও আইনি পরিভাষায় পাগল বলতে কি বোঝায় সেটি আলোচনা করা অবশ্যই দরকার। পাগল বলতে সাধারণ মানুষ যা বোঝে তা হচ্ছে- মাথা খারাপ , অপ্রকৃতিস্থ, মানসিক প্রতিবন্ধী ইত্যাদি। পাগলের বহুল ব্যবহৃত ইংরেজী প্রতিশব্দ Mad হলেও আইন পরিভাষা লুনাটিক। অক্সফোর্ড ইংরেজি অভিধানে পাগলের অর্থ করা হয়েছে *"Behavior that is Stupid or Crazy"*। কেমব্রিজ অভিধানে লুনাসি বলতে বোঝানো হয়েছে *"Stupid Behavior that will have bad results"*। কিন্তু ব্লাক-এর Law অভিধানে পাগলের সংজ্ঞা দেওয়া হয়েছে এভাবে-

> *একজন পাগল ব্যক্তি হলেন মনঃরোগগ্রস্থ, নির্বোধ ও মানসিকভাবে বিপর্যস্ত; যে বাস্তবিক জ্ঞান থেকে বিচ্যুত , কিংবা এক বা একাধিক বিভ্রান্তি বা মিথ্যা বিশ্বাসে ভুগছে, কোন যুক্তিসঙ্গত ব্যাখ্যা ওই ব্যক্তির কাছে মনে বিশ্বাসযোগ্য নয়, এবং কোন প্রমাণ বা যুক্তি দ্বারা মনোরোগাক্রান্ত বাক্তি কে বোঝানো যায় না । এক কথায়*

উন্মাদ একটি নির্বোধ প্রকিতির , কিংবা স্বাভাবিক আচারনের থেকে আলাদা[163] ।

আবার, ১৯১২ সালের পাগল আইন-এর ৩/৫ সেকশন এর বিধান অনুসারে, "*Lunatic means an idiot or person of unsound.*"

আলোচ্য অধ্যায়ের মূল বিষয় উপস্থাপনের পূর্বে উন্মাদনার ইতিহাস চর্চার প্রসঙ্গ টি আলোচনা করা অবশ্যই দরকার, আধুনিক সমাজবিদ্যা চর্চায় পৃথিবীর বিভিন্ন দেশে ভিন্ন দৃষ্টিভঙ্গিতে পাগলদের নিয়ে ইতিহাস লেখা হয়েছে, তেমনি ভারতীয় প্রেক্ষাপটে পাগলদের নিয়ে ইতিহাস লেখা হয়েছে , তবে তা খুব-ই কম। ভারতীয় ও বিদেশী দের গবেষণার মধ্যে যে সর্ব প্রথম যে গবেষণার নাম উল্লেখে করা যায় সেটি হল অনুস্কা ভট্টাচার্যের "ইন্ডিয়ান ইনসেন" (হার্ভার্ড বিশ্ববিদ্যালয়,২০১৩) গবেষণায় ভারতীয় পাগলদের নিয়ে প্রতিষ্ঠান ভিত্তিক আলোচনা করেছেন তবে সেক্ষেত্রে বেঙ্গল প্রেসিডেন্সি আলোচনা খুব সামান্য ভাবে তুলে ধরেছেন, আবার সারাহ পিনটো মাদ্রাজ প্রেসিডেন্সির উন্মাদ আশ্রম (ভিক্টোরিয়া বিশ্ববিদ্যালয়,২০১৭) নিয়ে গবেষণা করেছেন, কিংবা দেবযানী দাস ও ওয়ালট্রড আরনসট (পূর্ব অধ্যায়ে উল্লেখিত) ভারতের উন্মাদনা নিয়ে বিভিন্ন গবেষণা মূলক কাজগুলি উল্লেখযোগ্য ,কিন্তু উক্ত গবেষণা গুলিতে উন্মাদনার ইতিহাস নিয়ে বিভিন্ন দৃষ্টিভঙ্গিতে আলোচনা হলেও লুনাসি অ্যাক্ট তথা পাগল আইন নিয়ে কোন ভাবেই সম্পূর্ণ আলোচনা হয়নি , অর্থাৎ উন্মাদ আইনের ইতিহাস ও ঔপনিবেশিক বাংলার জনসমাজে তার প্রভাব নিয়ে এখনো অবধি কোন

---

[163] *Black's Law Dictionary* 11th ed. Edited by Bryan. A. Garner. West Publishing Co., 1910

গবেষণা হয়নি। এই প্রেক্ষিতে বলা যায় ১৮৫৮ খ্রীঃ থেকে ১৯১২ খ্রীঃ পর্যন্ত সময়ে এদেশীয় সমাজে পাগলদের জন্য যে বিভিন্ন আইন তৈরি হয়েছিল সে বিষয়ে একটি বৃহৎ ক্ষেত্র বা গবেষণার জায়গা আছে । কিন্তু আজ অবধি উক্ত বিষয়ে কোনোরূপ পরিপূর্ণ গবেষণা হয়নি । তাই বাংলার পাগল ও পাগলা গারদের ইতিহাসে উন্মাদ আইনের বিষয়েটি আলোচনা খুব-ই প্রাসঙ্গিক।

এই অধ্যায়ের মুখ্য অনুসন্ধানের বিষয় হল ঔপনিবেশিক সমাজে পাগল আইনের স্বরূপ কি ছিল? এবং পাগলের আইনগত অধিকারের তাৎপর্য ব্যাখ্যা করা, সর্বোপরি ঔপনিবেশিক বাংলায় লুনাসি অ্যাক্ট বাংলার সামাজিক জীবনে কতটা প্রভাব বিস্তার করেছিল ? তা ঐতিহাসিক পর্যালোচনার মাধ্যমে অনুসন্ধান করা। এছাড়াও আলোচ্য অধ্যায়ে বিশ্লেষনাত্বক দৃষ্টিভঙ্গি তে যে বিষয়গুলি অনুসন্ধান প্রয়াস করা হয়েছে সে গুলি হল -.কেন এই আইন প্রণয়ন? .উন্মাদ আইন তৈরি করার প্রকৃত উদ্দেশ্য কি ছিল ? ঔপনিবেশিক সরকার উন্মাদ আইনের অন্তরালে কি কোনো শাসন ক্ষমতা চাপিয়ে দেওয়ার কোন দুরভিসন্ধি কাজ করেছিল ?

পাগল আইনের ইতিহাস

পাগলদের জন্য আইন

১৯১২ সালের আইন কার্যকর করার আগে সমসাময়িক ঔপনিবেশিক ভারতের মানসিক রোগীদের যত্ন ও চিকিৎসার বিভিন্ন রকম আইন

পাগলদের জন্য প্রচলিত ছিল[164] , সেগুলি হল- পাগলাগারদ আইন (সুপ্রিম কোর্ট) ১৮৫৮ অ্যাক্ট - (XXXIV) ১৮৫৮, পাগলাগারদ আইন (জেলা কোর্ট) ১৮৫৮ অ্যাক্ট - (XXXV) ১৮৫৮, ভারতীয় পাগলাগারদ আইন ১৮৫৮ অ্যাক্ট - (XXXVI) ১৮৫৮, সামরিক পাগল আইন ১৮৭৭ অ্যাক্ট - (XI) ১৮৭৭, ভারতীয় উন্মাদ আশ্রয় আইন (সংশোধন) ১৮৮৬ অ্যাক্ট - (XVIII)১৮৮৬, ভারতীয় উন্মাদ আশ্রয় আইন (সংশোধন) ১৮৮৯ অ্যাক্ট - (XX) ১৮৮৯, অপরাধী পাগল আইন, অধ্যায় (XXXIV) ১৮৯৮, কয়েদী পাগল আইন (অ্যাক্ট ১৯০০)।

প্রথম তিনটি আইন রানি ভিক্টোরিয়ার ঘোষণার পরপরই কার্যকর করা হয়, এবং ভারত ব্রিটিশ নিয়মের অধীনে আসে[165]। তিনি তার ঘোষণা পত্রে প্রতিশ্রুতি দেন যে, ভারতের বিভিন্ন প্রেসিডেন্সির অভ্যন্তরীণ শাসন কে শান্তিপূর্ণ ভাবে পরিচালিত করাই আমাদের আন্তরিক ইচ্ছা। এক্ষেত্রে জনসাধারনের উপযোগিতা এবং উন্নয়নমূলক কাজ গুলির প্রচার প্রয়োজন এবং ফলে সকল বিষয়ে সরকারের প্রশাসনের সঙ্গে সহযোগিতা করা।

---

[164] The unrepealed Central Acts with Chronological Table and Index, Volume VI from 1911to 1916, both inclusive, Government of India Reforms Office, Manager of Publications, Delhi.

[165] A Collection of The Acts Passed by The Governor General of India in Council, In the Year 1916, Superintendent Government Printing, India, Calcutta 1917.

বৎসর (খ্রিঃ)	আইনের নং	সংক্ষিপ্ত শিরোনাম
১৮৫৮	৩৪ নং	লুনাসি অ্যাক্ট (সুপ্রিম কোর্ট)
১৮৫৮	৩৫ নং	লুনাসি অ্যাক্ট (জেলা কোর্ট)
১৮৫৮	৩৬ নং	ইন্ডিয়ান লুনাটিক অ্যাসাইলাম অ্যাক্ট -১৮৫৮
১৮৭৭	১১ নং	মিলিটারী লুনাটিকস্ অ্যাক্ট
১৮৮৬	১৮ নং	ইন্ডিয়ান লুনাটিক অ্যাসাইলাম অ্যাক্ট –(১৮৫৮),অ্যামেন্ডমেন্ট অ্যাক্ট ১৮৮৬
১৮৮৯	২০ নং	ইন্ডিয়ান লুনাটিক অ্যাসাইলাম অ্যাক্ট –(১৮৫৮), অ্যামেন্ডমেন্ট অ্যাক্ট ১৮৮৯
১৮৯৪	১৩ নং	অ্যামেন্ডিং আর্মি অ্যাক্ট ১৮৯৪
১৯৯৮	৫ নং	কোড অফ ক্রিমিনাল প্রোসিডিওর - ১৮৯৮
১৯০৯	৫ নং	অ্যামেন্ডিং আর্মি অ্যাক্ট- ১৯০৯
১৯১২	৪ নং	দ্য ইন্ডিয়ান লুনাসি অ্যাক্ট- ১৯১২

ঔপনিবেশিক অধ্যায়ে বিভিন্ন উন্মাদ আইনের সরণী[166]

[166] *এই আইনগুলির প্রথম তিনটি ইংরেজি লুনাসি রেগুলেশন অ্যাক্ট, ১৮৫৩ (১৬ ও ১৭ Vic. সি ৭০) এবং ইংলিশ লুনাটিকস অ্যাক্ট, ১৮৫৩ (১৬ ও ১৭ ভিকস ৯৬) এর উপর ভিত্তি করে নির্মিত। বারং বার সংশোধনীর পর এই ইংরেজি আইন এখন লুনাসি অ্যাক্ট, ১৮৯০ (৫৩ Vic.c. ৫) দ্বারা প্রতিস্থাপিত হয়, যা লুনাসি অ্যাক্ট, ১৮৯১ (৫৪ ও ৫৫ vic. সি ৬৫) দ্বারা সংশোধিত। ঔপনিবেশিক সরকারের উপলব্ধি করেছিল ভারতে উন্মাদদের হেফাজত সংক্রান্ত আইন সংশোধন করা উচিত এবং এই বিষয়ে আধুনিক ব্রিটিশ আইনের সাথে সমন্বয় করা উচিত। এই উদ্দেশ্য কে সামনে রেখে ১৯১২ ইন্ডিয়ান লুনাসি অ্যাক্ট কে ব্রিটিশ আইন প্রভাবিত করেছিল। ১৯১১ সালে আইনের খসড়া প্রণয়নে উন্মাদদের সাথে সম্পর্কিত সমগ্র আইনকে যতদূর সম্ভব পুনর্বিন্যাস ও মজবুত করার সুযোগ গ্রহণ করা হয়। ১৯১২ সালের আইন পাশ হওয়ার আগে এই বিষয়ে আইনটি কেবল বিভ্রান্তিকর এবং ব্যাপকভাবে বিস্তৃত ছিল না, বরং পুরোপুরি পুরনো ছিল। এই আইন শুধুমাত্র এই বিষয়ে বিভিন্ন আইনকে মজবুত করে এবং আইনকে কিছু গুরুত্বপূর্ণ বিষয়ে আনার চেষ্টা করা হয়। এই আইন শুধুমাত্র এই বিষয়ের উপর বিভিন্ন আইনকে একত্রিত করে এবং কিছু গুরুত্বপূর্ণ বিশেষ বিশেষ ক্ষেত্রে আইনকে আধুনিক ইংরেজি আইনের সাথে সামঞ্জস্যপূর্ণ করার চেষ্টা করে। এই বিলের সাথে নীতির কোন প্রশ্ন জড়িত নয়। লুনাসি সম্পর্কিত আইন ১৯১২ সালের আইন চতুর্থ দ্বারা কোড করা হয়েছে, কিন্তু এই আইন উন্মাদদের অবস্থা সম্পর্কে খুব সামান্যই বলে। এই আইন ১৪ এবং ১৫ Vic c.৮১, ১-৫, ৭, এবং ৪৭ এবং ৪৮ Vic c.৬৪ সঙ্গে একত্রে। ১০(৪) এই বিষয়ে আইন আছে। কিন্তু, উন্মাদদের সীমিত ক্ষমতার জন্য আমাদের কন্ট্রাক্ট অ্যাক্ট এবং পেনাল কোডের দিকে ঝুঁকতে হবে। যতদূর চার্টারস নিয়ম নিয়ে উদ্বিগ্ন (ইন্ডিয়ান গেজেট দেখুন, ২৩ সেপ্টেম্বর ১৯১১, পিটি ভি. পি. ১৪৭; এছাড়াও পিটি ৬. পি. ৬৫৫) আইন এই দেশে প্রযোজ্য হয়।*

উন্মাদ আইনের ইতিহাস - ব্রিটিশ পটভূমি

ঔপনিবেশিক কাল পর্বে লুনাসি অ্যাক্ট প্রসঙ্গে নিশ্চিত ভাবে বলা যায় যে ১৮৫৮ ও ১৯১২ খ্রিষ্টাব্দের ভারতীয় উন্মাদদের আইনের মূল উৎস ছিল ব্রিটিশ আইন। এর মধ্যে ১৮৫৮ এর আইনটি ছিল মূলত পাগালগারদের প্রতিষ্ঠান ভিত্তিক নিয়মকানুন এবং ১৯১২ এর লুনাসি অ্যাক্ট ছিল একটি পূর্ণাঙ্গ আইন যার মধ্যে পাগল সম্পর্কিত বিষয়ে সমস্ত কিছুই আলোচিত হয়েছে[167]। পাগলের অভাব অভিযোগ সেবা-যত্ন, চিকিৎসা ও রক্ষণাবেক্ষণ আইনগত অধিকার ইত্যাদি বিষয় গুলি আইনি পরিভাষায় উপস্থাপিত হয়েছে কিন্তু ১৮৫৮ এর চতুর্দশ আইনটি ছিল মূলত উন্মাদ আশ্রমের বিষয় সংক্রান্ত এক্ষেত্রে অভিযুক্ত পাগলকে গারদে কিভাবে আটক করা হবে সেই সংক্রান্ত বিষয়টি গুরুত্ব পেয়েছে। আবার ব্যক্তিগত উন্মাদ আশ্রমের ছারপত্র প্রদান কিভাবে করা হবে সেগুলি পর্যালোচনা করা হয়েছে ।ঔপনিবেশিক শাসকগন এদেশে ক্ষমতা লাভের পর তাদের অনুসৃত আইন কানুন এদেশে প্রয়োগ করতে শুরু করে , সেক্ষেত্রে পাগলদের ক্ষেত্রে ও তা ব্যতিক্রম হয়নি । পূর্ববর্তী সময়ে বিভিন্ন বিধিবদ্ধতা অনুসারে উন্মাদ আশ্রমে পাগলদের যত্ন ও চিকিৎসা ব্যবস্থা নিয়ন্ত্রণ করার জন্য বিভিন্ন সময়ে নানা আইন কানুন তৈরি করেছিল।

---

[167] Richard m. Duffy, Brendan d. Kelly, India's mental healthcare act, 2017 building laws, protecting rights, Springer Nature, PP 269.

১৮৫৮ খ্রিষ্টাব্দের পূর্ববর্তী সময়ে এদেশীয় সমাজে ইংল্যান্ডের যে নিয়ম নিতী মাধ্যমে পাগলদের নিয়ন্ত্রন করা হতো সেগুলি হল- (১), বেসরকারি উন্মাদ আশ্রম গুলি নিয়ন্ত্রনের জন্য আইন (১৭৭৪), উন্মাদ আশ্রম আইন(১৮০৮) এছাড়াও কোন আলোচনা ছাড়াই ১৮২৯ এবং ১৮৪২ সালের মধ্য পাগলদের ক্যালকাটা মেট্রোপলিটন কমিশনের নিয়ম নীতি অনুসারে বাংলার পাগলদের নিয়ন্ত্রন করা হতো, যেগুলি ডিক' এর আশ্রম, বিয়ার্ডস্মরের উন্মাদ আশ্রম, ঢাকার পাগলাগারদ কিংবা রসা পাগলা আশ্রম এর ক্ষেত্রে প্রযোজ্য ছিল । তখন ক্যালকাটা মেট্রোপলিটন কমিশন যেটি ১৮৪৫ সালে লর্ড Ashely এর প্রচলিত " পাগল আইন" অনুকরণ করে পাগলা গাররদ গুলি নিয়ন্ত্রন করত । লর্ড Ashely এর আমলে এই আইন পাশে গুরুত্বপূর্ণ ভূমিকা পালন করেন। পরবর্তী ব্রিটিশ আইনে কিছু ক্ষেত্রে তিনি সংশোধনমূলক আইন চালু করেছিলেন[168]। পাগল নিয়ন্ত্রক আইন -১৮৫৩ . পাগলদের যত্ন ও চিকিৎসা সংশোধন আইন -১৮৫৩ . পাগলদের আশ্রয় সংশোধন আইন-১৮৫৩, উক্ত ব্রিটিশ আইন বিধি অনুসরন করে ঔপনিবেশিক শাসকগন আংশিক ভাবে প্রথম দিকে বাংলার উন্মাদ আশ্রম ও পাগলদের নিয়ন্ত্রন করতো ।

---

[168] M.Mudasir Firdosi and Zulkarnain Z. Ahmad, Mental health law in India: origins and proposed reforms, Volume 13 Number 3 August 2016, Pp-64-65.

উন্মাদ আইন তৈরির উদ্দেশ্য

উনিশ শতকের প্রথম দিকে বাংলার উন্মাদ আশ্রম গুলি চলতো তাদের নিজস্ব নিয়ম কানুনের দ্বারা আবার বাক্তিগত উন্মাদআশ্রম গুলিতে (ডিক সাহেবের আশ্রম, বিয়ারদস্মর বিয়ার্ডস্মর-এর আশ্রম)পরিচালনা সংক্রান্ত ও ব্যবস্থাপনা ইত্যাদি বিষয়ে নানা রকম সমস্যা দেখা দিত, দেখা যায় রসা পাগলাগারদ কিংবা ঢাকার পাগলাগারদের বিভিন্ন বিষয়ে নিয়ম-কানুন কোন কোন ক্ষেত্রে মিল হতো না । ফলে উন্মাদ আশ্রম গুলিতে এই নিয়মের ভিন্নতা প্রশাসনিক ডিক থেকে নানা সমস্যা তৈরি করেছিল। ফলে একটা সর্বজনীন আইনের প্রয়োজনীয়তা আনুভব করেছিল ঔপনিবেশিক শাসকগন , এই উদ্দেশ্য কে লক্ষ্য রেখে ১৮৫৮ এর ভারত শাসন আইন অনুসারে সর্বজনীন ভাবে উন্মাদ আশ্রমের পরিকাঠামো ও পাগলদের নিয়ন্ত্রন করার জন্য লুনাতিক অ্যাসাইলাম অ্যাক্ট পাশ করা হয়।

১৮৫৮ সালের লুনাতিক অ্যাসাইলাম অ্যাক্ট ছিল মানসিকভাবে অসুস্থদের পরিচালনার জন্য আইনি কাঠামো গঠন, মানসিক আশ্রয় প্রতিষ্ঠার এবং রোগীদের ভর্তি করার জন্য নির্দেশিকা। পরে এই আইনটি ১৮৮৮ সালে বাংলায় নিযুক্ত একটি কমিটি দ্বারা সংশোধন করা হয়েছিল এবং দোষী পাগলদের ভর্তি ও চিকিৎসার জন্য বিস্তৃত নির্দেশাবলী তৈরি করা হয় । আবার ১৮৯০ সালে কয়েদীদের মধ্যে মানসিক ভারসাম্যহীন অবস্থাযুক্ত কয়েদী প্রথক ভাবে পাগল আইন কার্যকরহয়।

১৯১১ সালের ১৮ সেপ্টেম্বর সোমবারে, যেখানে পেনসাটের বোরন হার্ডিঞ্জ ভারতের গভর্নর জেনারেলের কাউন্সিলের সভাপতিত্ব করে। মাননীয় মি. জেনকিনস দ্বারা পাগল সংক্রান্ত আইন এবং সংশোধনের জন্য একটি বিলের উপস্থাপন করেন। তিনি এই আইনে একীকরণ ও কিছু সংশোধন এবং বিশেষত নির্দিষ্ট এই গুরুত্বপূর্ণ আইনটিকে ইংরেজ আইনের সাথে সামঞ্জস্য করার প্রস্তাব দেন। ইতিপূর্বে ১৮৫৮ খ্রীঃ এর আইন টি বিভিন্ন আলোচনা ও পরীক্ষা নিরিক্ষার মাধ্যমে ১৮৯১ সালে সংশোধন করা হয়। এক্ষেত্রে আইন প্রণয়ন বিভাগে গুরুত্ব পূর্ণ ভূমিকা পালন করেছিল। বিবেচনা করেছিলেন যে বাছাই কমিটিতে সমস্ত বিবরণ সাবধানতার সাথে পরীক্ষার জন্য উপযুক্ত পরিষদের সাধারন আলোচনার চেয়ে এটি আরও উপযুক্ত।

পাগল সম্পর্কিত বিল উত্থাপন ও নির্বাচিত কমিটি

১৯১২ সালের ১০ জানুয়ারি বুধবার জে.এফ. উইলসনের সভাপতিত্বে একটি মন্ত্রীসভা গঠিত হয়, এবং সেখানে ভারতীয় পাগলদের বিলটি সম্পর্কে নির্বাচিত কমিটির কাছে উল্লেখ করা হয়।

(১) জে.এল. জেনকিন্স (২) সৈয়দ আলি ইমাম,
(৩) মৌলবি সৈয়দ শামসুল হুদা (৪) মি. দাদাভাই,
(৫) বাবু ভুপেন্দ্রনাথ বসু, (৬) মি. গ্যেটেস,
(৭) মি. মুধলকর, (৮) সার্জেন জেনারেল স্যার সি.পি. লুকিস,
(৯) মি. কেনরিক, (১০) মি. ম্যাজ মি. ভিনসেন্ট,
(১১) মিঃ. কার, (১২) মি. আরথর ও প্রস্তাবক

১৮৫৮ সালে পাগল আশ্রমটি আইনটি ৫ থেকে ১১ এবং ১৮ থেকে ২০ বিভাগে এই পদ্ধতিগুলি গণ্য করা হয়েছে। পাগল কে মিথ্যা আটক অবস্থার ভয়ের অবস্থার কারণগুলির বিবৃতি এখানে প্রতিফলিত হয়, সংবর্ধনা আদেশ জারি করার জন্য নির্ধারিত পদ্ধতি এবং ইংরাজী পাগল আইন (১৮৯০) এঁর উপর ভিত্তি করে, যে পদ্ধতিতে মেডিকেল শংসাপত্র, এবং যত্ন সহকারে পরীক্ষার পদ্ধতিও এই আইনে নির্ধারিত রয়েছে। পাগলদের অন্যায় ভাবে আটক করা, যে কোন ব্যক্তির প্রতি মিথ্যা অভিযোগ রোধ করার প্রতি যত্ন নেওয়া হয়েছে। স্যার টমাস ডেভিড গিবসন কার মাইকেল ১৯১২ সালের একটি চিঠিতে গভর্নর জেনারেলকে জানান যে এই ধরনের ভর্তির কোনো প্রয়োজনতার মতে নেই।

সরকারের মতে ম্যাজিস্ট্রেটের জারি করা পাগল রিশেপ্সনের আদেশের প্রয়োজনীয়তা উল্লেখিত হয়নি। অন্যায় ভাবে বন্দী হওয়ার ঝুকির থেকে অতিরিক্ত সুরক্ষা হিসাবে বিবেচিত হয়। এই নতুন ক্রমটির স্পষ্ট সুবিধা নেই মূর্ত আইন গঠনের ক্ষেত্রে ম্যাজিস্ট্রেট দুটি মেডিকেল শংসাপত্রের ক্ষেত্রে কাজ করতে অস্বীকার করেননা, এবং পাগলদের আত্মীয়দের দৃষ্টিকোন থেকে এখানে বিলের বিধানগুলি অযৌক্তিকভাবে জটিল করে তুলবে, এবং এসব তদন্ত গুলি গুপ্তভাবে রাখা হলেও প্রচারের সম্ভাবনা খুব বেশি পরিমানে বাড়বে। সরকার পাগলদের ভর্তির জন্য শংসাপত্র প্রদান থেকে আশ্রয়ের সাথে যুক্ত কোনও মেডিকেল অফিসার বা নিয়ন্ত্রককে চরম অক্ষমতা প্রকাশ করেছেন। এই পাগল সম্পর্কিত অন্যান্য পরামর্শ এই

আইনের অন্তর্ভুক্ত ছিলনা। তাই পাগলদের জন্য প্রয়োজন ছিল একটি সুপরিকল্পিত আইনি ব্যবস্থা । তাই পাগলদের জন্য পূর্ববর্তী আইন গুলি সম্পূর্ণ ছিল না ।

অতিরিক্ত রোগী স্বেচ্ছাসেবক বোর্ডদের এই আইনে অন্তর্ভুক্ত করা হয়। স্কটিশ আইন বিভাগের ২৯ এবং ৩০ এর ১৫ বিভাগকে অন্তর্ভুক্ত করার জন্য সরকার এই সুবিধাটি গ্রহন যোগ্য হিসাবে বিবাচনা করে। আশ্রয় কেন্দ্রিক অনুমোদনহীন স্বেচ্ছাসেবকদের ভর্তির অনুমোদন দেওয়া হয়। সরকার মনে করে যে, এই ধরনের নিয়ম এখন মাঝে মাঝে লাভজনক হবে, এবং যেটি শেষ পর্যন্ত যথেষ্ট মূল্যবান ও হতে পারে। যে ১৯৩০ সালে পাগল চিকিৎসা আইনের দ্বারা স্বেচ্ছাসেবক কেবল ইংল্যান্ড এবং ওয়েলসে যুক্ত করা হয়েছিল। বছরের পর বছর এই স্বেচ্ছাসেবীর সংখ্যা বাড়তে থাকে। সেই পদ্ধতি অনুকরণ করে উন্মাদ আশ্রমে স্বেচ্ছাসেবী ননিয়োগ করা হয় ।

সরকার বিভিন্ন প্রক্রিয়া গুলি ১৯১২ সালের আইনে পরে প্রেসিডেন্সি শহর গুলিতে প্রযোজ্য করা হয় , এটি পাগল আইনের প্রায় অনুকরণ করে ইংল্যান্ডের পাগলদের সাথে বিশেষ মিল রাখেন। মানিসিক ভাবে অস্বাভাবিক, অপরাধী, অসুস্থ, পাগলদের বিষয়ে পদ্ধতিগুলির পদক্ষেপ, দণ্ডবিধান উভয় এই আইনের অধীন। এবং পূর্ববর্তী আইন গুলি থেকে বস্তুগতভাবে পৃথক নয়। আগেই উল্লেখ করা হয়েছে। সুতরাং এই আইনটি তৎকালীন ভারত সরকারের ইচ্ছা প্রকাশ করেছিল এক্ষেত্রে জনগনও

আগ্রহী ছিল। এটিও কাম্য যে সমস্ত সরকারী বেসরকারি প্রতিষ্ঠানকে সম্পূর্ণ ভাবে নিয়ন্ত্রনে রাখা উচিত। এক্ষেত্রে বাছাইকৃত কমিটি তার চূড়ান্ত প্রতিবেদনটি ভারতের গভর্নর জেনারেলের কাউন্সিলের কাছে ১৯১২ সালের ২৮ শে ফেব্রুয়ারী জমা দেয়। সেই রিপোর্ট গুলি নিম্নে তুলে ধরা হল- আজমির এবং উত্তর পশ্চিম সীমান্ত প্রদেশ। সংযুক্ত প্রদেশে, বর্মা, পাঞ্জাব, পূর্ব বাংলা এবং আসাম। মধ্য অংশের প্রদেশ গুলি, বাংলা, বোম্বাই এবং মাদ্রাজ ইত্যাদি উন্মাদ আশ্রমের কার্যকলাপ সুবিধা ও অসুবিধা গুলি পেশ করা হয়। ১৯১২ সালের ১৬ মার্চ যখন ভারতীয় পাগল আইন কার্যকর হয়, তখন নিম্নলিখিত মানসিক হাসপাতাল গুলি চালু ছিল (অতিরিক্ত সংযোজন ১৯২১) আসামের তাজপুর (ভারতীয়) বিহার এবং উড়িষ্যা, রাঁচি (ইউরোপিয়ান) পাটনা , বাংলাঃ বহরমপুর ও ঢাকা উন্মাদ আশ্রম

ঔপনিবেশিক সময় থেকে রাজনৈতিক, সামাজিক, অর্থনৈতিক দিক থেকে দীর্ঘ পথ পরিভ্রমন করলে দেখা যায়া, ইউরোপীয় দেশ গুলির মতো মানসিক স্বাস্থ্য আইন নিয়ে ভারতীয় সমাজে কোন অগ্রগতি অর্জন করতে পারেনি। যা অবশ্যই সেকেলে ছিল। তবে জাই হোক ১৯১২ খ্রীঃ আইন কার্যকর করার পর এই আইন টি এশিয়া, আফ্রিকার মহাদেশের অন্যান্য উপনিবেশ গুলিতে ১৯১২ সালে আইন অনুসরণ করে প্রয়োগ করা হয়েছিল । যদিও ইতিপূর্বে বেশিরভাগ দেশ আধুনিক জনস্বাস্থ্য আইন এবং মানসিক রোগের চিকিৎসার লক্ষ্য অনুসারে বিগত বছর গুলিতে তাদের উন্মাদ আইনকে একাধিকবার সংশোধন করেছে।

অন্যান্য আইনে পাগল সংক্রান্ত বিষয়

দ্য লুনাসি অ্যাক্ট-এর বাংলা অভিধানিক অর্থ যদিও উন্মাদ আইন, তথাপি এই আইনটির বহুল ব্যবহৃত নাম-পাগল আইন। সুতরাং পাগল আইন বলাই শ্রেয়। তবে ঔপনিবেশিক শাসন কাঠামোয় অন্যান্য বেশ কিছু আইনেও পাগল সংক্রান্ত বিষয়ে বিভিন্ন পদক্ষেপ পরিলক্ষিত হয়। সেই আইন গুলি হল যথা- ১৮৬০ সালের দণ্ডবিধি আইন , ১৮৭২ সালের সাক্ষ্য আইন, ১৮৭২ সালের চুক্তি আইন, ১৮৯৮ সালের ফৌজদারী কার্যবিধি, দি বেঙ্গল জেলকোড, ১৯০০ সালের কয়েদী সম্পর্কিত আইন এবং সর্বোপরি ১৯১২ সালের পাগল আইন ইত্যাদি।

অন্যান্য আইনে পাগল সম্পর্কিত তথ্য

আইনের নাম	বিশেষ অংশ	মন্তব্য
সাক্ষ্য আইন,১৮৭২ (১ নং আইন)	ধারা ১১৮,১১৯	পাগল তথা মানসিক ভারসাম্যহীন ব্যক্তিকে সাক্ষী হিসাবে গ্রহন করা যাবে না
চুক্তি আইন, ১৮৭২ (৯ নং আইন)	ধারা ১১,১২,১৬, ১৯ ক	মনোসামাজিক প্রতিবন্ধীদের চুক্তি করার ক্ষমতা সংক্রান্ত
ফৌজদারী কার্যবিধি,১৮৯৮ (৫ নং আইন)	ধারা ১৯৯,১৯৯ ক,৪৬৪- ৪৭৫	পাগল তথা মানসিক ভারসাম্যহীন ব্যক্তিকে দ্বারা কোন অপরাধ করলে ফৌজদারী কার্যবিধি অনুযায়ী তাকে শাস্তি দেওয়া যাবে না।
দেওয়ানী কার্যবিধি, ১৯০৮,(৫ নং আইন)	ধারা ১৪৭,আদেশ ৩২	বুদ্ধি এবং মনোসামাজিক প্রতিবন্ধীদের দেওয়ানি অধিকার প্রতিষ্ঠা করার জন্য দেওয়ানী মামলা পরিচালনার পদ্ধতি সংক্রান্ত

১৮৭২ সালের চুক্তি আইন	সম্পত্তি হস্তান্তর আইন	চুক্তি আইনের বিধান অনুযায়ী একজন নাবালক সম্পত্তি হস্তান্তর করতে পারবে না।

লুনাটিক অ্যাসাইলেম আইন, ১৮৫৮

১৮৫৮ এর XXXVI নং আইন

উন্মাদ আশ্রমের ইতিহাস আলোচনা প্রসঙ্গে সর্বপ্রথমে ১৮৫৮ এর লুনাটিক আস্যাইলাম অ্যাক্ট টি উল্লেখযোগ্য। বলা হয় ১৮৫৮ এর এই অ্যাক্ট টি পাগলদের জন্য সর্বপ্রথম এদেশে প্রচলন করা হয় এবং সমগ্র দেশে ফলপ্রসু করার মূল কেন্দ্র ছিল বাংলা। কিন্তু ইতিপূর্বে কোলকাতা মেট্রোপলিটন কমিশনার নিজের মতো পাগলদের ব্যবস্থাপনা পরিচালনা করতেন। অতঃপর মহারানী ভিক্টোরিয়া অধীনে এদেশে শাসন ভার অর্পিত হলে, ভারত শাসন আইন অনুসারে প্রশাসনিক শসন কাঠামোর অনেক পরিবর্তন সাধন করা হয়। সেক্ষেত্রে এদেশের উন্মাদ আশ্রমের ব্যবস্থাপনা তে নবরুপে পরিবর্তন আসে, পূর্বে সরকারী ও বযাক্তিগত উন্মাদ আশ্রম গুলিতে ইংল্যান্ডের কাউন্তি লুনাটিক অ্যাসাইলাম (১৮৫৩) অ্যাক্টের নিয়ম নীতি অনুসরণ করে চলতো ,আবার কখনো কখনো কোলকাতা শহর কমিশনের নিয়ম নীতি চলতে হতো, কিন্তু এক্ষেত্রে নেটিভ ও ইউরোপীয় উন্মাদ আশ্রম গুলির নিয়ম নীতি মধ্যে বিভিন্ন তারতম্য দেখা দিত । অতঃপর ভারত শাসন আনুসারে উন্মাদ আশ্রমের জন্য ১৮৫৮ খ্রীঃ ১৪ ই সেপ্টেম্বর

এই আইন টি পাশ করা হয়। এই আইনটি ছিল ৩৪ নং আইন , এই আইনটি ছিল মূলত উন্মাদ আশ্রম সংক্রান্ত একটি পূর্ণাঙ্গ আইন। মোট ১৮ টি ধারায় বিভক্ত এই আইনে আবার বেশ কিছু উপধারা যুক্ত আছে । এক কথায় বলা যায় পাগল ও পাগলাগারদ ব্যবস্থাপনা ক্ষেত্রে ১৮৫৮ এর টি যথেষ্ট গুরুত্বপূর্ণ ।

উপসংহার

উনিশ শতকের সূচনা থেকে বিংশ শতকের প্রাথমিক পর্বে পাগলদের নিয়ে ভাবনা চিন্তার আমূল পরিবর্তন হয়েছিল, কারণ এই সময় যুক্তিবাদ ও নবজাগরণ মানুষকে দারুণভাবে প্রভাবিত করেছিল। সবকিছুই যুক্তির আলোকে ব্যাখ্যা করার প্রবণতা দেখা দিয়েছিল । বাংলার সামাজিক জীবনে একদিকে কুসংস্কার ও অন্য দিকে ধর্মীয় ভাবাবেগ বিরাজ করতো, কিন্তু পশ্চিমী জ্ঞান-বিজ্ঞান আগমনের ফলে নবজাগরণের যাত্রা শুরু হয়েছিল , এইরকম এক যুগসন্ধিক্ষনে পাগল নামক ধারণাকে কেন্দ্র করে সামাজিক ভাবনায় যুক্তির আলোকে বিভিন্ন চিন্তা ও চিকিৎসার আলোকে পাগলদের নিয়ে বিভিন্ন ব্যাখ্যা শুরু হল ।

পূর্বে মনে করা হতো পাগল ও পাগলামির বিষয়টি ভৌতিক ও অতীন্দ্রিয় শক্তির দ্বারা পরিচালিত, কিন্তু রেনেসাঁর আলোকে তা প্রমাণিত হল মানুষের পাগলামির জীবন হল নানারকম সামাজিক অভিঘাতের ফল। পাগলামি কারন হিসাবে সামাজিক অভিঘাতের ব্যাখ্যায় মানুষ মনের অবস্থা খুঁজতে

খুঁজতে শেষ পর্যন্ত এক অনুবীক্ষণ অবস্থায় এসে পৌঁছেছে। আর ঠিক তখন - ই মনোবিজ্ঞানের বিশ্লেষণে মানুষের সুখ - দুঃখ ,কামনা, বাসনা , ইচ্ছা , ভ্রম, আবেগ – অনুভূতি, স্মৃতি ইত্যাদিকে গুরুত্ব শুধু- ই জৈব-রসায়নের মধ্যে সীমায়িত হল।

বিগত শতকগুলি তে পাগলের অযথা কর্মকান্ডের জন্য তাদের কে সমাজ থেকে আলাদা করে দেওয়া হতো , অর্থাৎ তাকে পাগলা গারদে ভর্তি করে আটকে রাখা হতো । বেমানান মানুষ হিসাবে তাকে একঘরে করে দেবার এক সুচারু প্রক্রিয়া ছিল উনিশ শতকে প্রথম দিকে , শুধু তাই নয় মানবিক ব্যবহার পাওয়া তো দূরের কথা অধিকাংশ ক্ষেত্রে চিকিৎসার পরিবর্তে জুটত বর্বোরোচিত শাস্তি। এইভাবে পাগলের সংজ্ঞা নির্ধারণের পদ্ধতির মধ্যেই আছে পাগলকে ' অপর' করে দেবার নিহিত প্রক্রিয়া টি ক্রমশঃ বদলে গিয়েছিল , কিন্তু মনোচিকিৎসা ও মানসিক হাসপাতালে উত্তরনের পর পুরাতন সমস্ত পদ্ধতি পরিবর্তন সাধিত হয়েছিল ।

ওপনিবেশিক অধ্যায়ে বাংলায় পাশ্চাত্য চিকিৎসা প্রবেশের ফলে মনোবিজ্ঞানের ইতিহাসে এক পরিবর্তন সূচিত ছিল। বিভিন্ন রকমের গবেষণা ও পাগলদের নিয়ে বৈজ্ঞানিক ব্যাখ্যার ফলে চিকিৎসা বিজ্ঞানীরা পাগল চিকিৎসার ইতিহাসে যুগান্তকারী পরিবর্তন সাধন হয়েছিল । পাশাপাশি পাগলামি সম্পর্কে নতুন ডিসকোর্স তৈরী হয়েছিল । মনোবিজ্ঞানী ও বিশেষজ্ঞগনের সহায়তায় । এরা ক্ষ্যাপামির ভূমিকা ও নৈতিকতার মাধ্যমে সংজ্ঞায়িত করেন । ফলে পাগল নামক ধারণাটি হয়ে ওঠে চিকিৎসা

বিজ্ঞানের একটি অন্যতম বিদ্যাচর্চার বিষয় । বাংলার নবজাগরণ পর্বে এনলাইটেন্টমেন্ট এর প্রভাব যুক্তিবাদি ব্যাখ্যার ফলে চিকিৎসকরা দেখাতে চেয়েছিল পাগল ধারণাটি এতদিন কুংস্কারের বশবর্তী হয়ে অপব্যাখ্যা হয়েছিল বাংলার সমাজে । কিন্তু পশ্চিমী সংস্কৃতির আগমনের ফলে ক্রমশঃ পাগলদের প্রতি রূঢ় দমনমূলক ও নিপীড়নমুখী ভাবনা চিন্তা বর্জিত হতে দেখা দেয় । এই পর্বে মনোচিকিৎসা নিয়ে বিভিন্ন গ্রন্থ প্রকাশিত হওয়ার পর সাড়া পড়ে গিয়েছিল গোটা বুদ্ধিজীবি মহলে । পাগলদের নিয়ে এপিসটোমোলজিকাল ও তাত্ত্বিক ভাবনা শুরু হয় ।

ইতিপূর্বে বাংলার গ্রামীন সমাজে ওঝা বা কবিরাজের বাড়িতে আশ্রমিকভাবে পাগলদের চিকিৎসা করা হতো। অপরদিকে হেকিমি চিকিৎসায় উন্মাদরোগীদের চিকিৎসাধীনে আনা হতো । ঔপনিবেশিক পর্যায়ের ইতিহাস ক্রমশঃ বদলে গেল । ব্রিটিশ রাজত্বে পশ্চিমী চিকিৎসা বিজ্ঞানের আগমনের ফলে পাগলদের আইনি ব্যবস্থার মাধ্যমে চিকিৎসার তত্ত্বাবধানে আনা হয়েছিল । অর্থাৎ পাগল ও পাগলামী (মনোরোগ) সম্পর্কে ঔপনিবেশিক শাসনকালে সুচিকিৎসার প্রচলন তা ক্রমশ ব্যাপ্তি লাভ করতে শুরু করে । পশ্চিমীজ্ঞান পাগলদেরকে যৌক্তিকতার আলোকে ব্যাখ্যা করার ফলে পাগল হয়ে উঠল মানুষের এক ধরনের বিকৃত- মস্তিষ্কের অবস্থা । অর্থাৎ পাগল নিয়ে জ্ঞানচর্চা ও বিদ্যা চর্চার পাশাপাশি মনোবিজ্ঞানের একটি ডিসিপ্লিন তৈরী হল। এভাবে আধুনিকতার যুগে উন্মাদনা ক্রমান্বয়ে পরিণত হলো মনোবিদ্যার একটি সাবজেক্ট হিসেবে । আবেগ অনুভূতির তীব্র

বহিঃপ্রকাশের উপর ভিত্তি করে নামকরণ করা হয় ম্যানিয়া , মেলানকোলিয়া , হিস্টিরিয়া , হাইপোকন্ড্রিয়া ইত্যাদি । সর্বপ্রকার ধর্মীয় আর নৈতিকতার লেবাস ছাড়িয়ে এটাকে এখন পুরোপুরি চিকিৎসাবিদ্যার তত্ত্বাবধানে আনা হলো ।

ঔপনিবেশিক কাল পর্বের শেষের দিকে অর্থাৎ প্রায় এক শতাব্দি পূর্ব থেকে মনবিদরা পাগলামি কে মনের রোগ প্রমান করেন এই সঙ্গে পূর্বকার সব ভ্রান্ত ধারনা ক্রমশ অবলুপ্তি ঘটে । মনবিদরা বলেন যেমন শারীরিক রোগের বিভিন্ন রকম-ফের দেখা যায় এবং লক্ষন অনুসারে চিকিৎসকরা বিভিন্ন রোগের নাম দেন , ঠিক তেমনি ভাবেই মনবিদরা মানসিক রোগের ক্ষেত্রে নানারকম নামকরন দিয়ে থাকেন, মনোবিদদের মতে মানসিক রোগ শুধু এক রকমের হয় না । সাধারন মনোবিকার, অল্প বিকৃতমস্তিস্ক এবং সম্পূর্ণ বিকৃত মস্তিস্ক ইত্যাদি । মোটামুটি ভাবে মানসিক বিকৃতি ও বিকৃতের প্রভাব অনুসারে পাগলের তিন প্রকারের শ্রেনিতে বিভাজন করা হয় , যথা- নিউরোসিস , সাইকো নিউরোসিস ও সাইকোসিস।

প্রাক ঔপনিবেশিক সময়কালে বাংলার সমাজ জীবনে পাগলদের উপর ক্ষমতা বিস্তার করতো ধর্মীয় প্রতিষ্ঠার তথা, পুরোহিত সম্প্রদায় তথা ওঝা বা তান্ত্রিক কিংবা মৌলভি । কিন্তু ঔপনিবেশিক কালপর্বে পশ্চিমী চিকিৎসক পাগলদের উপর একপ্রকার কর্তৃত্ব স্থাপন করতে সচেষ্ট হন । ঔপনিবেশিক চিকিৎসকরা সুস্থ আচরণের জন্য উন্মাদ ব্যক্তির উপর প্রয়োজনীয় নজরদারীর ব্যবস্থা গ্রহণ করতে আশ্রম গড়ে তোলেন।

পাগল - শব্দটি বহুত্ব অর্থে ব্যবহৃত হয় । সামাজিক ও সাংস্কৃতিক দৃষ্টিকোন থেকে পাগল ধারণাটি বাংলার ধর্মীয় জীবনের সঙ্গে ওতোপ্রতো ভাবে জড়িয়ে আছে । বিশেষ করে লোক সাংস্কৃতিতে বাউল মতাদর্শে ; বৈষ্ণব মতবাদের সাধন ভজন পদ্ধতিতে পাগল রূপের বহিপ্রকাশ অন্যমাত্রা পেয়েছে । ধর্মীয় ভাবাবেগ ও ভক্তিবাদের সাধনায় সাধক কবিরা পাগল হয়ে উঠতেন আসল সত্যের সন্ধানে । আসলে বাংলার সাংস্কৃতিক জীবনে ' পাগল ' ধারণাটি ভক্তি ভালবাসা , কামনা , বাসন - ইচ্ছা , আসক্তি আর ঈশ্বরের সান্নিধ্য - এই ভাবাবেগের সঙ্গে মিলে মিশে উদ্ভব হয়ে এক নতুন সাংস্কৃতি । বৈষ্ণব ধর্মে যেমন পাগল হয়ে গেছে বিবাগী সাধনায় আবার একলা পাগল সারা জীবন একাকীত্ব হয়ে জীবন কাটায় পথে ঘাটে। এ ক্ষেত্রে বৈষ্ণব ভক্তির সঙ্গে একলা পাগলের দুস্তর পার্থক্য । আবার পাগল কত রকম ভাবে পাগলামি করে যা হতে পারে জ্ঞানে , মনেও ধনে । প্রেমিক তার মনের মানুষের জন্য বিরহে মন উতলা সর্বসময় পাগল পাগল মনভাব । রাধা যেমন কৃষ্ণের প্রথম দর্শনে প্রবল পূর্বরাগের জন্ম তা ক্রমেই অনুরাগ হয়ে প্রেমে মত্ত হয়ে গিয়েছিল । সেই পাগলামির সঙ্গে বাস্তবের জড় বস্তু পাগলের পাগলামি দুস্তর প্রভেদ আছে।

আলোচ্য অধ্যায়ের শেষ অংশে বলা যায় সামাজিক দৃষ্টিতে পাগলামি হলো বহুত্ব ধারণা বিষয়, যার রহস্য আমাদের কাছে বহুচর্চিত বিষয় । কিন্তু ঔপনিবেশিক সময়কালে মনোবিজ্ঞানের গবেষনার পাগল ধারণা নতুন নতুন দৃষ্টিভঙ্গী দিয়ে প্রকাশিত হতে শুরু করে । উনিশ শতকের এনলাইটেড পর্বে

বা রেনেসা উত্তোরনের সময় পাগলামি নামক ধারণার সঙ্গে যে ভৌতিক কর্মকাণ্ড ও অতিন্দ্রীয় শক্তির যে প্রভাব বলে মনে করা হতো, সেই অবজেকটিভ ধারণা থেকেই আধুনিকতার উত্তোরনের সঙ্গে সঙ্গে পাগল ও পাগলামি সাবজেকটিভ বিষয় আকারে আমাদের কাছে উপস্থাপিত হয়েছিল । বিশেষ করে বৈজ্ঞানিক গবেষণার ফলশ্রুতি হিসাবে জৈবিক যুগে পাগলামিকে রোগের উপসর্গ হিসাবে চিহ্নিত করা হল । কিন্তু বাংলার সমাজ জীবনে পাগল যেভাবে আলোচিত পশ্চিমী সভ্যতায় 'ম্যাড বা ক্রেজি' সেই দৃষ্টিকোন থেকে সম্পূর্ণ আলাদা । বাংলার পাগল ধারণাটি একটি বহু মাত্রিক অর্থের ওপর প্রতিষ্ঠিত । যে অর্থগুলিকে কেন্দ্র করে সমাজের প্রতিটি ক্ষেত্রে কোনও না কোনও অংশে কী সামাজিক প্রতিষ্ঠা বা কী ধর্মিয় আচরণ , রাজনৈতিক ক্ষেত্র , চিন্তা ভাবনা , মনন জগত, আশা – ভালোবাসা ইত্যাদির সঙ্গে গভীরভাবে সম্পৃক্ত হয়ে আছে । বঙ্গদেশে পাগল শব্দটি অর্থ বিভিন্ন রকমভাবে ব্যবহার করা হয় সেই প্রাচীনকাল থেকে সংস্কৃত ভাষায় ' পাগল ' শব্দের মাধ্যমে বহুবিধ অর্থকে বোঝান হত। পরবর্তীকালেও এটি বিবর্তিত হয়েছে সমাজ জীবনে বিভিন্ন অর্থের প্রয়োগের মধ্যে। শব্দের অর্থের মধ্যে সূক্ষ্মাতিসূক্ষ্ম পার্থক্য । পাগল শব্দের অর্থ কত রকমের হয় , বিশেষ বিশেষ শ্রেণীর ক্ষেত্রে বা কোন বিশেষ ব্যক্তির ক্ষেত্রে শব্দ দ্বারা চিহ্নিত করা হয় । এখানেই শব্দ ও অর্থের তাৎপর্য । উন্মাদ কখনো হয়ে উঠেছে পাগল , আবার কখনো চিত্তসম্মোহন , চিত্তবিভ্রম , মতিভ্রংশ ইত্যাদি, বাংলার পাগল আর পশ্চিমের ' ম্যাড ' হয়তো অর্থগত দিক থেকে এক হলেও ব্যবহারিক দিক থেকে পশ্চিমের পাগলের সাথে দুস্তর প্রভেদ আছে , তাই বাঙালি

জীবনে পাগল কখনও হয়ে উঠেছে নস্টালজিয়া , কখনও বা রোমান্টিসিজম। সামাজিক,ধর্মীয় ও সাংস্কৃতিক দৃষ্টিভঙ্গীর দিক থেকে পাগল হয়ে উঠেছে মত্ত, উন্মাদ, ক্ষ্যাপা, ক্ষিপ্তগ্রস্থ, আত্মভোলা, বিবাদি, দীওয়ানা, ফানা, কান্ডজ্ঞানহীন, নির্বুদ্ধিতা বা নির্বোধ ইত্যাদি। উনিশ শতকের সময়কালে বাংলার সামাজিক জীবনে বিভিন্ন সাহিত্য ভাবনা , আঞ্চলিক ভাষা , লোকোগান , কিম্বা সংস্কৃত সাহিত্যে পাগলনামক ধারণা সঙ্গে লোকায়ত অর্থ ও নান্দনিকতা মিশিয়ে পাগলের ইতিহাস বিবিধ-মুখী হয়ে উঠেছে। আবার ক্লিনিক্যাল দৃষ্টিভঙ্গীর দিক থেকে পাগল বলতে বোঝায় মানষিক রোগী , মনোবিকারগ্রস্ত , বিকৃত মস্তিষ্ক , অস্বাভাবিক আচরণ , ইনসেন্স , ইনস্যানিটি , অ্যাবনরমাল বিহেবিহার , মেনটাল ডিসঅর্ডার, লুনাটিক ,স্ক্রিজোফ্রেনিয়া , হাইপো কনড্রিয়া , ডিলিউশন , হ্যালুসিয়েশন , ননসেন্স কিংবা বাইপোলার ডিসঅর্ডার ইত্যাদি । এ-সবই পাগলামির এক একটা দিক । বাংলার সমাজে পাগল নামক শব্দটির নানা রূপ , নানা অর্থ ও বিভিন্ন আঙ্গিকে প্রচলিত ।

পরিশিষ্ট

মানচিত্র -১

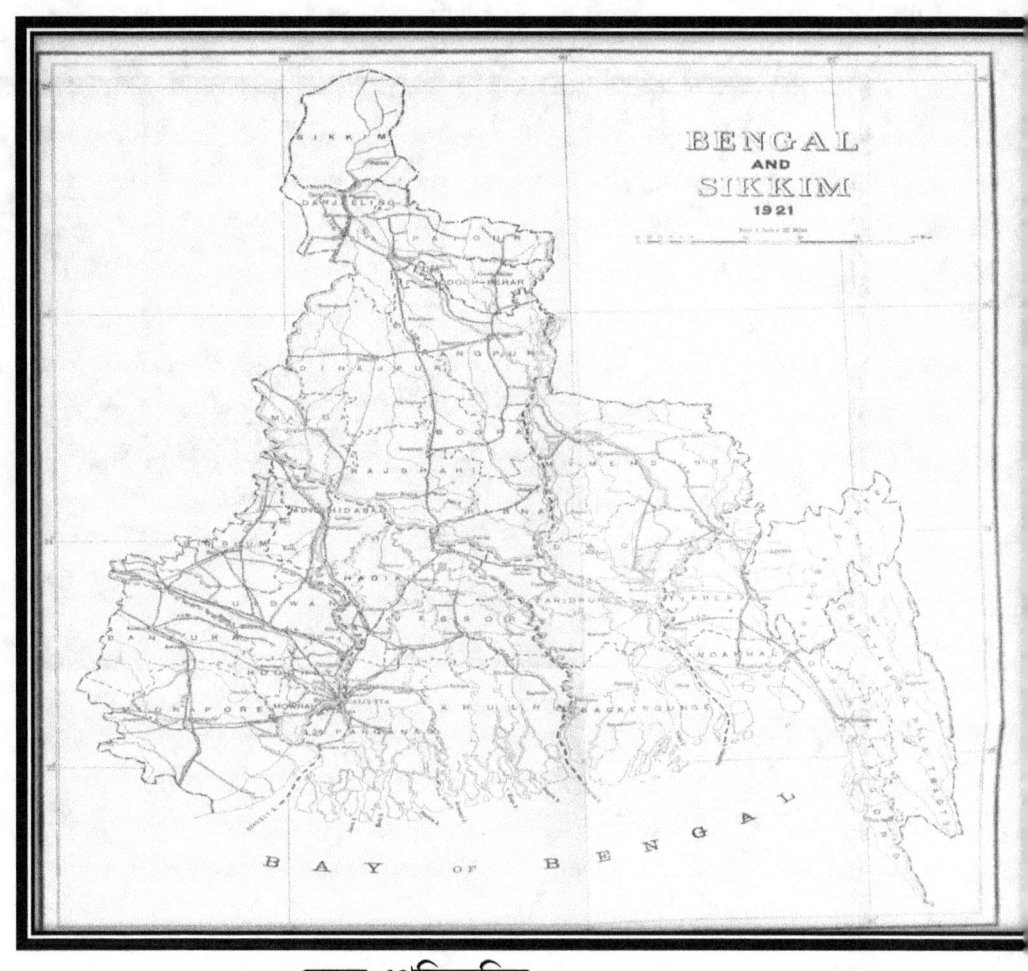

বেঙ্গল প্রেসিডেন্সির
বেঙ্গল প্রেসিডেন্সির মানচিত্র – ১৯২১ খ্রীঃ

মানচিত্র - ২

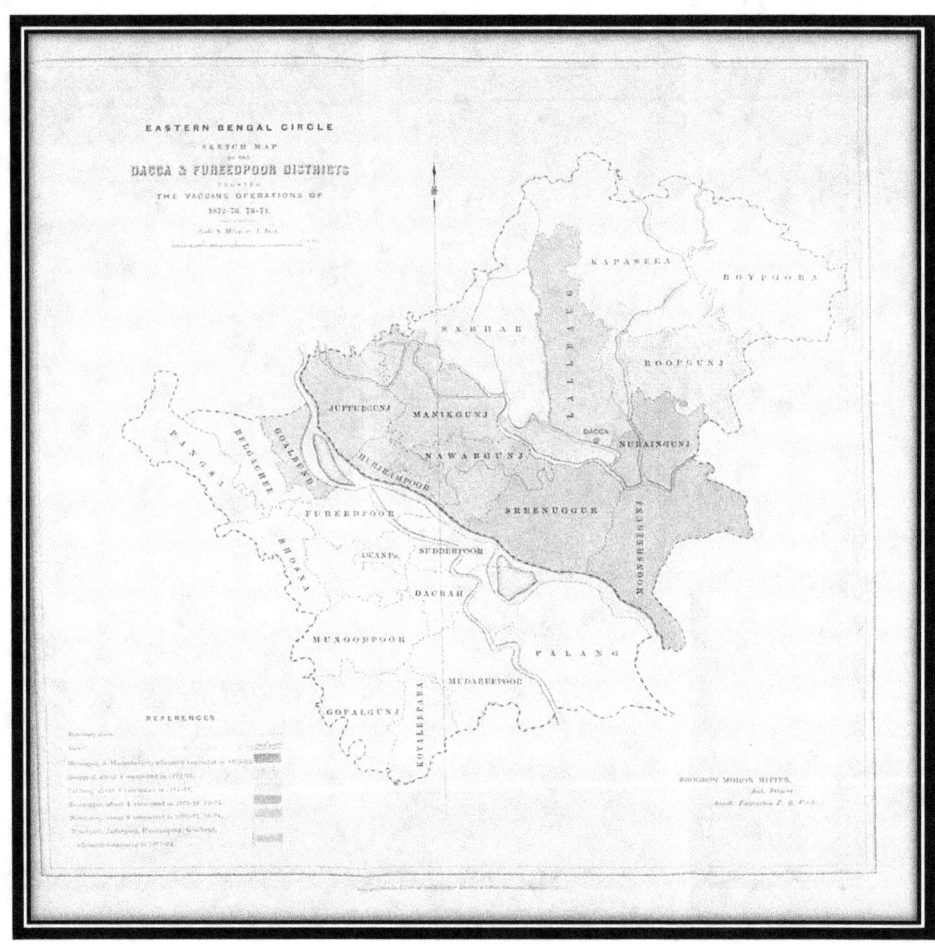

পূর্ববঙ্গ - ঢাকা ও ফরিদপুর জেলা

মানচিত্র -৩

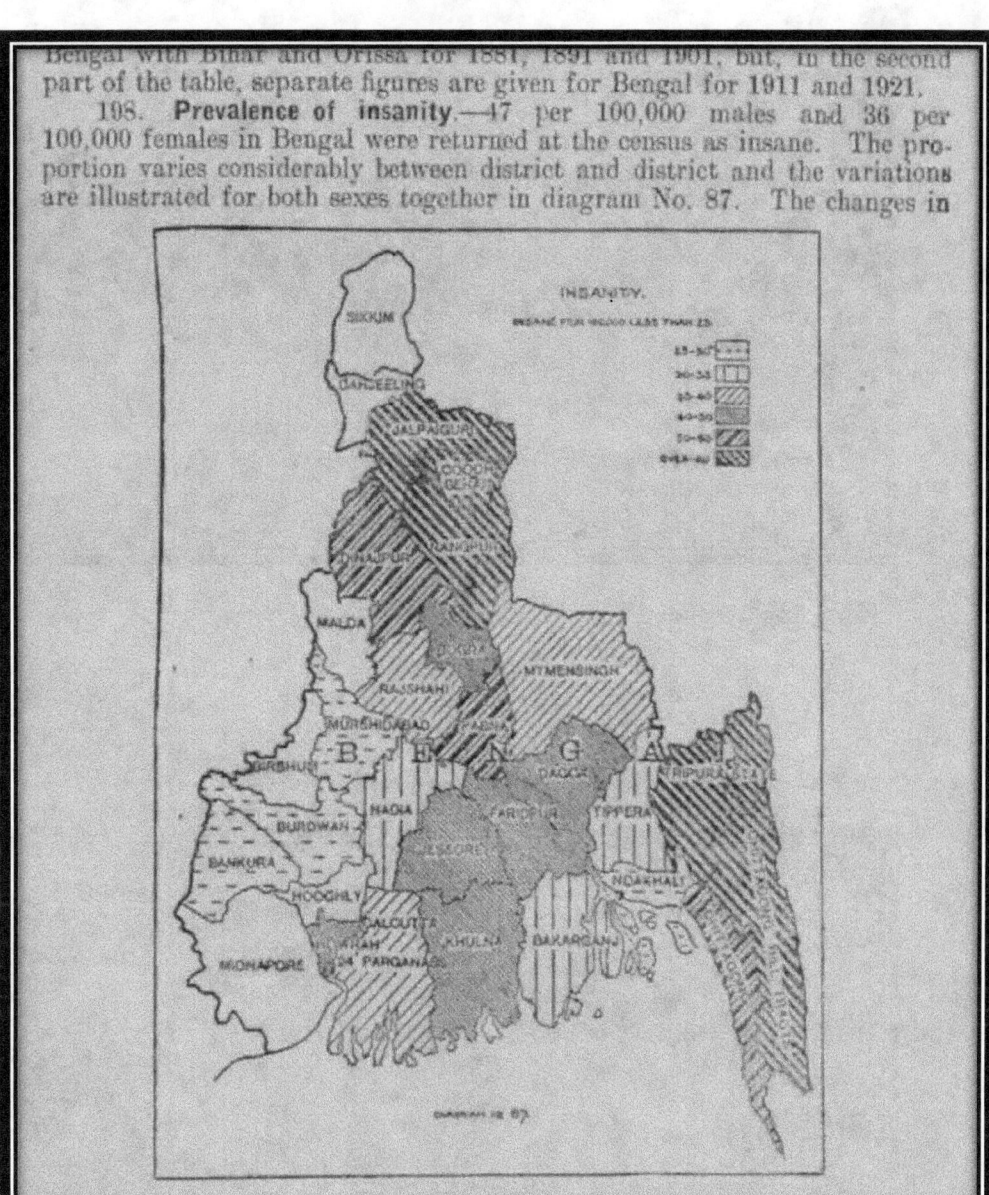

Bengal with Bihar and Orissa for 1881, 1891 and 1901, but, in the second part of the table, separate figures are given for Bengal for 1911 and 1921.

198. **Prevalence of insanity.**—47 per 100,000 males and 36 per 100,000 females in Bengal were returned at the census as insane. The proportion varies considerably between district and district and the variations are illustrated for both sexes together in diagram No. 87. The changes in

১৯২১ সালের সেন্সাস রিপোর্টে বেঙ্গল প্রেসিডেন্সীতে

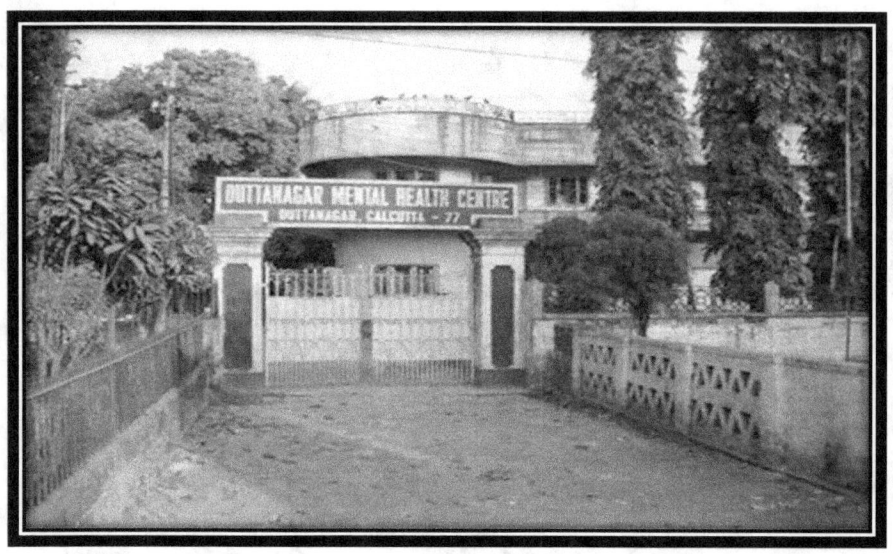

বঙ্গীয় উন্মাদ আশ্রম – বর্তমান দত্তনগর মানসিক স্বাস্থ্য কেন্দ – প্রধান ফটক

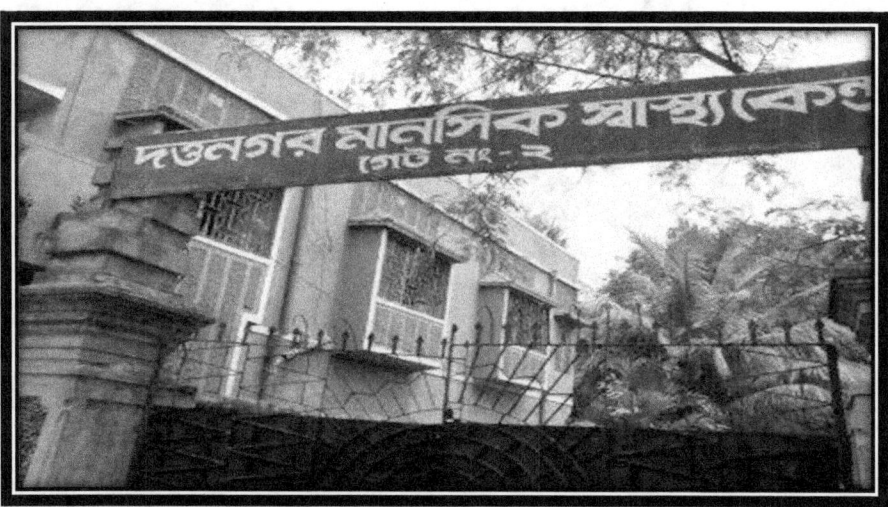

বঙ্গীয় উন্মাদ আশ্রম – বর্তমান দত্তনগর মানসিক স্বাস্থ্য কেন্দ্র, ২ নং গেট
(ক্ষেত্র সমীক্ষা থেকে সংগৃহীত)

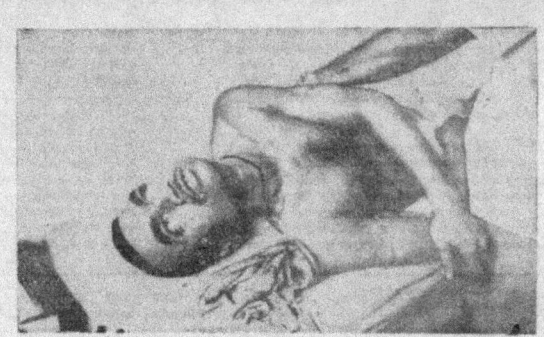

পাগল সংক্রান্ত একটি প্রবন্ধ

আষাঢ়, ১৭ বর্ষ , ৮ সংখ্যা   ১৩৮৪ বঙ্গাব্দ (ইং: জুলাই, ১৯৭৭)
তুষার কান্তি ঘোষ সম্পাদিত- অমৃত পত্রিকা থেকে সংগৃহীত

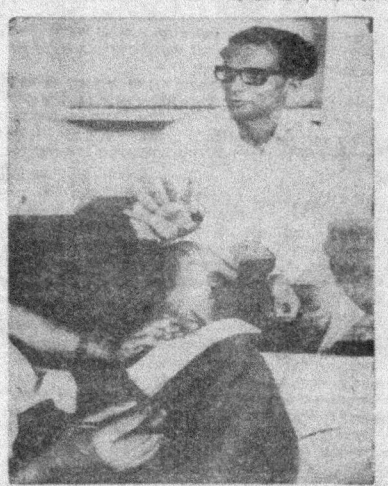

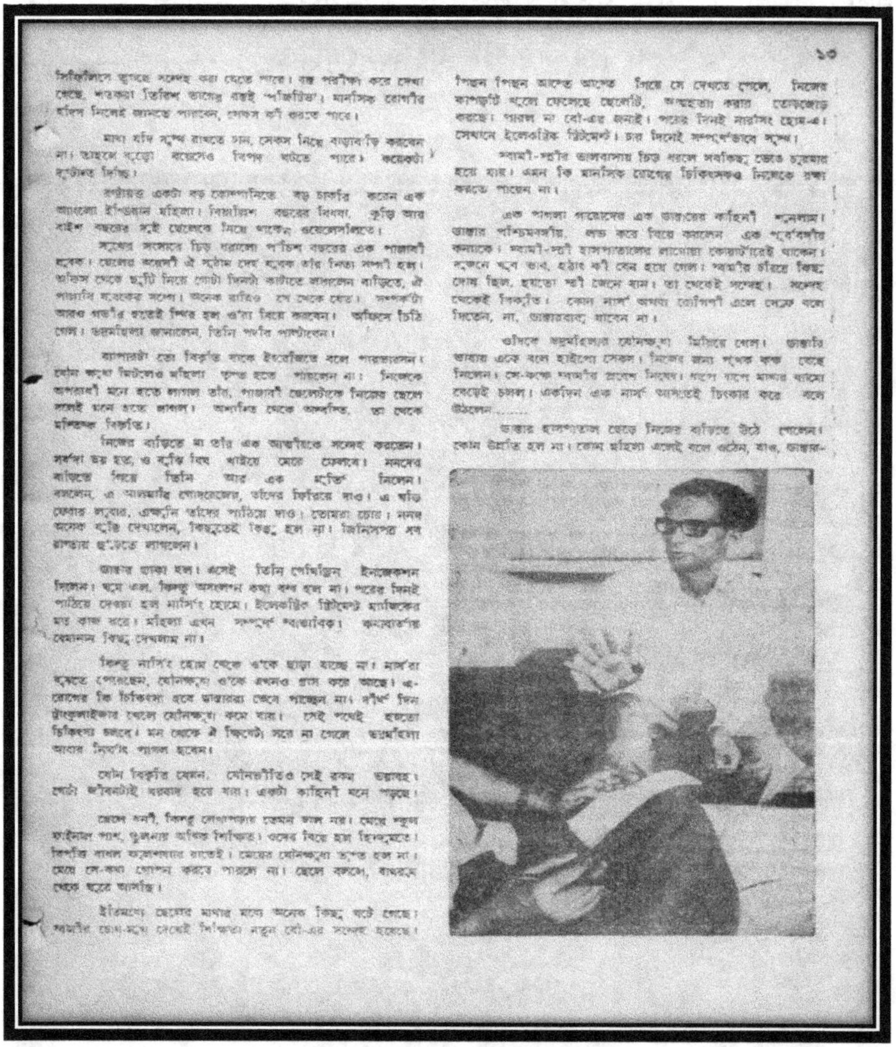

পাগল চিকিৎসা-রত

আষাঢ়, ১৭ বর্ষ , ৮ সংখ্যা   ১৩৮৪ বঙ্গাব্দ (ইং: জুলাই, ১৯৭৭)
তুষার কান্তি ঘোষ সম্পাদিত- অমৃত পত্রিকা থেকে সংগৃহীত

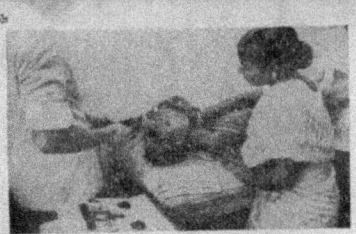

১৮

উপভোগ করতে মেয়েটিকে। মেয়েটি যখন বাড়ি ফিরল তখন সে বদ্ধ উন্মাদ। কারও সঙ্গে কথা বলে না। চুপচাপ বসে থাকে, খায় না, চোখে ঘুম নেই। পরে ধরা পড়ল, সে আত্মহত্যা করতে চায়।

একটি নার্সিং হোমে একটি তরুণীর মাথায় ইলেকট্রিক শক দেওয়া হবে। ভিতরে গিয়েছিলাম। মেয়েটি সকলের সামনেই বললে, ডাক্তারবাবু, আমার শুধু একটিই চিন্তা। দু'মাস হল আমার ঋতু বন্ধ হয়ে গেছে। আমি মা হতে চাই না।

সকল মানসিক ব্যাধির উৎস সেক্স নাও হতে পারে। হীনম্মন্যতা থেকে বিকৃতি আসতে পারে। একটি তরুণ ছেলের কথা মনে পড়ছে।

তৃতীয় বিভাগে ম্যাট্রিক পাশ। মার্চেন্ট অফিসের ফাইল ক্লার্ক। সৎ আর নিষ্ঠাবান, উপরওয়ালার পছন্দ হয়ে গেল। একটার পর একটা বিভাগে ছেলেটাকে ঘুরিয়ে দেওয়া হল। চা বিভাগে ঢুকে ও কোম্পানির দেখাল। লাখ খানেক টাকা ফী বছর চুরি যেত। ও চুরির পথ বন্ধ করে। এরকম আরও কৃতিত্ব; সে বিভাগে যায়, সেখানেই ম্যাজিক। উপরওয়ালারা খুশী হয়ে ওকে প্রোমোশন দিলেন। এক শাখায় হেড অ্যাসিস্ট্যান্ট।

ছেলেটি কিন্তু মুষড়ে পড়ল। সে কী করে হবে স্যার? আমি ভাল ইংরেজি জানি না। অত চিঠি লিখব কি করে? আর যাঁদের প্রোমোশন পাবার কথা, তাঁরা কি বলবে? এত লোককে টপকে যাওয়া কি উচিত হবে? ঐ চিন্তা থেকেই বিকৃতি। ভাল বলতে হবে, অফিসই চিকিৎসার ব্যবস্থা করল। ছেলেটি এখন উঁচু পদেই কাজ করছে।

পুত্রস্নেহ থেকেও মস্তিষ্ক-বিকৃতি ঘটতে পারে। সবক্ষেত্রে আবার হয় না। একটি কেস মনে পড়ছে। মায়ের মাথার ঠিক নেই। তার এক ছেলে, এক মেয়ে। দুজনের মাথাই সুস্থ। ছেলের বিয়ে হল। ছেলেও হল। এই ছেলের মাথা কিন্তু ঠিক রাখা গেল না।

আর একটি লোকের কথা মনে পড়ছে। লক্ষ টাকার মালিক, একদিনের আয় বাদ দিলে শ আড়াই টাকা। তাঁর একদিন পকেট মারা গেল। গেল পঁচিশটি টাকা। রাত্রে কিছুতেই ঘুম হল না। সকালে দরজা-জানলা ভাঙতে লাগলেন। ডাক্তার বললেন, এ লোক ঐ পঁচিশ টাকা না হারালেও পাগল হত। টাকা হারানোর ব্যাপারটা তাড়াতাড়ি এসে গেল, এই যা।

মানসিক চিকিৎসাশাস্ত্রে বিস্তর ব্যাধির রকমারি নাম ধাম আছে। সাইকিয়াট্রিস্টরা যেমন, সাইকোলজিস্টরাও সেই রকম মাথা ভাল করতে পারেন। দুটো শাস্ত্রই বেশ এগিয়ে চলেছে।

কলকাতার পাঁচটি বড় হাসপাতালে মানসিক রোগের আউটডোর আছে। না, কোথাও ইনডোর নেই। গোবরার মেন্টাল হসপিটাল আর ভবানীপুরের মেন্টাল অবজারভেটরিতে ইনডোর-আউটডোর দুই আছে। বহরমপুরের মেন্টাল হাসপাতালে কিন্তু আউটডোর নেই। বর্ধমান, নদীয়া আর বাঁকুড়া হাসপাতালে মানসিক রোগের আউটডোর আছে। গোবরায় ১৫০, লুম্বিনী ৫০, মানকুণ্ডুতে ৩০, বহরমপুরে ৭৫০, সরকার পুরো ৫০—এই তো মানসিক রোগের শয্যাসংখ্যা। আছে অনেকগুলো নার্সিং হোমও। সঞ্জীবনী, হারমনি, লাইফ, উন্মাদ আশ্রম, সাইকিয়াট্রিক নার্সিং হোম—সব মিলিয়ে শ দুই শয্যা।

আজ লুনেসি অ্যাক্টও যা আছে, তার অর্থ এই যে, কেউ পাগল হলেই সরকার তার দায়িত্ব নেবেন। যে কেউ বিকৃত মস্তিষ্ক যে কোন ব্যক্তিকে থানায় নিয়ে যেতে পারেন, পুলিশ তাকে মানসিক হাসপাতালে পাঠাতে বাধ্য। জজ আর জুডিশিয়াল ম্যাজিস্ট্রেটরা অনেক অপরাধীকে মানসিক হাসপাতালে পাঠিয়ে থাকেন। পুলিশ নিজে থেকেও অনেককে পাঠায়।

কিন্তু পাঠাবে কোথায়? যে হারে পাগলের সংখ্যা বাড়ছে, সেই হারে হাসপাতাল কিংবা শয্যা বাড়ছে না। বিকৃত-মস্তিষ্কদের একটি বড় অংশ ভিখারি, নার্সিং হোমগুলোতে তাদের ভিড়। যে কটা নার্সিং হোমে গিয়েছি, সবই প্রায় 'ফুল হাউস।' অনেক রোগীকে আমৃত্যু ওখানেই থাকতে হবে। হতভাগ্য আত্মীয়স্বজনদের মাসের পর মাস মোটা টাকা পাঠাতে হয়।

সকল নার্সিং হোমের পরিচালকরা কিন্তু মহাত্মা ব্যক্তি নন। ব্যবসা হিসেবে যাঁরা নিয়েছেন, তাঁদের স্বাচ্ছন্দ্য চোখে পড়বেই। চিকিৎসার স্বীকৃত যোগ্যতা নেই, এমন মানুষও এই পেশায় আছেন। কিন্তু নার্সিং হোম রোগীর অভিভাবককে রসিদ দেন না, দিলেও কম করে লেখেন। অনেকে আবার পার্টির অবস্থা বুঝে চার্জ ঠিক করেন। মানসিক রোগীর নার্সিং হোম আর প্রাইভেট হাসপাতালগুলোতে সরকারের তেমন তদারকি নেই। তাই অনেক কিছুই চলে যা চলা উচিত নয়। কয়েকটা নার্সিং হোম অবশ্যই খুব ভাল। আশ্চর্যের কথা, তাদের চার্জ কম।

মানুষের মাথা যতদিন আছে, ততদিন তার বৈকল্যও আছে। নিরন্তর লড়াই করতে হবে তাকে সুস্থ রাখার জন্য। তার জন্য শুধু চিকিৎসক নয়, চাই উপযুক্ত নার্স, সমাজকর্মী, সামাজিক সহানুভূতি। মানসিক রোগের চিকিৎসকদের শিক্ষার একটা ব্যবস্থা হয়েছে, কিন্তু সমাজকর্মী অথবা নার্সদের শিক্ষার কোন ব্যবস্থাই হয় নি।

পাগলরা এগিয়ে আসছে

একরাম আলি

চারপাশে পাগলের সংখ্যা নাকি দিন দিন বাড়ছে। অন্তত রাস্তাঘাটে ঘুরে বেড়িয়ে তাই তো মনে হয়। কতো বিচিত্র পাগল আজকাল রাস্তার ফুটপাথে বসে বসবাস করছে। আবার, কোনো এক অজানা কোণে পড়ে থাকা নির্জনতম পাগলের সংখ্যাও কম নয়। এদের মধ্যে কেউ সেরে যায়, কেউ সারাজীবন পৃথিবীকে অব্যবহৃত রেখেই যথাসময়ে, শ্মশান অথবা কবরে গিয়ে পৌঁছয়।

পাগলেরা, মাঝে মাঝে, আমাকে খুব ভাবিয়ে তোলে। ভয় হয়, যদি কোনোদিন পাগল হয়ে যাই। মাঝে মাঝে টের পাই, মাথার ভিতরে কয়েকটা চাপলাহীন ফাঁকাশে পশমের বল রয়েছে। তার দু-একদিন পর কয়েক জোড়া হাতের ব্যস্ততা ও কচকচানি। কাঁচির মুখোমুখি সংঘর্ষ চলতে থাকে। রাতে ঘুম হয় না। মাথার ঠিক মাঝখানে অবিরাম দপ-দপ শব্দে কারা যেন হাঁটা-হাঁটি করে। কয়েকদিন এরকম চলতে চলতে হঠাৎ সচেতন হই,

পাগল চিকিৎসা সংক্রান্ত একটি দৃশ্য

আষাঢ়, ১৭ বর্ষ , ৮ সংখ্যা ১৩৮৪ বঙ্গাব্দ (ইং: জুলাই, ১৯৭৭)

তুষার কান্তি ঘোষ সম্পাদিত- অমৃত পত্রিকা থেকে সংগৃহীত

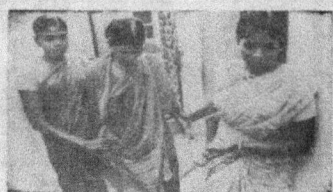

কোন এক পাগলিনী কে আশ্রমে নিয়ে যাওয়ার দৃশ্য আষাঢ়,
১৭ বর্ষ, ৮ সংখ্যা ১৩৮৪ বঙ্গাব্দ (ইংঃ জুলাই, ১৯৭৭)
তুষার কান্তি ঘোষ সম্পাদিত- অমৃত পত্রিকা থেকে সংগৃহী

বিজ্ঞান-সংবাদ

উন্মাদ রোগের চিকিৎসা

বৃটেনে গত ২০ বৎসরে বিকৃত-মস্তিষ্ক লোকদের চিকিৎসার জন্যে নানা রকম উন্নত ধরণের ব্যবস্থা করা হয়েছে। সেখানকার প্রত্যেকটি উন্মাদাশ্রম এইসব হতভাগ্যদের জন্যে হাসপাতালে পরিণত হয়েছে। এই ধরণের হাসপাতালগুলো ১৯৪৮ সালের স্বাস্থ্য আইন অনুযায়ী আঞ্চলিক স্বাস্থ্য বিভাগের অধীনে কাজ করছে।

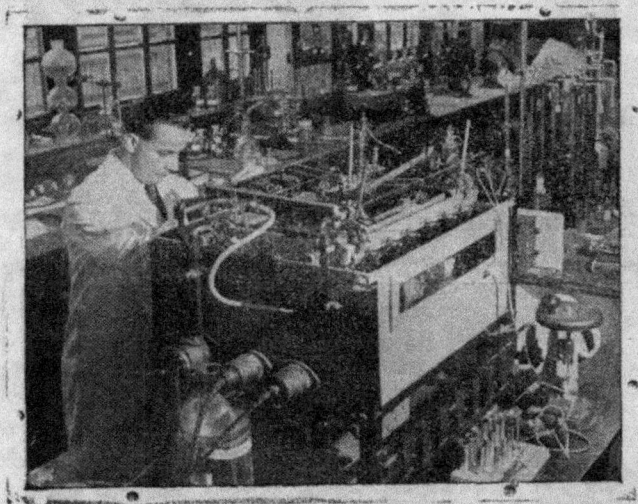

বায়োকেমিক্যাল লেবরেটরীতে মানসিক ব্যাধিগ্রস্ত লোকের রক্ত ও মস্তিষ্ক সম্পর্কিত গবেষণা চলছে।

গত ২০ বছরের মধ্যে বৃটেনে বিকৃত-মস্তিষ্ক লোকদের চিকিৎসা ব্যবস্থার অনেক উন্নতি হয়েছে। পূর্বে উন্মাদাশ্রমে এই সব লোকদের প্রধানতঃ আটক রাখা হতো। সেখানে চিকিৎসা ব্যবস্থা বিশেষ ছিল না বললেই চলে, যেটুকু ছিল তাও নিতান্ত সামান্য। বৈজ্ঞানিক গবেষণার উন্নতির সঙ্গে সঙ্গে আধুনিক চিকিৎসকদের সহায়তায় এদিকে বর্তমানে যথেষ্ট কাজ হয়েছে। প্রত্যেকটি উন্মাদাশ্রম আজ হাসপাতালে রূপান্তরিত হয়েছে। অন্যান্য অসুখবিসুখের মত মস্তিষ্কের ব্যাধি সারানো সম্ভব—চিকিৎসকদের এই বিশ্বাস বৃটেনে সকলের মধ্যে বিশেষ উৎসাহ সৃষ্টি করেছে। রোগী এবং তার আত্মীয়স্বজনের পক্ষে এটা কম বড় আশার কথা নয়।

বিজ্ঞান সংবাদ পত্রিকাতে মানসিক রোগ চিকিৎসার পরীক্ষা-নিরীক্ষা

২য় সংখ্যা, নভেম্বর, ১৯৪৯

৬৭৮ বিজ্ঞান-সংবাদ [২য় বর্ষ, ১১শ সং

মানসিক ব্যাধিগ্রস্তদের মস্তিষ্ক তরঙ্গ বা 'ইলেক্ট্রো-এনসেফালোগ্রাম' নেওয়া হচ্ছে।

মানসিক ব্যাধিগ্রস্তদের স্বাভাবিক অবস্থায় ফিরিয়ে আনবার আনুষঙ্গিক ব্যবস্থা হিসেবে তাদের নানারকম শিল্প ও কারিগরি ব্যাপারে ব্যাপৃত রাখা হচ্ছে।

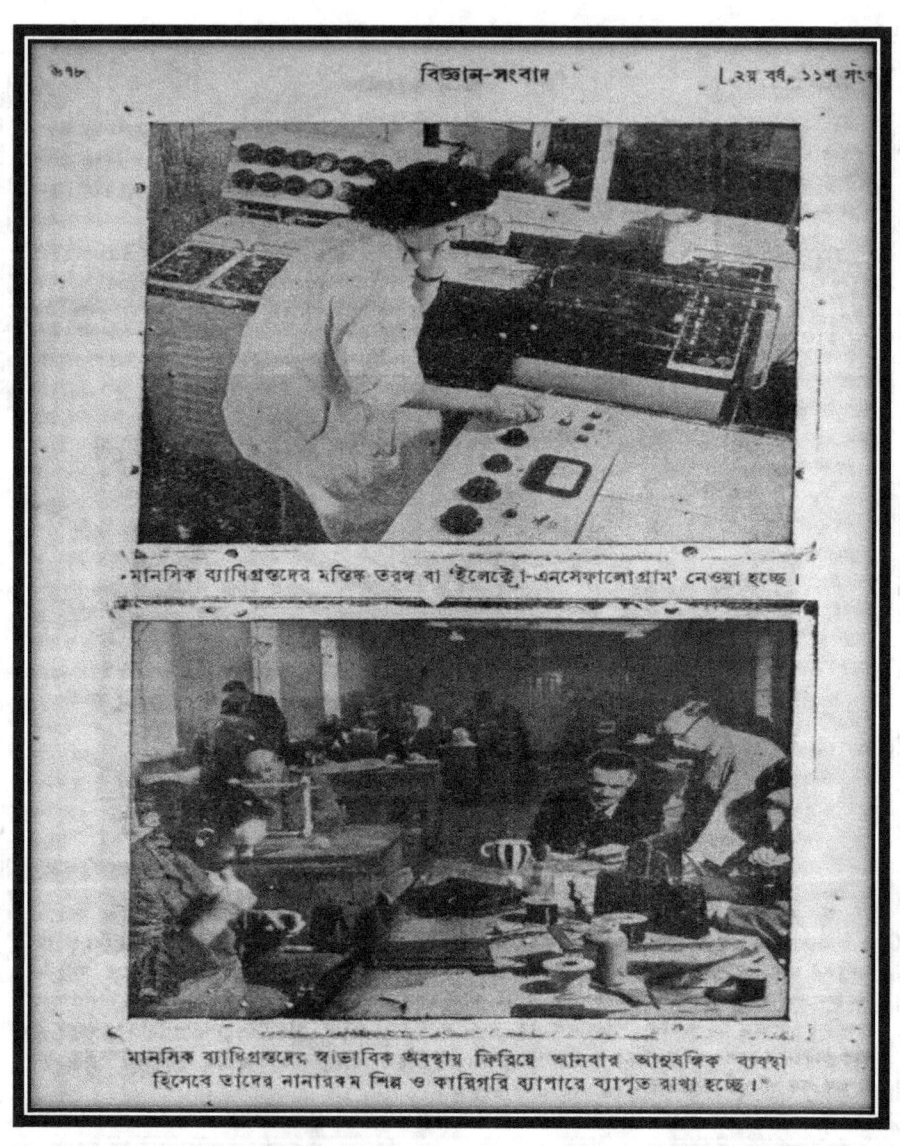

বিজ্ঞান সংবাদ পত্রিকাতে মানসিক রোগ চিকিৎসার বৈদ্যুতিক শক সংক্রান্ত পরীক্ষা২য় সংখ্যা, নভেম্বর, ১৯৪৯

নেত্য পাগলী

[শ্রীবরদাপ্রসন্ন চট্টোপাধ্যায়]

প্রথম পরিচ্ছেদ

সতত-কোলাহলমুখরিত নগর হইতে ছায়াস্নিগ্ধ শ্যামকোমল পল্লী-শ্রীর মধ্যে আসিয়া ফুলরাণীর অনেকটা পরিবর্ত্তন হইয়াছিল। তাহার রোগক্লিষ্ট পাণ্ডুর মুখে লুপ্তপ্রায় রক্তিমাভা দিন-দিন ফিরিয়া আসিতে লাগিল।

লক্ষীপুরের জমিদারীতে আমি পূর্ব্বে কখনও আসি নাই। গ্রাম ভাঙ্গিয়া প্রজারা নূতন মনিব দেখিতে আসিত; বাগান-বাড়ীর সুবিস্তৃত প্রাঙ্গণ প্রতিদিন গ্রামবাসিনী যুবতী, বৃদ্ধা, ও বালিকায় ভরিয়া যাইত।

পিতার মৃত্যুর পর বাগান-বাড়ীটীর বোধ হয় কেহ যত্ন করে নাই। কিন্তু কুঞ্জতল, বৃক্ষবীথিকা, নদীর ঘাট ও চিত্রিত গৃহগুলির মধ্যে তখনও স্বর্গীয় পিতৃদেবের সৌন্দর্য্যানুরাগ বিদ্যমান ছিল। শয়নকক্ষের দেওয়ালে পূর্ব্বপুরুষদিগের তৈল-চিত্রাবলী ও বহুবিধ নর-নারীর প্রতিকৃতি সজ্জিত ছিল। তন্মধ্যে একখানি তৈলচিত্র সর্ব্বাপেক্ষা সুন্দর দেখাইতেছিল —চিত্রকরের সমুদয় প্রতিভা যেন সেই রমণী-মূর্ত্তির চিত্রিত সৌন্দর্য্যের মধ্যে ফুটিয়া উঠিতেছিল!

উদ্যানের পার্শ্ব দিয়া একটী ক্ষীণকায়া নদী কুলুকুলুনাদে বহিয়া যাইতেছিল। একদিন সন্ধ্যাকালে তাহার তীরে প্রস্তরনির্ম্মিত সোপানাবলীর উপর বসিয়া আছি। ফুলরাণী আমার বুকের উপর মাথা রাখিয়া নদীর জলের দিকে চাহিয়া কি ভাবিতেছিল। মাঝিদের সারিগান বাতাসে ভাসিয়া আসিতেছিল। নদীর পরপারে ছায়াবৃত বৃক্ষান্তরাল হইতে পূর্ণিমার চন্দ্রিমা ধ্বান্তাচ্ছন্ন জগৎকে আলো দিবার নিমিত্ত ধীরে-ধীরে উদিত হইতেছিলেন। কামিনীফুলের মৃদু সৌরভ

বাংলায় পাগলী চরিত্র কে নিয়ে এক প্রবন্ধ

ভারতবর্ষ পত্রিকায় প্রকাশিত – বৈশাখ,৫ম সংখ্যা, ১৩২৫ বঙ্গাব্দ ,

.২

'রসাপাগলার উন্মাদাগার' প্রসঙ্গে

১৩৯৪-এর শারদীয় এক্ষণ-এ প্রকাশিত শ্রী ছন্দক সেনগুপ্তের 'মনোচিকিৎসা' প্রবন্ধের প্রথমাংশে ঔপনিবেশিক যুগের উন্মাদাগারগুলির কথা আলোচিত হয়েছে। সে যুগের একটি উন্মাদাগার স্থাপিত হয়েছিল রসাপাগলায়। রসাপাগলার মানসিক হাসপাতালের বিষয়ে আলোচনা করতে গিয়ে লেখক বলেছেন 'এই প্রতিষ্ঠান সম্বন্ধে খুবই কম তথ্য পাওয়া যায়। রাজ্য লেখ্যাগারে রক্ষিত নথিপত্রও এটির বিষয়ে নীরব, কেন না মেডিক্যাল বোর্ডের সঙ্গে এর কোনো প্রত্যক্ষ যোগাযোগ ছিল না।'

লেখকের এ অনুযোগ কিন্তু যথার্থ নয়। শ্রী সেনগুপ্ত যদি রাজ্য লেখ্যাগারে রক্ষিত জুডিসিয়াল (ক্রিমিনাল) দপ্তরের নথিপত্র দেখতেন, তাহলে উন্মাদাগারটি সম্পর্কে প্রচুর তথ্য পেতেন, আমরাও পেতাম একটি অধিকতর তথ্যসমৃদ্ধ প্রবন্ধ। বস্তুত সমগ্র নিবন্ধটির জন্য শ্রী সেনগুপ্ত মুদ্রিত সরকারি প্রতিবেদন বা গ্রন্থাদির সাহায্য যতটা নিয়েছেন, লেখ্যাগারের নথিপত্র ততটা দেখেন নি। সে জন্যই উপাদানের অভাব ঘটেছে।

রসাপাগলা হাসপাতাল নিয়ে কোম্পানি ও কোর্ট অফ ডিরেক্টরদের মধ্যে চিঠি চালাচালি শুরু হয় ১৮০২ খ্রিস্টাব্দ থেকে। হাসপাতালের নির্মাণকার্য আরম্ভ হয় ১৮০৪-এ, শেষ হয় ১৮০৫ খ্রিস্টাব্দে। এই সময়ে একই ধরনের মানসিক হাসপাতাল গড়ে ওঠে মুঙ্গের, পাটনা, মুর্শিদাবাদ, ঢাকা প্রভৃতি শহরে। এই সব হাসপাতালের গোড়ার দিকের ইতিহাস জুডিসিয়াল (ক্রিমিনাল) দপ্তরের ১৮০২-১৮ খ্রিস্টাব্দের কাগজপত্র থেকে জানা যায়।

রসাপাগলায় উন্মাদাগার স্থাপিত হওয়ার আগে মনোরোগীদের রাখা হতো 'হাউস অফ কারেকশন'-এ। উন্মাদাগার স্থাপনের সময়ে 'হাউস'-এ ছিলেন কুড়ি জন মনোরোগী। রসাপাগলার নতুন উন্মাদাগারে পঞ্চাশ জন রোগীকে রাখার ব্যবস্থা হয়। প্রত্যেক রোগীর জন্য কিন্তু স্বতন্ত্র ঘর ছিল না। মোট ঘরের সংখ্যা দশ হওয়ায় একই ঘরে একাধিক রোগীকে থাকতে হতো। সরকারি নথিতে হাসপাতালটির বিস্তারিত জন্মকাহিনী লিপিবদ্ধ আছে। গাঁথনির বর্ণনা থেকে শুরু ক'রে প্রশস্ত জানলা-দরজা এবং রেলিং-ঘেরা বারান্দার কথা সে বিবরণ থেকে জানা যায়। প্রতিষ্ঠাপর্বে মানসিক চিকিৎসালয়টির কর্মচারী-সংখ্যা এবং বেতন-বিন্যাস ছিল এ রকম

বাংলার সর্বাধিক পুরাতন উন্মাদ আশ্রম - রসা' পাগলাগারদের লিখিত এক বাংলা নথী

এক্ষণ পত্রিকা , ১৩৯৬

ঢাকা উন্মাদ আশ্রমের কয়েকটি চিত্র-ক্ষেত্র সমীক্ষা থেকে সংগৃহীত

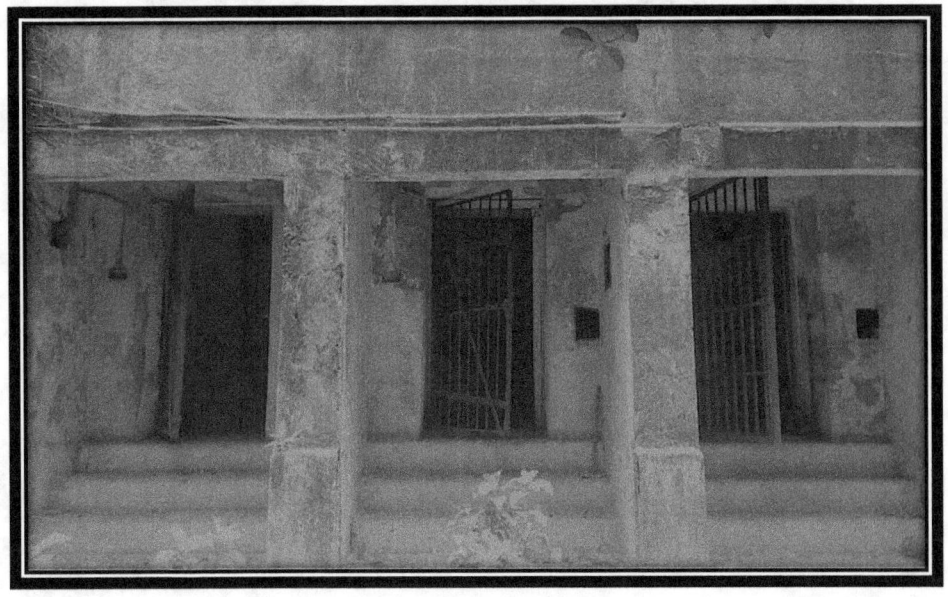

উন্মাদ আশ্রমের প্রকোষ্ঠের চিত্র (ক্ষেত্র সমীক্ষা থেকে সংগৃহীত)

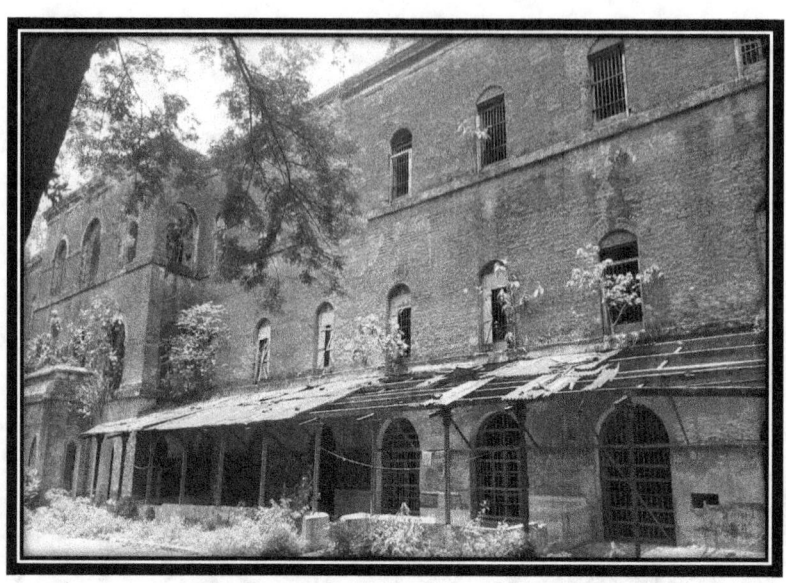

উন্মাদ আশ্রমের দক্ষিন দিকে অবস্থিত কয়েদখানা , এখানে ভয়ঙ্কর ও অপরাধী পাগলদের বন্দী করা হতো ।

উন্মাদ আশ্রমের বহিরাংশ থেকে খণ্ড চিত্র – ঢাকা

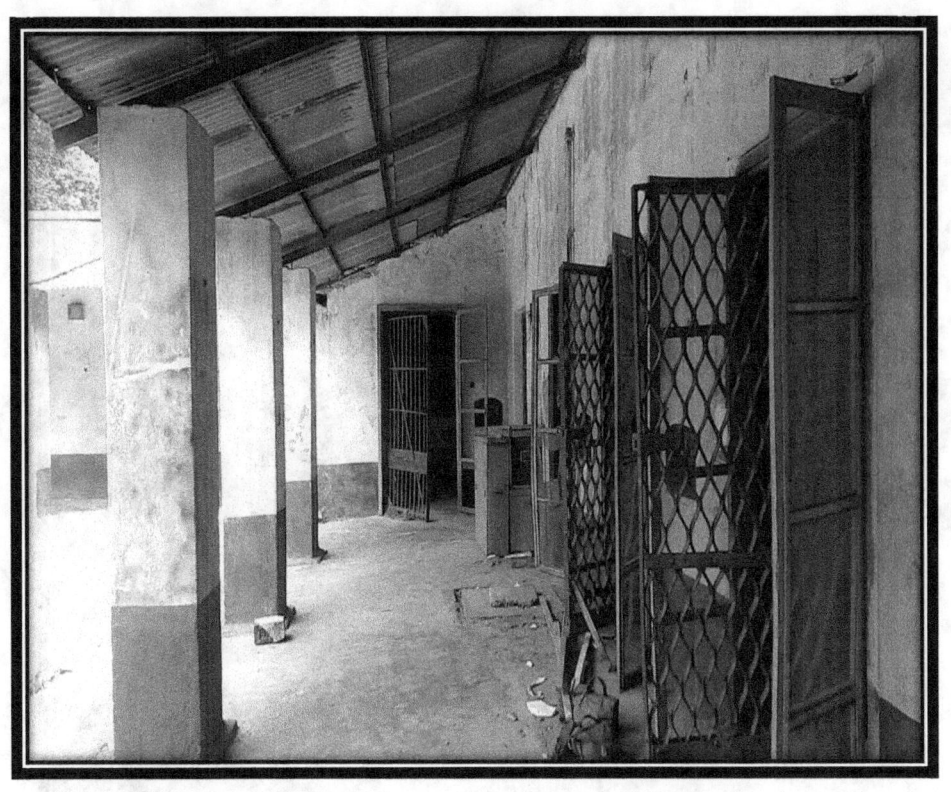

পরিত্যক্ত উন্মাদআশ্রমের বারান্দা বিভিন্ন প্রকোষ্ঠের চিত্র – ঢাকা

ভগ্নঅবস্থা – পরিত্যক্ত উন্মাদ আশ্রম, ঢাকা
ভয়ঙ্কর ও অধিক উন্মাদ রোগী দের এখানে রাখা হতো (ক্ষেত্র সমীক্ষা থেকে সংগৃহীত)

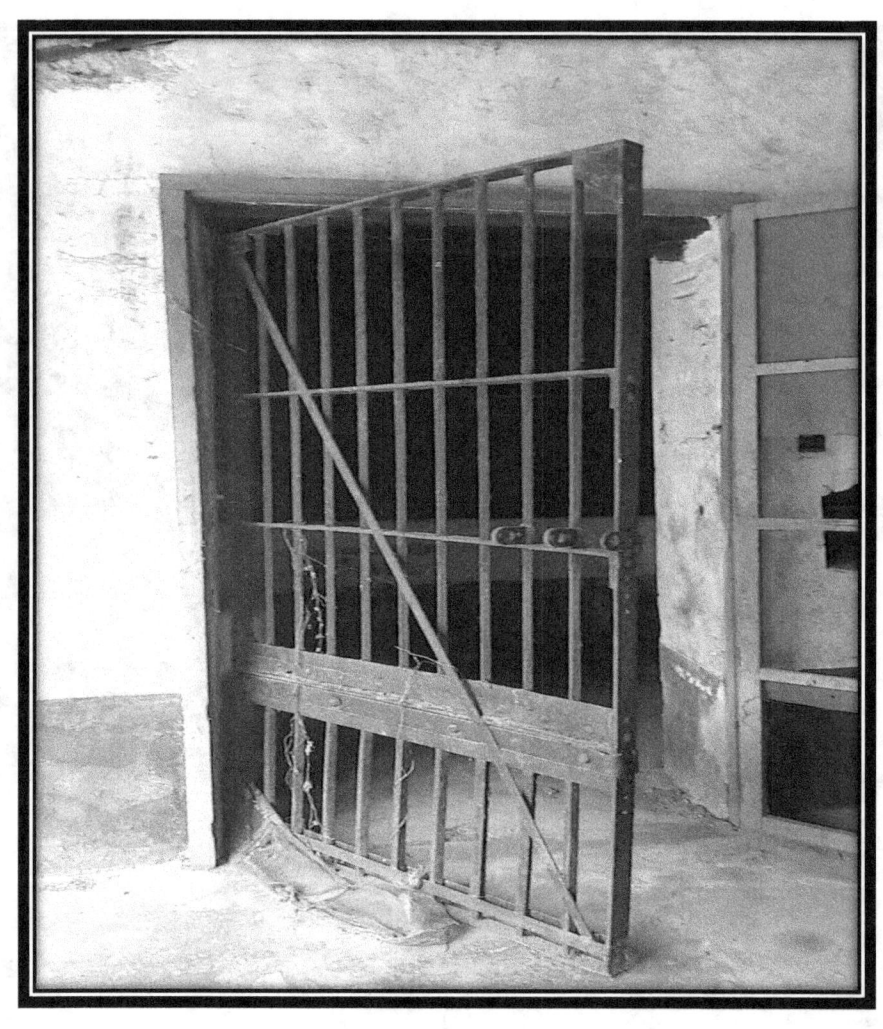

লোহার গরাদ একটি চিত্র – ঢাকা উন্মাদ আশ্রম (ক্ষেত্র সমীক্ষা থেকে সংগৃহীত)

পাগল কি সত্যই বিকৃত-মস্তিষ্ক

শ্রীননীগোপাল চক্রবর্ত্তী

কোন কোন পণ্ডিত মনে করেন, আমাদের পাগল হওয়ার বড় কারণ এই যে, আমরা অতি অল্প বয়সে অনেক কিছু শিখতে আরম্ভ করি এবং শিখিও খুব তাড়াতাড়ি। পশু তার আদিম মনোভাব নিয়েই সারাজীবন কাটিয়ে দেয়। তারা কিছু শেখেও না, কিছু ভোলেও না, কিন্তু মানুষ অনেক কিছু শিখে নিজেকে অভিশপ্ত করে। মনে রাখতে হবে, কোনও কিছু শেখার চেয়ে শেখা বিষয় ভুলে যাওয়া ঢের বেশী কঠিন।

মনস্তত্ত্ববিদেরা বলেন, একই শিশু বলশেভিক, ফাসিষ্ট বা যা হয় একটা কিছু 'হওয়া'র শিক্ষা পেতে পারে। কম্যুনিষ্ট, লীগ-পন্থী বা কংগ্রেসওয়ালা হওয়া—অর্থাৎ কোনও কিছু পছন্দ করা না করা, সাহিত্য, সঙ্গীত বা বিজ্ঞানে রুচি, সিনেমার ছবি ভাল লাগা বা না লাগা— এ সব আমাদের জন্মগত নয়, শিক্ষাগত।

মনের উপর কোন কিছু জোর করে চাপাতে গেলে অনেক সময় আমাদের মস্তিষ্ক-বিকৃতি ঘটে। এটা আমাদের পারিপার্শ্বিক অবস্থার ফল—জন্মগত নয়। মনস্তত্ত্ববিদেরা এখন আর বংশগতির (heredity) প্রভাব মানেন না।

কমনস্ ব্যাঙ্ক অব ইণ্ডিয়া

লিমিটেড্

স্থাপিত : ১৯১৩ 'গ্রাম : 'EKESAR'

পি ৫, ক্যানিং ষ্ট্রীট, কলিকাতা

প্রতিপত্তিশালী ও পুরাতন ব্যাঙ্ক-সমূহের মধ্যে অন্যতম।

আমাদের 'সিলভার জুবিলী সার্টিফিকেটে' টাকা আমানত করিয়া দ্বিগুণ অর্থলাভ করুন। এই টাকা কখনও লোকসান যায় না।

মিঃ অশোককুমার সেন রায়

ম্যানেজিং ডিরেক্টর।

বাস্তবিক পক্ষে ঘটে এই :—মানুষের মস্তিষ্ক কতকটা ক্যামেরার মত, কিন্তু ক্যামেরার চেয়ে এর সুবিধা এই, এর একটা স্বতঃক্রিয় (automatic) স্পর্শক (sensitive) আছে। এই গ্রাহক বা স্পর্শক হচ্ছে মনের আবেগ (emotion)। এই আবেগের বশবর্ত্তী হয়ে মস্তিষ্কের ফটোগ্রাফির প্লেট বাইরের ছাপ (impression) খুব বেশী করে গ্রহণ করতে পারে। আবেগ যত বেশী হবে, মস্তিষ্ক-ক্যামেরা তত বেশী স্পর্শক (sensitive) হবে।

একটি খুব ছোট ছেলেকে যদি দশ বার করেও শেখান যায় যে, আট নয় বাহাত্তর, সে পরক্ষণেই তা ভুলে যায়। কিন্তু পাশের বাড়ীর কুকুরটা একবারও যদি তাকে দেখে ঘেউ-ঘেউ করে ডাকে, তবে ঐ ছোট ছেলে তা ভুলবে না। মনস্তত্ত্ববিদেরা এ সম্বন্ধে বলেছেন, "A child without fear would be a potential corpse!"

যে 'আবেগে'র কথা বলা হয়েছে, দুর্ভাগ্যক্রমে ওটা দু-ধারী তরবারির মত। এর বশবর্ত্তী হয়ে আমরা এমন অনেক বিষয় শিখে ফেলি—যা হয়ত শিখবার কোন হেতু ছিল না। যেমন ধরুন, একটি শিশু তার হাত কেটে ফেললে। ডাক্তার এসে ইনজেকশন দিলেন, কাটা জায়গাটা হয়ত-বা সেলাই করলেন। কিন্তু দেখা গেল এর পর থেকে ডাক্তারের ব্যাগ দেখলেই রোগী ভয় পায়। এই ভাবটা চিকিৎসার সময়ে তার মনে জেগেছিল এবং সেই সঙ্গে জড়িত হয়েছিল ভয়। এর পর জীবনে অনেক দিন পর্য্যন্ত থাকবে এই ব্যাগের ভয়। এটাও ছোটখাটো রকমের পাগলামির পর্য্যায়ে পড়ে। এই ধরণের আরও অনেক ঘটনা সচরাচর ঘটে থাকে। যেমন, একটা অসৎ লোক একটি ছেলেকে লুকিয়ে যৌন-প্রবৃত্তি চরিতার্থ করতে শেখালে। এখানে যৌন-উত্তেজনা ঐ ছেলেটির মনে 'আবেগ' জাগাল, আর গ্রহণশীল (sensitized) মস্তিষ্কে সঙ্গে সঙ্গে লুকানোর ভাব অঙ্কিত হয়ে রইল। ফলে দাঁড়াল—'kleptomauinc' ব্যাধি। এই ব্যাধিগ্রস্তেরা পুলিসের চোখের উপর ছাইভস্ম চুরি করে। এইরূপে pyromaniacদের সৃষ্টি হয়—যারা আগুন লাগাতে ভালবাসে।

একটা ছোট ছেলেকে কোনও সুড়ঙ্গের মধ্যে কুকুরের সঙ্গে রেখে দেওয়া হ'ল। এর ফল হবে আশ্চর্য্য। সে কুকুর দেখে ভয় পাবে না—ভয় পাবে সুড়ঙ্গের বা কোনও আবদ্ধ জায়গায়। এই রোগকে ডাক্তারী শাস্ত্রে claustrophobia বলা হয়েছে।

কিন্তু পাগলামির প্রকৃত স্বরূপ বুঝতে হলে আমাদের মনে রাখতে হবে—স্থির-মস্তিষ্ক লোকের মত পাগলেরও জীবনের

পাগল কি সত্যিই বিকৃত মস্তিস্ক , প্রবাসী পত্রিকা, শ্রাবন , ১৩৫৩,

পৃষ্ঠা- ৪৪১

পাগল সম্পর্কিত – দলিল, চিত্র- ২৪

পাগল

শ্রীউষা ভট্টাচার্য্য

সেদিন রাস্তা দিয়ে চলছি, সঙ্গে রয়েছে এক বন্ধু। হঠাৎ সে আমার দৃষ্টি এক দিকে আকৃষ্ট করে বললে—"দেখ ভাই, একটা পাগল কি রকম মজার মজার কথা বলছে আর হাত-পা নাড়ছে।" আমি তাকিয়ে দেখলাম লোকটা সত্যিই পাগল।

সাধারণ লোকের কাছে পাগল, শুধু পাগলই। সে কেবল যা-তা বকে, রাস্তায় ঘাটে ঘুরে বেড়ায়। আবার অনেক সময় হয়ত অন্ত লোককে মারধোরও করে। মোটামুটি বলতে গেলে আমরা পাগল সম্বন্ধে বিশেষ মাথা ঘামাই না।

পাগল সম্বন্ধে এই উদাসীনতা সব দেশেই চিরকাল ছিল। কিন্তু গত কয়েক বৎসর থেকে আমাদের এ ধারণা কিছু কিছু বদলে যাচ্ছে। আগে লোকের ধারণা ছিল যে, অনেক পাপ কাজ করলে তবে পাগল হয়। লোকে পাগলকে মোটেই ভাল চোখে দেখত না। পাগলকে অনেক সময় ডাইন বলা হ'ত, এবং এই অভিযোগে তাকে পুড়িয়ে মারবার দৃষ্টান্তও বহু দেশে পাওয়া যায়।

কিছুদিন থেকে মনোবিদ্‌রা পাগলামিকে মনের রোগ বলে প্রমাণ করেন এবং এই সঙ্গে আমাদের মন থেকেও আগেকার ঐ সব ভুল ধারণা ক্রমশঃ চলে যাচ্ছে। মনোবিদ্‌রা বলেন, যেমন শারীর রোগের রকমফের দেখতে পাই এবং লক্ষণ অনুসারে চিকিৎসকেরা কোনটাকে 'টাইফয়েড', কোনটাকে 'নিউমোনিয়া' ইত্যাদি নাম দেন; ঠিক সেই ভাবেই মনোবিদ্‌রা মানসিক রোগেরও ক্ষেত্রে নানা নামকরণ করেন। পাগলামি বলতে শুধু একপ্রকার রোগই বোঝায় না। এর ভিন্ন ভিন্ন লক্ষণ অনুসারে ভিন্ন ভিন্ন রোগের নামকরণ করা হয়েছে। মানসিক রোগ শুধু এক রকমেরই হয় না। সাধারণ লোক, অল্প বিকৃতমস্তিষ্ক এবং সম্পূর্ণ বিকৃতমস্তিষ্ক ইত্যাদি নানা ধরণের লোক আমরা দেখতে পাই। মোটামুটি আমরা তিন প্রকারের মানসিক বিকৃতি লক্ষ্য করে থাকি। বিকৃতির গুরুত্ব অনুসারে যথাক্রমে নাম দিই—উবায়ু (Neurosis), বায়ুরোগ (Psycho-Neurosis) এবং বাতুলতা (Psychosis)।

উবায়ুগ্রস্ত (Neurotic) বলতে আমরা সাধারণতঃ বুঝি কতকগুলি সামান্য মানসিক বিকার যেগুলি আমরা সব সময় লক্ষ্য করি না, কিন্তু এগুলি মাঝে মাঝে রোগীর যথেষ্ট কষ্টের কারণ ঘটায়। উবায়ু আবার দুই প্রকারের, যথা—উৎকণ্ঠা উবায়ু (Anxiety-Neurosis)। এই রোগে রোগীর মনে সব সময় দারুণ উদ্বেগ আর অস্থিরতা দেখা যায়। যে-কোন সাধারণ ব্যাপার উপলক্ষ্য করে রোগীর মনে অযথা দুশ্চিন্তা ও উদ্বেগের সঞ্চার হয়। যেমন হয়ত রোগী সব সময় মনে মনে ভয় পায় যে যদি তার বাবা, মা বা কোন প্রিয়জনের মৃত্যু হয় তবে কি হবে। এই ভয় এদের সাধারণের চেয়ে অনেক বেশী থাকে আর এর জন্ম এরা মুহ্যমান হয়ে পড়ে। দ্বিতীয় প্রকারের উবায়ু হচ্ছে স্নায়বিক অবসাদ (Neurasthenia)। এই রোগে রোগী সর্ব্বদা অত্যন্ত ক্লান্ত ও অবসন্ন হয়ে থাকে। হাতে পায়ে মোটেই জোর থাকে না। সামান্য পরিশ্রমে রোগী অত্যন্ত ক্লান্তি বোধ করে।

দ্বিতীয় প্রকারের মানসিক বিকৃতি হচ্ছে বায়ুরোগ (Psycho-Neurosis)। এরও আবার কয়েকটা প্রকারভেদ আছে, যথা—বিপরিণামী হিষ্টিরিয়া, (Conversion Hysteria), আবেশিক বায়ু (obsessional Psycho-Neurosis), এবং হাইপোকনড্রিয়া (Hypochondria), উৎকণ্ঠা হিষ্টিরিয়া। (Anxiety hysteria) ইত্যাদি।

হিষ্টিরিয়া রোগে রোগীর মূর্চ্ছাই স্বাভাবিক লক্ষণ। এর নানা রকম লক্ষণ হতে পারে যেমন—গায়ে ব্যথা, ফোস্কা, (blister); পক্ষাঘাত (paralysis), আরও নানারকম লক্ষণ দেখা যায়। এখানে মনে রাখতে হবে যে, এই সকল রোগ মানসিক (functional)। এর কোনটাই শরীরের কোন রকম ক্ষত থেকে হয় না। যেমন একটা উদাহরণ দিলেই বুঝতে পারা যাবে। বিপরিণামী হিষ্টিরিয়ার কথাই ধরা যাক। এখানে রোগী কোন মানসিক চিন্তাকে সত্য বলে মনে করে। ধরুন কোন লোকের ঘাড়ে সংসারের চাপ রয়েছে। আর সে হয়ত কিছুতেই সংসার চালাতে পারছে না। সেক্ষেত্রে সামনে কোন উপায় না দেখে সে যদি কোন রোগের আশ্রয় নিতে পারে তবে হয়ত রেহাই পায়। রোগী ভাবনাচিন্তা এমন ভাবে করতে থাকে যে সে কাঁধে খুব ব্যথা অনুভব করে। অথচ চিকিৎসক পরীক্ষা করে হয়ত কোন কারণই খুঁজে পেলেন না। এসবই মানসিক। অবশ্য এর কারণ মনোবিদ্‌রা রোগীর সজ্ঞান মনে পান না, তবে পাওয়া যায় অবচেতন (unconscious) মনে। মনঃসমীক্ষণ দ্বারা তা খুঁজে পাওয়া যায়। আবেশিক বায়ু আবার দুই রকমের। একটা প্রকাশ পায় রোগীর চিন্তাধারার মধ্যে, আর একটা প্রকাশ পায় তার কার্য্যধারার ভিতরে। চিন্তার বিকৃতি কি রকম? আমি একটি লোককে জানি সে সব সময় এই চিন্তা করত যে বেড়ালের তিনটে পা না হয়ে চারটে পা হ'ল কেন। আপাতদৃষ্টিতে মনে হয় যে, এ আর এমন

প্রবাসী পত্রিকা ,অগ্রহায়ন, ১৩৫৬ পৃষ্ঠা – ১৭২

পাগল সম্পর্কিত - দলিল, চিত্র- ২৫

কি কষ্টদায়ক চিন্তা। কিন্তু যার এরকম হয় সে ছাড়া আর কেউ এর কষ্ট বুঝতে পারে না। রোগের যন্ত্রণায় অস্থির হয়ে সে মনোবিদের কাছে ছুটে আসে।

কার্যক্ষেত্রে কি রকম হয় তা এবার বলছি। এমন অনেক লোকই আছেন যাঁরা হয়ত যত বারই সিঁড়ি দিয়ে উঠেন বা নামেন তত বারই সিঁড়িতে ক'টা ধাপ আছে না গুণে পারেন না বা রাস্তার ধার দিয়ে যেতে হলে প্রত্যেকটা ল্যাম্পপোষ্ট না ছুঁয়ে পারেন না। এঁরা এমন যে যদি কোন জায়গায় খুব তাড়াতাড়িও যেতে হয়, হয়ত বা ট্রেন ফেল হয়ে যায় তবুও এগুলি না করে পারেন না।

…হাইপোকনড্রিয়া রোগে আমরা দেখি যে রোগী তার শরীরের বিশেষ কোন অংশ সম্বন্ধে অনুযোগ করছেন। রোগী হয়ত মনে করেন যে, তার পেটের ভেতরে পাকস্থলীই নাই আর এই ধারণার বশে কিছুই খান না। কারণ তার পাকস্থলীই নাই, তবে খাবার খেলে যাবে কোথায়?

আপাতদৃষ্টিতে এ বিষয়গুলো খুবই হাস্যকর মনে হলেও বাস্তবিক পক্ষে এরকম অনেক লোক সচরাচর আমাদের মধ্যে আছেন যাঁদের হঠাৎ দেখলে কিছুই বুঝতে পারা যায় না, তবে বিশেষ বিশেষ ক্ষেত্রে এগুলো প্রকাশ পায়।

এবার আমি কয়েকটি রোগ সম্বন্ধে আলোচনা করব যেগুলো একেবারে বিকৃতমস্তিষ্কদের মধ্যেই শুধু দেখা যায়। যথা—চিত্তভ্রংশী বাতুলতা (Dimentia Proecox) এই রোগে মানুষের সাধারণ বুদ্ধি একেবারেই লোপ পেয়ে যায়। রোগী নিজেকে বাইরের জগৎ থেকে আলাদা করে রাখে। নিজের মনে মনে কল্পনায় সে পৃথক জগৎ সৃষ্টি করে। আর তার মধ্যেই নিজেকে ডুবিয়ে রাখে। তার মনে নানা রকমের অদ্ভুত ধারণা জন্মে। নিজেকে হয়ত পৃথিবীর রাজাই মনে করে, কারণ কল্পজগতে সবই সম্ভব। বাইরের জগৎ সম্বন্ধে তার কোন চেতনাই থাকে না। খুব কম কথা বলে, অল্প অল্প হাসে। অনেক সময় হয়ত বিড় বিড় করে যা তা বকে; চুপচাপ বসে থাকে—হয়ত খাওয়া-দাওয়াও ত্যাগ করে।

আর এক ধরণের রোগ আছে তাকে বলে খেদোন্মত্ত বাতুলতা (Manic Depressive Psychosis)। এই রোগের দুটি ধারা আছে। খেদ (Manic) অবস্থায় রোগী খুব উত্তেজিত থাকে। এত বেশী ও দ্রুত চিন্তাধারা মনের মধ্যে আসে যে, সে গুগুলো গুছিয়ে বলতে পারে না। কথাবার্তা অসংলগ্ন হয়। অনেক অকথা কুকথা বলে ও খুব জোরে জোরে গান করতে ও নাচতে থাকে। আবার মাঝে মাঝে মারধোরও করে। কিছুদিন এই অবস্থায় থাকার পর বিষন্ন (depressive) অবস্থা আসে—বিষন্ন অবস্থায় রোগী খুব মুহ্যমান হয়ে থাকে। একেবারেই কারও সঙ্গে কথাবার্তা বলে না। আত্মহত্যা করার প্রবল ইচ্ছা থাকে। রোগী কিছুই খায় না। মুখে সর্ব্বদা দুঃখের ভাব থাকে। বহুদিন যাবৎ এরূপ রোগগ্রস্ত হয়ে থাকলে মানুষ বুদ্ধিভ্রংশ হয়ে যায়।

আর একটি প্রধান মানসিক রোগ হচ্ছে "ভ্রম বাতুলতা" (Paranoia)। এই রোগে রোগীর কতকগুলি বদ্ধমূল ধারণা থাকে। অন্য সকল বিষয়েই সে সাধারণ লোকের মত ব্যবহার করে, শুধু তার বিশেষ ধারণার ক্ষেত্রে অদ্ভুত রকমের ব্যবহার করে। এই রোগে বুদ্ধিবৃত্তি একেবারে নষ্ট হয় না। ভুল ধারণা এই রকমের হতে পারে, যথা—রোগী হয়ত মনে করে যে কেউ তাকে বিষ দিয়ে মারতে চাচ্ছে। না হয় মনে করতে পারে যে, সে মিশরের রাণী "ক্লিয়োপেটা", এবং সে সকলের সঙ্গে হয়ত সেইভাবে ব্যবহার করবে। অনেক রোগী হয়ত মনে করে যে, তার শরীরের কোন একটা অংশই নেই ইত্যাদি। এই রোগ আবার অনেক রকমের হয়। এর একটির নাম করছি বিভ্রম বাতুলতা (Paraphrenia)। এই রোগে সব সময় রোগীর মনে হয়—যে সবাই তার দিকে চেয়ে আছে, না হয় তার সম্বন্ধে কথা বলছে ইত্যাদি।

এতক্ষণ যে সব "বাতুলতা" সম্বন্ধে আলোচনা করছিলাম সেগুলোর কারণ সম্পূর্ণ মানসিক। কিন্তু আরও কতকগুলো মানসিক রোগ আমরা দেখতে পাই যেগুলির কারণ কতকটা মানসিক আর কতকটা শারীরিক। যেমন একটি রোগ আছে তার নাম "General Paralysis of the Insane"। সিফিলিস এই রোগের কারণ। এতে মাথার ভেতর ক্ষত দেখা যায়। এতে বুদ্ধিবৃত্তি একেবারেই নষ্ট হয়ে যায়। রোগী অনর্গল বকে। একটা কথার সঙ্গে আর একটা কথার কোনই সামঞ্জস্য থাকে না। তা ছাড়া রোগীর আত্মসংযম থাকে না।

অপস্মার (Epilepsy) রোগটিও মাথার মধ্যে কোন রকমের ক্ষত থেকেই হয়। এতে রোগীর 'ফিট' হয়। তবে এর মূর্চ্ছা হিষ্টিরিয়ার মূর্চ্ছা থেকে কিছু আলাদা। এতে রোগী অসম্ভব হাত পা খিঁচতে থাকে। এর আবার দুটো ভাগ আছে। একটির নাম (Grand Mal) এবং অপরটির নাম (Petit Mal)। পূর্ব্বোক্তটিতে রোগীর মূর্চ্ছা হয়। এই মূর্চ্ছা যেখানে সেখানে হতে পারে, কিন্তু হিষ্টিরিয়ার মূর্চ্ছা বেশ নিরাপদ জায়গা ছাড়া হয় না। মূর্চ্ছার সময় তড়কার মত হাত পা ছোঁড়ে। মূর্চ্ছার শেষে রোগী কিছুক্ষণ ঘুমায়। পরে মাথা ধরা ভাব থাকে। শেষোক্ত রোগটি সময়সময়ে হতে পারে। মূর্চ্ছা হয় না, তবে দু-এক সেকেণ্ডের জন্য রোগী হয়ত অন্যমনা হয়ে যায়। হয়ত বসে কাজ করছে হঠাৎ দু-এক সেকেণ্ড কি রকম হয়ে গেল—হাতের কাজ বন্ধ হয়ে গেল। এটা রোগী নিজেই বুঝতে পারে না—তবে তার সামনে যারা থাকে তারা বুঝতে পারে।

প্রবাসী পত্রিকা, অগ্রহায়ন, ১৩৫৬ পৃষ্ঠা - ১৭৩

পাগল সম্পর্কিত - দলিল, চিত্র- ২৬

— পাগল —

মুসাফির

রাস্তার মধ্যেখানে খুব ভীড় জমিয়া গিয়াছে। একটা পাগলকে ঘিরিয়া সকলে আমোদ উপভোগ করিতেছে। সে কেবল হাসিতেছে আর বলিতেছে— কি দেখছ তোমরা, আমি পাগল না? আবার উচ্চ হাসি। পাগল বলে— তোমরা হাসছ কেন, তোমাদের হাসার কি আছে। জনতার ভিতর হইতে একজন বলিয়া ওঠে— তুই হাসছিস কেন? পাগল বলে— আমি হাসছি আমার ইচ্ছে, মিত্তিরদের বাড়ী জানো? জানোনা? তোমরা কিছুই জাননা। যারা কলকাতার মিত্তিরদের জানেনা তারা কিছুই জানেনা, তারা মূর্খ এইত পরেশ মিত্তির 'নাইট' হ'ল। 'নাইট'—আবার সেই হাসি। বলে—সত্যিই অন্ধকার করে ছাড়লে। তারপর জনতার দিকে তাকিয়া বলে— আবার হাঁ করে চেয়ে আছো। আমার মুখে কিছু লেখা আছে কি! হাঁ সেই মিত্তির বাড়ী। তাদের চার চারখানা গাড়ী আর তিরিশখানা বাড়ী তোমরা তাদের জানোনা? জনতার ভিতর হইতে একজন পরিহাসের সুরে বলিয়া ওঠে— খুব জানি সে তোর বাবা হয়। জনতার মধ্যে হাসির উৎস বহিয়া যায়। পাগল বলিয়া ওঠে— তুমি কে বাবা হাত গুনতে জানো, না মুখ দেখে বলতে পার? আমার মুখে কি পরেশ মিত্তিরের ছেলে লেখা আছে। তুমি ঠিক বলেছ বাবা, তোমায়— এই বলিতে বলিতে তাহার পায়ের কাছে পাগল লুটাইয়া পড়িল। জনতা চারিদিকে ছড়াইয়া পড়িল। পাগল হা হা করিয়া হাসিতে অগ্রসর হইতে লাগিল।

ট্রামের লোকগুলো অবাক হয়ে চাহিয়া আছে দেখিয়া পাগল আবার বলিতে শুরু করে— কি মশাই হাসছেন কেন, আপনি পাগল নাকি? শুধু শুধু আমাদেরকে চেয়ে হাসছেন? আপনি মিত্তির বাড়ীর ছেলে? কখনও নয়, তাহলে আজ আর হাসতে পারতেন না কাঁদতে হত'। পাগল গম্ভীর হইয়া যায়, বলে— একটা চাকরী দেবেন আমাকে? পরেশ মিত্তিরের ছেলে চাকরী! হা হা হা। সেদিন নাইট হ'ল। সব অন্ধকার মশাই অন্ধকার। কোটি মিত্তির মশাই, কোটি মিত্তির। হাঁ করে চেয়ে আছে দেখো। যেন বুঝতেই পারছে না। মনে করছেন পরেশ মিত্তিরের বৌ যাঁর সে হ'ল ত আমার মা হবে না কেন? তা হয় না মশাই তা হয় না। মা ছিল গরীবের মেয়ে। একবেলা না খেয়ে বাবার সংসারে ছিল, সে থাকতেই বাবা knight হয়েছিল। মরে গেল বেচারা, সুখ ভোগে এলোনা।

পাগলের চোখে জল, মুখে হাসি।

তারপর কি হল জানেন মশাই— ট্রাফিক পুলিশ রাস্তা ছাড়িয়া দিয়াছে, ট্রাম এগিয়ে চলে। পাগল চিৎকার করিয়া বলে— ও মশাই শুনবেন না? ট্রাম এগিয়ে চলে যায়। পাগল দীর্ঘশ্বাস ফেলে বলে— আমার কথা ওরা কেউ শুনতে চায় না, কেনই বা শুনবে, আমি যে পাগল!

পাগল চলিতে থাকে। আর একখানা ট্রাম আসিয়া পড়িল। পাগল ছুটিয়া ট্রামের কাছে যাইতে গিয়া আর একটু হইলেই মোটর চাপা পড়িত। মোটর ড্রাইভার ব্রেক কষায় দাঁড়াইয়া পড়িল। পাগল সেই সামনেই দাঁড়াইয়া থাকিতে লাগিল— হায় পুলিশ সেই

পাগল সংক্রান্ত একটি প্রবন্ধ= প্রবাসী পত্রিকা ,অগ্রহায়ন, ১৩৫৬

বাংলা গ্রন্থ

- অসিতবরণ চৌধুরি : সাঁওতাল সমাজ , ডাইনি ও বর্তমান সংকট , প্রকাশক , এ . মুখার্জি অ্যাণ্ড কোংপ্রা:লি : ১৯৮৫
- আব্দুল, লতিফ : ইউনানি হাকিমি চিকিৎসা প্রণালী , প্রকাশকঃ মুনীন্দ্র মোহন বসু, কোলকাতা,১৮৯২
- আহমেদ, মঞ্জুর : মনঃসমীক্ষণ মতধারা , জ্ঞানকোষ প্রকাশন, ২০০৫ , ঢাকা
- অ্যাডলফ হিটলার : মাইন ক্যাম্ফ , বেঙ্গল পাবলিশার্স , কলকাতা , ১৯২৪ , পৃ : ৩৪২
- আদ্বয় চৌধুরী : ত্রাহস্পর্শে পাগল : দুটি লেখা তিনটি ফঁদ , পাগল সংকলন , কলকাতা , ২০১৪
- অজিত কুমার রায়চৌধুরী : অকাল প্রেম , ন্যাশনাল পাবলিশার্স , কলিকাতা , ১৯৬০

- আহমেদ, মঞ্জুর : মনঃসমীক্ষণ মতধারা , জ্ঞানকোষ প্রকাশন, ২০০৫ , ঢাকা

- আব্রামস, আর : *ইলেক্ট্রোকনভালসিভ থেরাপি*, অক্সফোর্ড ইউনিভার্সিটি প্রেস, অক্সফোর্ড,
- ই.বেঙ্গট. অ্যান্ড ক্লার্ক : মেন্টাল ইলনেস, ডব্লিউ. ইউনিভার্সিটি অফ ফিলাডেলফিয়া প্রেস ২০০১
- ত্রিপাঠী, অমলেশ : ইতিহাস ও ঐতিহাসিক ; পশ্চিমবঙ্গ রাজ্য পুস্তক , কলকাতা , ১৯৯৫ ,
- এলিয়টসন, জন : মেসমারিজম ইন ইন্ডিয়া , রয়্যাল কলেজ অফ সার্জনস অফ ইংল্যান্ড,
  - প্রকাশক: হিপোলাইট বেইলিয়ার, রিজেন্ট স্ট্রিট, লন্ডন, ১৮৪৯
- এন্ডলার, এনএস : *কনভালসিভ থেরাপি*, নিউ ইয়র্ক: রেভেন প্রেস, ১৯৮৫
  ফিঙ্ক, এম
- ক্যাম্পবেল,কে.কে : বডি এন্ড মাইন্ড. লন্ডন, ১৯৭০
- কোলম্যান, জে.সি : অ্যাবনরম্যাল সাইকোলোজি অ্যান্ড মডার্ন লাইফ, বোম্বে: ডি.বি.তারালপ্রেভালা সন্স একোং প্রাইভেট, ১৯৭০

- কাকর সুধীর : গিরিন্দ্রশেখর বসু, ইন্টারন্যাশনাল ডিকশনারি অফ সাইকোঅ্যানালাইসিস.
- কবিরাজ বিজয় : বাংলা বাগধরা প্রয়োগ ও প্রসঙ্গ , পুনশ্চ , কলকাতা
- কার্ল মার্কস : ক্যাপিট্যাল প্রথম খণ্ড ; বাংলা অনুবাদ : আখতার হোসেন বাণীপ্রকাশ , ১৯৭৪ কলকাতা ,
- কৌশিক দত্ত : প্রলাপ ঐহিক , পাগল সংকলন কলকাতা , ২০১৪ , পৃঃ ১১ ।
- কালী কিঙ্কর সেনশর্মা : আয়ুর্বেদ শিক্ষা , কোলকাতা ,১৯৮০
- কাজী, সইফুদ্দিন : অস্বাভাবিক ও চিকিৎসা মনোবিজ্ঞান , আবীর পাবলিকেশন , ঢাকা, ২০০৬,
- কথাসরিৎসাগর : দ্বিতীয় সংস্করণ , ১৮২৫ , ১৫ অধ্যায় , ৪৪ অনুচ্ছেদ ।
- কথামৃত : ৪ র্থ খণ্ড । ১৪ ই সেপ্টেম্বর , ১৮৮৪ অষ্টম পরিচ্ছেদ , নরেন্দ্রাদির শিক্ষা
- কৃত্তিবাসী রামায়ণ : বঙ্গবাসী । বঙ্গীয় সাহিত্য পরিষৎ
- কাশীদাসী মহাভারত : বঙ্গবাসী , দ্বিতীয় সংস্করণ , বঙ্গাব্দ-
- কাশীনাথ পাণ্ডুবঙ্গ পর্বর : রামায়ণ সংস্কৃত , শক , ১৮১০
- খান শামুজ্জামান : (এডিটেড) ফোকলোর অফ বাংলাদেশ, বাংলা একাডেমী, ঢাকা। ১৯৮৫

গিরিশ - গ্রন্থাবলী , দ্বিতীয় ভাগ , বসুমতি

- গোস্বামী ,দামোদর : ঐহিক , পাগল সংকলন , কলকাতা, , ২০১৪
- গাঙ্গুলি, মানিক : শ্রী ধর্ম্মমঙ্গল , বিরচিত , বঙ্গীয় সাহিত্য পরিষৎ , ১৩১২ , পৃঃ ১৭৩
- গঙ্গোপাধ্যায় ধীরেন্দ্রনাথ : মনোবিদ্যার ইতিবৃত্ত মাণব মন , ৪৫ বর্ষ , প্রথম সংখ্যা , ২০০১ ,কলকাতা.
- গঙ্গোপাধ্যায় নারায়ন : পাগলকন্যা , ডি , এস , লাইব্রেরী ,১৯৪৫, কলিকাতা
- গুপ্ত, অমৃতলাল : *আয়ুর্বেদ শিক্ষা,* ,প্রথম খণ্ড,চতুর্থ সংস্করণ,কলিকাতা,১৯১২
- গুপ্ত, শ্রী অমৃতলাল : আয়ুর্বেদ শিক্ষা , তৃতীয় খণ্ড , দিপায়ন প্রকাশনী । কোলকাতা ১৯৮০
- ঘোষ, কুমারেশ (সম্পা) উন্মাদ ' সংখ্যা , ' অপকর্ম , জ্যোষ্ঠিমধুর পত্রিকা ১৯৮৭

- ঘোষ, গৌতম : "মানের মানুষ " — বাংলা সিনেমা :, কলিকাতা , রিলিজ- ২০১০.
- ঘোষ অরুণ : অস্বাভাবিক মনোবিজ্ঞান , এডুকেশনাল এন্টর প্রাইস , কলিকাতা , ১৯৬৫ ,
- ঘোষ, অরুণ : মন এক অন্তর , দে বুক স্টোর , কলিকাতা , ১৯৯৩
- চন্দ্র, নারায়ন : চিকিৎসা বিজ্ঞানের ইতিহাস
- চক্রবর্ত্তী অরুন কুমার : চিকিৎসা বিজ্ঞানে বাঙালী,
- চক্রবর্ত্তী অরুন কুমার : চিকিৎসা বিজ্ঞানে আবিষ্কার ও কোলকাতা
- চক্রবর্তি. চিন্তাহরণ : দ্য ক্যাল্ট অফ কালের চক্র (চরক পূজা ও উন্মাদনা): জার্নাল অফ দ্য এশিয়াটিক
  - সোসাইটিঅফ বেঙ্গল, কলকাতা, ১৯৩৫
- চট্টোপাধ্যায়. ডি : কেস ফর অ্যা ক্লিনিক্যাল অ্যানালিসিস অফ দ্য চরক সংহিতা, ইন স্টাডিজ ইন দ্য
- হিস্ট্রি অফ সায়েন্স ইন্ডিয়া, ভলিউম-১ নয়া দিল্লি,
- চরক সংহিতা : কবিরাজ বজেন্দ্র চন্দ্র নাগ, নব পত্র প্রকাশনী, ১৯৮৪ কোলকাতা
- চণ্ডিকা বিজয় : রংপুর সাহিত্য পরিষদ , ১৩১৬
- চৈতন্যমঙ্গল বঙ্গবাসী : ১৩০৮ (বঙ্গাব্দ)
- চৈতন্যচরিতামৃত বঙ্গবাসী : চৈতন্যাব্দ – ৪৮১
- চৈতন্য কুমার : পাগল ও পাগলামি , কলকাতা , ১৯২৪ ,
- চন্দ্রমোহন তর্করত্ন : অমরকোষ টীকা , সংস্কৃত
- জয়ন্ত ভট্টাচার্য : ভারতের পটভূমীতে চিকিৎসা বিজ্ঞান, অবভাষ,কলকাতা
- ঠাকুর, রবীন্দ্রনাথ : বিচিত্র প্রবন্ধ - পাগল , বিশ্বভারতী ১৩১৪ , পু : ৯৮
- ঠাকুর , রবীন্দ্রনাথ : রবীন্দ্র সংগীত , কীর্তন রাগ , রচনাকাল — আষাঢ় ১২৯৪ , কলকাতা ,
- ডেভিড. এম.রবিনসন : ম্যাডনেস ইন গ্রীক থট অ্যান্ড কাস্টম বাই অ্যাগনেস কার ভন'স রিভিউ , দ্যক্লাসিক্যাল উইক্লি , ভলিউম-১৪। মার্চ-১৯২১ অনলাইন কালেকশন, জেস্টর -নভেম্বর- ২০১৩
- তুকারাম জাজী প্রকাশিত : সাহিত্যদর্পণ , ১৯০২
- দত্ত, বিজিতকুমার : আকাদেমি বাংলা অভিধান , পশ্চিমবঙ্গ বাংলা আকাডেমি , ১৯৯৯ , কলিকাতা

- দে , দীপক : মানুষের ভাগ্য , ভারতী প্রকাশনী , কলিকাতা , ১৯৯৩
- .দীলু কবীর : পাগল সংহিতা, ঢাকা
- দাশ সুস্নাত : ফ্যাসিবাদ বিরোধী সংগ্রামে অবিভক্ত বাংলা , প্রাইমা পাবলিকেশনস্ , কলকাতা
- ঐ : সাম্রাজ্যবাদ ও ফ্যাসীবাদ বিরোধী সংগ্রামে বাংলা ; সমাজ সমীক্ষা ; প্রসঙ্গ গণতন্ত্র , উনবিংশ বর্য , প্রথম - দ্বিতীয় বর্ষ , উন্ডিয়ান স্কুল অব সোসাল সায়েন্সেস :পার্থরাখা কলকাতা , ২০১৩
- দাশরথি রায়ের : পাঁচালী বঙ্গবাসী , ১৩০৯
- দ্যাসাগর : উত্তরচরিত (সং) ১৪১৫
- ধর শান্তি (সম্পা) : ' পাগলী ' ; আন্ডার গ্রাউণ্ড গল্প সংকলন , ডাটকো প্রেস , হাওড়া , ১৯৯৬
- নন্দী , ধীরেন্দ্রনাথ : মনের বিকার , আনন্দ , কলিকাতা , ১৯৯২
- নাথ, শ্রী ত্রিগুণা :অর্গানন অফ মেডিসিন, প্রকাশকঃ হ্যানিম্যান পাবলিশিং কোং প্রাইভেট লিঃ, প্রথম সংস্করণ ১৩৬৮,ভাদ্র,
- নাগ, কবিরাজ ব্রজেন্দ্রাথ : আয়ুর্বেদ প্রদীপ, নবপত্র প্রকাশন,১৯৮০ কলিকাতা
- পাহারী, সুব্রত : আধুনিক বাংলার আর্য়ুবেদ চিকিৎসা, রচয়িতা প্রকাশনী, কলকাতা
- পাহারী, সুব্রত উনিশ শতকের বাংলার সনাতনী চিকিৎসা ব্যবস্থা, পগ্রেসিভ কোলকাতা
- পাহারী , সুব্রত : উনিশ শতকের বাংলার সনাতনী চিকিৎসা ;,প্রোগ্রেসিভ পাবলিশার্স , ১৯৯৭
- বসু, অমিতরঞ্জন : ভূঁইফোরের মনোবিদ্যা চর্চা, অনুষ্টুপ, কোলকাতা
- বসু , বিনয় ভূষন : ভারতের চিকিৎসা বিজ্ঞানের ইতিহাস, কলকাতা
- বসু, অমিতরঞ্জন : গিরীশচন্দ্র রচনাবলী দ্বিতীয় খণ্ড , কলকাতা
- বসু ,আমিতরঞ্জন ;ভুঁই ফোরের মনো বিদ্যা চর্চা , চর্যাপদ , কোলকাতা
- বসু; অমিত রঞ্জন : ঔপনিবেশিক ভারতে মনস্তাত্ত্বিক বিশ্লেষণ ও ডঃ গিরিন্দ্র শেখর বসুর.
- বসু ; অমিত রঞ্জন : এ নিউ নলেজ অফ ম্যাডনেস নাইনটিন সেঞ্চুরি এসাইলাম সাইকিয়াট্রির ইন বেঙ্গল , ইন্ডিয়ান জার্নাল অফ হিস্ট্রি অফ সায়েন্স, ৩৯.৩, ২০০৪

- বসু গিরিন্দ্র শেখর :এ নিউ থিওরি অফ মেন্টাল লাইফ, ইন্ডিয়ান জার্নাল অফ সাইকোলজি বোস, সেন্টারফর স্টাডিজ ইন সোশ্যাল সাইন্স, নং ৫, ১৯৯৯
- বসু বরদাপ্রসাদ : শব্দকল্পদ্রুম , ১৮০৮ (শ) , পৃ : ১৪
- বসু , শ্রী নগেশচন্দ্র : উন্মাদ মন , দি পিপিলস্ প্রেস , কলিকাতা ১৮৮৮
- বসু, নগেশচন্দ্র : উন্মাদ মন ' , দি পিপিলস্ প্রেস , কলেজস্ট্রীট -১৮৮৮
- বসু ,আমিতরঞ্জন : ভুঁই ফোরের মনো বিদ্যা চর্চা , চর্যাপদ , কোলকাতা
- বোয়ার্স.পল.ই : দ্য ডেনজারাস ইনসেন , জার্নাল এফ আমেরিকান ইনস্টিটিউট অফ ক্রিমিনাল ল'স, ভলিউম ১২, নং থার্ড, নর্থ ওয়েস্টার্ন ইউনিভার্সিটি
- বেইন.নাউন. লিওবভ : হোয়াট ওয়াজ দ্য মেন্টাল ডিসিস এফেক্টেড কিং সল ? ক্লিনিক্যাল কেসস, জার্নাল অফ ক্লিনিক্যাল কেস স্টাডিস,২০০৩ .
- বারুচ, হালপার্ণ .ডেভিড সিক্রেট ডেমনস: মসীহ মার্ডার ট্রাইওর কিং , .B.Endmans, ২০০৩
- বুচার,জে.এণ্ড আই.হোলি. অ্যাবনরম্যাল সাইকোলজি, পিয়ারসন, বোস্টন,২০১৪।
- বি.জর্জ. এন্ড হেগেল : এনসাইক্লোপিডিয়ায় ফিলোসফি ডে ল'এসপ্রিট, প্যারিস, জেনার বেলার, ১৮৮৭
- বেঙ্গট এবং ক্লার্ক উইচক্রাফট এন্ড ম্যাজিক ইন ইউরোপঃ বাইবেলিক্যাল এন্ড পেগান সোসাইটি, "ইউনিভার্সিটি অফ ফিলাডেলফিয়া প্রেস, ২০০১
- বরেল.ডেভিড : প্লাটোনিজম ইস ইসলামিক ফিলোসপি, রটলেজ ১৯৯৮
- বন্দ্যোপাধ্যায়, ত্রিগুণানাথ : অর্গানন অফ মেডিসিন, লেখকঃ, প্রকাশকঃ হ্যানিম্যান পাবলিশিং কোং প্রাইভেট লিঃ,প্রথম সংস্করণ ১৩৬৮,ভাদ্র, কলিকাতা
- বন্দোপাধ্যায় , অতুলকৃষ্ণ: পাগলের হাট , অনাদি প্রিন্টিং , ১৯২১ , কলিকাতা
- বন্দোপাধ্যায় ; গৌতম : পাভলভ - মনোরোগ চিকিৎসারী স্তব্ধ উজ্জল পথ , মানবমন , (সম্পা :) ধীরেন্দ্রনাথ গঙ্গোপাধ্যায় , ৩৮ বর্ষ , ৩৫ সংখ্যা , কলকাতা , অক্টোবর ১৯৯৯
- বন্দোপাধ্যায়, কুন্তল : একাঙ্ক নাটক " অমল সিনড্রোম ' প্রথম প্রদর্শন – গিরিশ মঞ্চ , জুলাই ২০১৩ ।
- বন্দোপাধ্যায়, অতুলকৃষ্ণ : পাগলের হাট , অনাদি প্রিন্টিং , কলিকাতা , (১৯২১) পৃষ্ঠা ৫
- বন্দোপাধ্যায় ,হরিচরণ : বঙ্গীয় শব্দকোষ , দ্বিতীয় খণ্ড , সাহিত্য একাডেমী ১৯৬৬ , নতুন দিল্লী , পৃঃ ১৩০০
- বন্দ্যোপাধ্যায়, তারাশঙ্কর ; আরোগ্য নিকেতন , পৃ : ৪৩

- বন্দ্যোপাধ্যায়, অতীন : পাগলিনী রাধা , অঞ্জলী প্রকাশনী ,২০০৮ কলকাতা-
- বঙ্কিমচন্দ্র গ্রন্থাবলী : দ্বিতীয় খণ্ড , বসুমতী , ১৩১১
- বলাইচাদ গোস্বামী : ভক্তমাল গ্রন্থ , সম্পাদিত , ১৩০৫ (বাং)
- ব্রহ্মচারী, কুমার চৈতন্য : পাগল ও পাগলামি ; কলকাতা , ১৯২৬
- ভট্টাচার্জ্জী, এম : হোমিওপ্যাথিক দর্শন গবেষণা, সংকলন প্রকাকঃ ডাঃ এম, ভট্টাচার্জ্জী , এম-এইচ- এস, পি- আর- এস-এম, ৭১ নং বৈঠকখানা রোড, কলিকাতা।
- ভুগ্রা, ডি, : সাইক্রিয়াট্রি ইন এনসেন্ট ইন্ডিয়ান টেক্সটঃ এ রিভাইবিং হিস্ট্রি অফ সাইক্রিয়াট্রি. সেজ পাবলিকেশন.
- ভট্টাচার্য , তপধীর :মিশেল ফুকো : তার তত্ত্ববিশ্ব দেজ পাবলিশিং , কলকাতা ২০১৩ ,
- ভট্টাচার্য; পি :মানসিক চিকিৎসার ক্রমবিকাশের ধারা, চিত্ত পত্রিকা , সম্পাদনা –তরুন চন্দ্র সিংহ , প্রথম বর্ষ , প্রথম সংখ্যা , ১৩৭০
- ভট্টাচার্য , শ্রীউষা : প্রবাসী ,অগ্রাহয়ন,১৩৫৬ বঙ্গাব্দ পৃষ্ঠা- ১৭২
- ভট্টাচার্য, সোমদত্ত : পাগলিনী কথা " - ঐহিক , পাগল সংকলন , কলিকাতা , ২০১৪ ,
- ভট্টাচার্য , মহিম মোহন : হোমিওপ্যাথি দর্শন গবেষণা, দি ইস্টার্ন এন্ড ওরিয়েন্টাল
    - প্রিন্টিং লিঃ , কোলকাতা , ১৩৫১ বঙ্গাব্দ,
- ভট্টাচার্য, জয়ন্ত : ভারতের পটভুমিতে চিকিৎসা বিজ্ঞানের ইতিহাস – সংক্ষিপ্ত পর্যালোচনা – ওয়ালট্রড আরনস্ট ,ব্রিটিশ ভারতের সম্মোহনতন্ত্রঃ ঔপনিবেশিক মনবিদ্যা ,ম্যাজিক ও ধর্ম কোলকাতা , অবভাস মার্চ ২০০৯
- ভট্টাচার্য, জয়ন্ত : ভারতের পটভুমিতে চিকিৎসা বিজ্ঞানের ইতিহাস, অমিত রঞ্জন বসু, পাগলামি বিষায়ক নতুন জ্ঞান উনিশ শতকের বাংলায় পাগলাগারদের মন চিকিৎসা চর্চা ,অবভাস, কোলকাতা ,২০০৯
- ভট্টাচার্য্য শ্রদীননাথ : পাগলের মনের কথা Hare Press , Calcutta , 1906 পৃষ্ঠা ৯
- ভট্টাচার্য, সদানন্দ :এনসাইক্লোপিডিয়া , ক্যালকাটা পাবলিশিং হাউস , কলকাতা , ১৩১৯ , পৃ
- ভট্টাচার্য, জয়ন্ত সম্পাদিত : ভারতের পটভুমিতে চিকিৎসা বিজ্ঞানের ইতিহাস, অমিত রঞ্জন বসু, পাগলামি বিষায়ক নতুন জ্ঞান' উনিশ শতকের বাংলায় পাগলাগারদের মন চিকিৎসা চর্চা , অবভাস, কল্কাতা,২০০৯ পৃষ্ঠা নং ২১০
- মণ্ডল জগদিন্দ্র : মানসিক স্বাস্থ্যবিদ্যা , সোমা বুক এজেন্সি, কোলকাতা ১৯৯৩

- মুখোপাধ্যায়, কুলরঞ্জন : দৈনন্দিন রোগের জল চিকিৎসা, প্রকাশকঃ শ্রীগুরু লাইব্রেরী, কলিকাতা।
- মুখোপাধ্যায়, কুলরঞ্জন : বৈজ্ঞানিক জল চিকিৎসা, দ্বিতীয় সংস্করণ প্রকাশকঃ শ্রী সত্তেন্দ্রনাথ সেন, বৈজ্ঞানিক জল চিকিৎসালয় , কলিকাতা।
- মুখোপাধ্যায়, শ্রীকৃষ্ণপদ : মনের উত্তেজনা ও তাহার প্রতিকার " আয়ুর্বেদ ভারতী , শ্রী বগলা মজুমদার
- মুখোপাধ্যায়, কমলেশ্বর : আগল ভাঙা পাগল ,ঐহ্যিক , পাগল সংকলন কলকাতা , ২০১৪
- মুখোপাধ্যায়, শ্রী কুলরঞ্জন : দৈনন্দিন রোগের জল চিকিৎসা, প্রকাশকঃ শ্রীগুরু লাইব্রেরী, কলিকাতা।
- মুখোপাধ্যায়, শ্রী কুলরঞ্জন : বৈজ্ঞানিক জল চিকিৎসা, দ্বিতীয় সংস্করণ প্রকাশকঃ শ্রী সত্তেন্দ্রনাথ সেন,কলিকাতা ।
- মজুমদার ; ধ্রুবজ্যোতি : চিন্তাভাবনার গোড়ার কথা ; মানব মন ৪২ বর্ষ , ৩ সংখ্যা , সম্পাদনা ধীরেন্দ্রনাথ গঙ্গোপাধ্যায় , ১৯৯৯, কলকাতা
- মালতীমাধব : আর . জি ভাণ্ডারকর সংশোধিত ।
- মহাবীর রচিত : জীবনানন্দ সম্পাদিত , দ্বিতীয় অধ্যায়
- মাইকেল মধুসূদন দত্ত : মেঘনাথ বধ কাব্য
- মাইকেল মধুসূদন দত্ত : মাইকেল গ্রন্থাবলী - বঙ্গবাসী : ১৩০৭
- রবীন্দ্রনাথ ঠাকুর - গান : দ্বিতীয় সংস্করণ
- রাই , বাবু : মিশেল ফুকো'র পাগল বন্দনা ' ব্যবচ্ছেদ দ্বিতীয় সংখ্যা - সেপ্টেম্বর - ২০১৩ ,
- রমাকান্ত চক্রবর্তী , : বৈষ্ণবইজ ইন বেঙ্গল , কলকাতা , ১৯৮৫ ,
- রয়,ডাক্তার বিনোদ বিহারী : চিকিৎসক, চিকিৎসা বিষয়ক মাসিক পত্রিকা, প্রথম খণ্ড, ১২৯৭ সাল , প্রকাশকঃ তালন্দ বিনোদ প্রেশ, রাজশাহী
- রায়; বিনয়ভূষণ : চিকিৎসা বিজ্ঞানের ইতিহাস : উনিশ শতকে বাংলায় পাশ্চাত্য শিক্ষার প্রভাব, সাহিত্যলোক , কলকাতা , আশ্বিন ১৪১২ বঙ্গাব্দ, ।
- শ্রীশ্রীরামকৃষ্ণ : কথামৃত তৃতীয় পরিচ্ছদ : ১৫ জুন ১৮৮৪ , শ্রীরামকৃষ্ণ ও গোপীপ্রেম প্রসঙ্গ ।
- শ্রেণী ,শিবশঙ্কর : পাগলের কথা , শ্রী চণ্ডীচরণ বসু কর্তৃক প্রকাশিত । কলকাতা , ১২৯৪
- শুভ্র চট্টোপাধ্যায় ; ঐহ্যিক , পাগল সংকলন , কলকাতা , ২০১৪ ,
- সামন্ত, অরবিন্দ : রোগ রোগী রাষ্ট্র ; উনিশ শতকের বাংলা প্রগ্রেসিভ প্রকাশনী , কোলকাতা
- সরকার, নীহাররঞ্জন : অস্বাভাবিক মনোবিজ্ঞান ; জ্ঞানকোষ প্রকাশনী , ঢাকা , ২০০২
  - সরকার তনুজা

- সুভাশিষ হালদার : পাগল আমি , ছাতনা : শ্রয়ন , ২০০৭ ,
- সেনগুপ্ত, অচিন্তকুমার : প্রেমের গল্প , কলিকাতা , আনন্দ পাবলিশার্স , ১৯৫৯
- সরকার, নীহাররঞ্জন : অস্বাভাবিক মনোবিজ্ঞান মানসিক ব্যাধির লক্ষণ কারণ ও আধুনিক চিকিৎসা পদ্ধতি জ্ঞানকোষ প্রকাশনী , ঢাকা , ২০০৩ ,
- সরকার , নীহাররঞ্জন : অস্বাভাবিক মন বিজ্ঞান , জ্ঞানকোষ প্রকাশনী , ঢাকা
- সিংহ , শ্রী সত্যেন : মনো বৈজ্ঞানিক, লেখকঃ, প্রথম সংস্করণ আশার,১৩৫৯, প্রকাশকঃ দাশগুপ্ত এন্ড কোং, লিঃ, কলিকাতা
- সেন শর্মা, কালী কিংকর : *আয়ুর্বেদ প্রদীপ,* দীপায়ন প্রকাশন, কলিকাতা,
- সেন, শতীশ চন্দ্র : আয়ুর্বেদ চিকিৎসা, ধবনন্তরি প্রকাশনী, শালদাহ, ১৯১৪
- সইফুদ্দিন, কাজী : অস্বাভাবিক ও চিকিৎসা মনোবিজ্ঞান ,আবীর পাবলিকেশন , ঢাকা, ২০০৬,পৃষ্ঠা২৬৭
- সরকার নিহার রঞ্জন : অস্বাভাবিক মনোবিজ্ঞান মানসিক ব্যধির লক্ষণ কারন ও
- সরকার তনুজা : আধুনিক চিকিৎসা পদ্ধতি, জ্ঞানকোষ প্রকাশন ,ঢাকা ২০০২,
- সইফুদ্দিন, কাজী : অস্বাভাবিক ও চিকিৎসা মনোবিজ্ঞান , আবীর পাবলিকেশন , ঢাকা, ২০০৬, ১৯৮৮,
- সামন্ত, অরবিন্দ : রোগ রোগী রাষ্ট্র ; উনিশ শতকের বাংলা প্রগ্রেসিভ প্রকাশনী , কলাকাতা , ২০০৪ সুশ্রুত সংহিতা , ৬ অধ্যায় , ৬২ অনুচ্ছেদ
- সরকার - অক্ষয়চন্দ্র (সম্পাদিত) : চণ্ডীদাস , ১২৮৫
- সামন্ত,অরবিন্দ : *রোগ রোগী রাষ্ট্র ; উনিশ শতকের বাংলা,* প্রগ্রেসিভ প্রকাশনী , কলাকাতা , ২০০৪
- হালদার , গৌতম : না মানার পাগলামি : জীবনের ‘ বঙ্গ ও মঞ্চ - এ , ঐহিত্যিক , পাগল সংকলন , তমাল রায় (সম্পাদিত) : কলকাতা , ২০১৪ , পৃঃ ৩৩৯ ।
- তুকারাম জার্জী : সাহিত্য দর্পণ , ১৯০২ , দ্বিতীয় খণ্ড , জার্জী প্রকাশিত
- হালদার , শ্রীবিনোদবিহারী :পাগল , দি গৃহস্থান পাবলিশিং হাউস এবং দি ইণ্ডিয়ান প্রেস ক্যালকাটা , ১৩২১
- হক, খালেক আব্দুল : মনোবিজ্ঞানের ইতিহাস ও মতবাদ, জ্ঞানকোষ প্রকাশন ,ঢাকা ১৯৯২

- ফুকো,মিশেল : ম্যাড নেস অ্যান্ড সিভিলাইজেশনঃ অ্যা হিস্ট্রি অফ ইন্সানিটি ইন দ্য এজ অফ রিজন; ট্রান্সলেটেড বাই জে.খালফা, নিউইয়র্ক, রটলেজ,১৯৬৪
- ফ্রেডেরিক এম স্মিথ : দ্য সেলফ পসেসডঃ ডাইটি অ্যান্ড স্পিরিট পসেশন ইন সাউথ এশিয়ান লিটারেচার অ্যান্ড সিভিলাইজেশন ;কলম্বিয়া ইউনিভার্সিটি প্রেস, ২০০৬

ইংরেজি গ্রন্থ

- Shamsuzzaman. K , (ed) , Folklore of Bangladesh ; V - 1 Bengal Academy , Dhaka . P - 257
- Klass Monton , Mind over mind : The Anthropology and psychology of sprit possession Rowmand & little field , 2003 , p - 49 .
- M. Smith Frederick , The self-possessed : Deity and sprit possession in south Asian Literature and civilization ; Columbia University Press . 2006 , P - 143 .
- McDaniel , June , *The Madness of the Saint : Ecstatic Religion in Bengal* , Chicago , Chicago University press . 1989 ,
- Scull , Andrew ; Madness : Avery Short introduction , Oxford University Press , 2011 Oxford , New Yourk , p - 34
- Dols , Michael ; Majnun : The mad man in medieval Islamic Society Oxfond University Press
- Leudar , Ivan and Thomas , Philip . Voices of Reason and Voices of insanity . Studies of Verbal Hallueinations . Londan , Routledge . 2000 P - 7 .
- Roy Porter , Madness : A Brief History , Oxford University Press , Oxford . 2002. P – 10

- Madness in Greek thought and custom by Agnes carr Vaughan, Review by David. M. Robinson, The clossieal Weekly. Vol - 14. No - 19. March - 1921 pp - 150, online collection from JSTOR - Nov - 2013.
- Kalfa. J in Foucault. M. History of Madness. New your Routledge, 2000, introduction.p xiiv.
- Foucault. M, Madness and civilization : A History of insonity in the Age of Reason, Transtated by J. Khalfa, New yourk. Routlage 1964. Preface of the 1964 edition - Pxxviii
- George. Rosen, Madness and Society, Routledge and Kegan Paule, London. 1968. P 151
- Bengt Ankarloo & Stuart Clark, witchcraft and Magic in Europe : Biblical and Pagar societies, " University of Philadelphia Press , 2001, P - xiii
- Keith Thomas, Religion and the Decline of Magic, Oxford, Oxrod University Press, pp 464.
- Still, Arthur : Velody. Irving : (ed) Rewriting the History of Madness, Mark Erickson ; Michel Foucault's Madness and civilization ; Routledge, London, 2006, p - 234
- Michel Foucauit. Madness and civilization, English translated by J. Khalfa, in 1961. Routlage, Ny. pp - 158.
- Horo witz, A. V ; Creating mental illness. University of Chicago press, chicago 2002, P – 37

- Scull, Andrew, Madness in Civilization : A Cultural History of insanity from the Bible to Freud, from Mad House to Modern Medichine, Princeton University Press, Princton and Oxford, 2015,
- James M. Wilce to " Speak, beautifully " in Bangladesh ; Subjectivety as pagalami, Page 197
- B Georg. W. F. Hegel ; Philosophi de L'esprit in Encylopedia. paris, Germer Bailler, 1867, pp - 383.
- Malhotra, Savita : Developments in Psychatry in India, Springer, New Delhi, 2015, p 53
- June, Mc. Daniel : The Madness of Saint : Ecsic Religion in Bengal, Chicago University Press. Chicago, 1989, P. - 312
- 1991 Paul E. Bowers, " The Dangerous Insane " Journal of American Institue of Criminal Law and criminology ", Vol. 12, No. 3 North western University. Nov - 1921 pp - 370.
- J. Wise, 'General Paralysis of the Insane', in *Indian Medical Gazette*, iv, 1852.
- B, Kymberly C., Lunacy For Profit: The Economic Gains Of 'Native-Only' Lunatic Asylums In The Bengal Presidency, 1850s-1870s, Journal of South Asian Studies. 02 (01) 2014. 01-10
- Mills, James H, Madness,Cannabis and Colonialism. The "Native only" Lunatic Asylum of British India, 1857-1900, Macmillan Press, London,2000, p-11

- D. Arnold (ed.), *Imperial Medicine and Indigenous Societies* (Oxford University Press New Delhi 1988), p. 17.
- Mills, James H, Madness,Cannabis and Colonialism. The "Native only" Lunatic Asylum of British India, 1857-1900, Macmillan Press, London,2000,PP 70
-
- David Arnold, European orphans and vagrants in India in the Nineteenth Century ', Journal of Imperial and Commonwealth History " , VII, 1979, pp. 106 – 14.
- D. Arnold, Colonizing the Body: state medicine and epidemic disease in nineteenth century India, Oxford University Press ,New Delhi 1993, p. 108.
- D.Kumar , Science and the Raj :A study of British India , Oxford Univesity Press, 2006, see Introduction
- Nandi, Ashis; At the Edge of psychology : essays in political and culture, Oxford Universiy press, 1990. See Introduction.
- Bandyopadhyay Gautam Kumar, Malay Ghoshal, Gautam Saha, and Om Prakash Singh *History of psychiatry in Bengal*, Indian Journal of Psychiatry. 2018 Feb; 60(Suppl 2), S192–S197
- Waltraud Ernst, medical/colonial power –Lunatic Asylums in Bengal, c. 1800-1900
- journal of Asian history, vol. 40, no. 1 (2006) Harrassowitz Verlag, pp- 50
- Bandyopadhyay Gautam Kumar, Ghoshal Malay, Saha Gautam, and Singh Om Prakash, *History of psychiatry in Bengal* Indian

Journal of Psychiatry. 2018 Feb; 60(Suppl 2): S192–S197, Medknow publication. p- 2

- Bandyopadhyay, Goutam. *History of Psychiatry in Bengal,* Indian Journal of Psychiatry, 2018;(suppl-2): S192-S197,Doi- 10.41103/19-5545.224323
- Ernst, Waltraud; Mad Tales from the Raj: Colonial Psychiatry in south Asia, 1800-58, Routledge, London, pp-54
- Waltraud Ernst, Medical/Colonial Power – Lunatic Asylums in Bengal, C. 1800-1900, Journal of Asian History, Vol. 40, No. 1 (2006), pp. 54
- Mills,H.Jemes, madness ,cannabis and colonialism, the native-only' lunatic asylum of British India 1857-1900, Macmillan press,London
- Waltraud Ernst, Medical/Colonial Power – Lunatic Asylums in Bengal, C. 1800-1900, Journal of Asian History, Vol. 40, No. 1 (2006), pp. 54
- Roy, Porter, Willam F.Bynum,Michael Shepherd, The anatomy of madness : Eassy in the history of psychiatry, vol-1, Routledge, 1988, pp-54
- G. E. Berrios, Hugh Lionel Freeman , Gaskell, 50 Years of British Psychiatry, 1841-1991,Medical Dept. 1991 , pp-155
- Christiane Hartack, Sheth & Mahajan, Psychoanalysis in Colonial India, Oxford University Press, 2001 – pp-26

- Roy Porter, William F. Bynum, Michael Shepherd, The Anatomy of Madness: *Essays in the History of Psychiatry*, Volume 1. Routledge, 1988, pp-54

সরকারি নথি

- WBSA Judicial Department, Criminal Branch Proceedings, Numbers 17 - 20,1804, Letter sent by George Dowdeswell, Secretary to the Government of Bengal, Calcutta, Police Office, dated August 1804,
- Annual Report on the Insane Asylums in Bengal, for the year 1874. By R. Cockburn Surgeon-General, j. m. dept., in charge of surgeon-general. Calcutta
- Annual report On the Insane Asylums in Bengal for the year1879. By A. J. Payne,
- Surgeon-general for Bengal. Printed at the Bengal Secretariat press.1880
- Annual Returns for the lunatic asylums in Bengal with brief notes for the year 1909. By colonel R. Macrae, Inspector - General of Civil Hospital, the Bengal Secretariat 1910.Calcutta
- The Indian Medical Gazette, Campbell, Outbreak of Epidemic Dropsy in the Lunatic Asylum, Dacca, March 1908, Sep; 43(9): pp- 327

- The Indian Medical Gazette, Campbell, Outbreak of Epidemic Dropsy in the Lunatic Asylum, Dacca, 1909, Sept; pp- 32
- The Indian Medical Gazette, Campbell, Outbreak of Epidemic Dropsy in the Lunatic Asylum, Dacca, in March 1908, 1Sept; 43(9): pp- 328
- The Indian Medical Gazette, Campbell, Outbreak of Epidemic Dropsy in the Lunatic Asylum, Dacca, in March 1908, 1908 Sept; 43(9): pp- 329
- The Indian Medical Gazette, Campbell, Outbreak of Epidemic Dropsy in the Lunatic Asylum, Dacca, in March 1908, 43(9): pp- 329
- Annual Report of the Insane Asylums in Bengal for the year 1867. By w. A. Green, Inspector General of Hospitals, Lower Provinces. Calcutta
- The General Report On The Lunatic Asylum, Vaccination And Dispensaries Of The Bengal Presidency, 1872, By Surgeon E.A.Brich ,*Dacca Lunatic Asylum* Calcutta, Office Of Superintendent Of Government, pp-15
- The General Report On The Lunatic Asylum, Vaccination And Dispensaries Of The Bengal Presidency, 1872 , By Surgeon E.A.Brich , Calcutta, Office Of Superintendent Of Government , 1875 pp-15
- The General Report On The Lunatic Asylum, Vaccination And Dispensaries Of The Bengal Presidency, 1872, By Surgeon

- E.A.Brich ,*Dacca Lunatic Asylum* Calcutta, Office Of Superintendent Of Government , pp-16
- The General Report On The Lunatic Asylum, Vaccination And Dispensaries Of The Bengal Presidency, 1872, By Surgeon E.A.Brich ,*Dacca Lunatic Asylum* Calcutta, Office Of Superintendent Of Government , 1875, pp-16
- The General Report On The Lunatic Asylum, Vaccination And Dispensaries Of The Bengal Presidency, 1872, By Surgeon E.A.Brich ,*Dacca Lunatic Asylum* Calcutta, Office Of Superintendent Of Government. Note
- The General Report On The Lunatic Asylum, Vaccination And Dispensaries Of The Bengal Presidency, 1872, By Surgeon E.A. Brich, Dacca *Lunatic Asylum* Calcutta, Office Of Superintendent Of Government.
- The General Report On The Lunatic Asylum, Vaccination And Dispensaries Of The Bengal Presidency, 1872, By Surgeon E.A. Brich, Dacca *Lunatic Asylum* Calcutta, Office Of Superintendent Of Government.
- The Indian Medical Gazette, Campbell, Outbreak of Epidemic Dropsy in the Lunatic Asylum, Dacca, in March 1908, 1908 Sep; 43(9): pp- 327
- The Hospital, November ,18 , 1899, pp- 119-120
- Annual Report and Returns of the Insane Asylum in Bengal of the Year 1862. By J. Mc.clelland, Officiating Principal Inspector – General, Medical Department

- Statistics Report of the Hospitals for the Insane under the Bengal Presidency, Insane hospital (Russa), 24 Parganas W. H. Sykes, Royal Statistical Society, London,1844
- The Record of Government of Bengal, N: XXVIII. Reports of the Native Insane Patients, At Dullunda, for 1856 and 1857. Jhon Gray, Calcutta Gazette Office
- WBSA The Record of Government of Bengal, N: XXVIII. Reports of the Asylums for European And Native Insane Patients, At Dullunda, for 1856. Jhon Gray, Calcutta Gazette Office
- WBSA The Record of Government of Bengal, N: XXVIII. Reports of the Asylums for European And Native Insane Patients, At Dullunda, for 1857. Jhon Gray, Calcutta Gazette Office
- NAI,Report on Native Insane Asylum of Dullunda, 1875 Home Medical, proceeding No 30 and 31, Part B

- WBSA, The Record of Government of Bengal, N: XXVIII. Reports of the Asylums for European And Native Insane Patients, At Bhowanipore And Dullunda, for 1856 and 1857. Jhon Gray, Calcutta Gazette Office
- WBSA, Report on Lunatic Asylum in Bengal Presidency, Calcutta 1855
- The Record of Government of Bengal, N: XXVIII. Reports of the Asylums for European And Native Insane Patients, At Dullunda, for 1856. Jhon Gray, Calcutta Gazette Office

- NAI, Annual Report and Returns of the Insane Asylum in Bengal of the Year 1862. By J. McClelland,
- Officiating Principal Inspector – General, Medical Department
- NAI, Annual Report and Returns of the Insane Asylum in Bengal of the Year 1863. By J.
- McClelland, Officiating Principal Inspector – General, Medical Department
- Annual Report of the Insane Asylums in Bengal for the year 1867. By w. A. Green, Inspector General of Hospitals, Lower Provinces. Calcutta
- Annual Report of the Insane Asylums in Bengal for the year 1868, By J. Murray, Inspector General of Hospitals, Bengal Medical department. Calcutta
- NAI, Annual Report on the Insane Asylums in Bengal for the year 1875,1876,
- 1877,1878,1889, & 1880
- NAI, Home -Medl- March 1877   Proceeding No 19-21, Part -A
- NAI, Home- Medl- January 1878 Proceeding No 15-16   Part -B
- NAI, Home -Medl – August 1878 Proceeding No 67-68   Part -B
- NAI, Home- Medl – June 1879   Proceeding No 23-25   Part -B
- NAI, Home- Medl- June 1880   Proceeding No 51-54   Part -B
- NAI, Home- Medl – July 1880   Proceeding No 57   Part -B
- NAI, Home- Medl – March 1880 Proceeding No 16-17   Part -B
- [1]The Records of the government of Bengal, no-XXVII, Rules for the guidance of Subordinate Establishment of the asylum at

dullunada, Proceeding no –957 *From the Magistrate of the 24 pargunnahs,H.D,H.Fergusson*

- The Record Of Government Of Bengal, N: XXVIII. Reports of the Asylums for Native Insane Patients, At Dullunda, for 1856 and 1857. Jhon Gray, Calcutta Gazette Office
- The Record of Government of Bengal, N: XXVIII. Reports of the Asylums for Native Insane Patients, At Dullunda, for 1856 and 1857. Jhon Gray, Calcutta Gazette Office
- Report on The Calcutta Medical Institutions for The Year 1899. By Colonel T. H. Hendley, C.I.E., I.M.S., Inspector-General of Civil Hospitals, Bengal. Calcutta: Bengal Secretariat Press. 1900. Pp-468
- The Record Of Government Of Bengal, N: XXVIII. Reports of the Asylums for European And Native Insane Patients, At Bhowanipore And Dullunda, for 1856 and 1857. Jhon Gray, Calcutta Gazette Office

- The Record of Government of Bengal, N: XXVIII. Reports of the Asylums for European And Native Insane Patients, At Bhowanipore And Dullunda, for 1856. Jhon Gray, Calcutta Gazette Office
- Annual Report of the Insane Asylums in Bengal for the year 1867. By w. A. Green, Inspector General of Hospitals, Lower Provinces. Calcutta

- Annual Report on the Insane Asylums in Bengal, for the year 1870. By J. Campbell Brown,
- Inspector-General of Hospitals, Indian Medical Department. Calcutta
- Annual Report on the Insane Asylums in Bengal, for the year 1870. By J. Campbell Brown, Inspector-General of Hospitals, Indian Medical Department. Calcutta
- Annual report On the Insane Asylums in Bengal for the year1879. By A. J. Payne, Surgeon-general for Bengal. Printed at the Bengal Secretariat press.1880
- The Record of Government of Bengal, N: XXVIII. Reports of the Asylums for European And Native Insane Patients, At Bhowanipore And Dullunda, for 1856. Jhon Gray, Calcutta Gazette Office.
- The General Report On The Lunatic Asylum, Vaccination And Dispensaries Of The Bengal Presidency, 1872 , By Surgeon E.A.Brich , Calcutta, Office Of Superintendent Of Government , 1875, pp-13
- Ibid pp-14
- Second Half- Yearly Report, Calcutta Mesmerism Hospital 1849, Mesmerism In India, Formidable and Numerous Painless Surgical Operations, By Dr. Elliotson, London.
- The Introduction Mesmerism , The Public Hospital of India 1856, By James Esdaile, Dedicated to the Medical Profession, London. P-4

- V.L. Varma History Of Psychiatry In India And Pakistan, Indian medical Gazette,
- Annual Returns of the Lunatic Asylum in Bengal with Brief Notes 1912, By G.F.A. Harris, Inspector- General of Civil Hospital, the Bengal Secretariat 1913, Calcutta.
- Report of the Indian Hemp Drugs Commission 1893-94, Berhampore lunatic Asylum, Case *No.* 4, Vol- 2 Vol- 2, Enquiry as to the connection between Hemp Drugs and Insanity.
- Report of the Indian Hemp Drugs Commission 1893-94 ,Berhampore lunatic Asylum *Case No.* 3, Vol- 2, Enquiry as to the connection between Hemp Drugs and Insanity.
- Report of the Indian Hemp Drugs Commission 1893-94, Berhampore lunatic Asylum, Case *No.* 5, Vol- 2,
- Enquiry as to the connection between Hemp Drugs and Insanity.
- Report of the Indian Hemp Drugs Commission 1893-94, Berhampore lunatic Asylum, Case *No.* 6, Vol- 2,
- Enquiry as to the connection between Hemp Drugs and Insanity.
- Report of the Indian Hemp Drugs Commission 1893-94, Berhampore lunatic Asylum, *Case No.* 8, Vol- 2
- Enquiry as to the connection between Hemp Drugs and Insanity.
- Report of the Indian Hemp Drugs Commission 1893-94, Berhampore lunatic Asylum, *Case No.* 9, Vol- 2 Enquiry as to the connection between Hemp Drugs and Insanity.

- Lakritz , Kenneth . psychiatric Times Michel Foucault's Madness and Civilization A His tory of Hisanity in the Age of Reason (Review) . June - 5 , 2009. Vol - 26 , P - 6
- Huffer , Lynne : Mad for Foucault : Rethinking the Foundation of queer theory Columbia University Press . USA . 2010 , P - 4
- Nasima Selim & Priya Satalkar P. Ereption of Metal illness in a Bangaladeshi Village BRAC University Journal , Vol - V , No. 1 , 2008 , pp - 47-57 .
- Millingen, J.G; Medical Superintendent, London Aphorisms on the Treatment and Management of the Insane with Consideration on Public and Private Lunatic Asylum . উক্ত ম্যানুয়াল টি আনুসরন করে ঔপনিবেশিক শাসকগন ভারতের উন্মাদ আশ্রমের ব্যবস্থাপনা ও চিকিৎসা বিষয়ক নিতী নির্ধারণ করতেন। ম্যানুয়াল টি প্রথম ভারতের ইনস্পেক্টর জেনারেল অফ আর্মি হসপিটাল এর অধিকর্তা আনুসরন করে লুনাটিক আসায়লামে প্রয়োগ করেন।
- Annual Report on the Insane Asylums in Bengal, for the year 1870. By J. Campbell Brown,
- Inspector-General of Hospitals, Indian Medical Department. Calcutta
- Report on the Lunatic Asylums of Bengal for the year 1890 ' by A. Hilson. Proceeding of the Govt. of Bengal, Municipal Department, June 1891, pp. 189 - 201. West Bengal State Archives.
- Mad Tales from the Raj, Charles Allen (ed.), London 1988, pp. 184 - 85.

- The European Insane in British India, 1800 - 1858: A case study in Psychiatry and colonial rule ' by Waltraud Ernst in Imperial Medicine and Indigenous Societies, David Arnold (ed),Oxford. 1989. P- 29
- Native Lunatic Asylum in early nineteenth century British India ' by W Ernst in G J Meulenbeld and D Wujastek (eds .), Studies in Indian Medical History, Croningew,1987.
- Asylum Report, 14 June 1856, Bengal Public Proceedings, 24 June, 1856, 52.
- Annual Report on the Insane Asylums in Bengal, for the year 1870. By J. Campbell Brown, Inspector-General of Hospitals, Indian Medical Department. Calcutta

www.ingramcontent.com/pod-product-compliance
Lightning Source LLC
Chambersburg PA
CBHW082244220526
45469CB00009B/2873